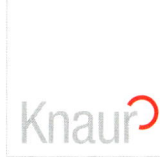

Absolut Frau

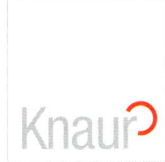

Prof. Dr. Rolf-Dieter Hesch
Karin Hertzer

Absolut Frau

**Fit bleiben und gut aussehen –
die besten Strategien**

www.knaur.de

Vorwort

Dieses Buch soll ein Wegbegleiter für Frauen sein, die auf dem Wege der Emanzipation in unserer Gesellschaft unterwegs sind, ein Buch, das Verstehen, Verständnis und Wissen vermittelt. Es soll Mut machen, mit der Emanzipation erfolgreich umzugehen. Die Befreiung aus einem Jahrtausende alten biologischen Zwang stellt die heutige Frau und wohl auch noch kommende Generationen von jungen Mädchen, jungen, älteren und alten Frauen vor die größte Herausforderung, seit dem Menschen Zweigeschlechtlichkeit und Fortpflanzung bewusst geworden sind. In diesem Prozess war die Frau bislang immer die Benachteiligte, denn sie musste aufgrund ihrer Biologie in Abhängigkeit vom Mann leben. Dazu trugen Religionen, Gesellschaftsordnungen und Philosophien kräftig bei, indem sie eigentlich immer nur nach dem männlichen Sinn des Lebens gefragt haben, da den Männern biologisch kein Sinnverständnis mitgegeben wurde. Was aber ist ein weibliches Sinnverständnis? Wie sieht Weiblichkeit in einer Gesellschaft aus, die den Frauen ein eigenes, dem Mann gleichberechtigtes Persönlichkeitsrecht gibt, und zwar in allen Lebensbereichen? Genau das können wir heute noch nicht mit Gewissheit beantworten. Bisher haben Frauen den Sinn ihres Lebens in der Weitergabe des Lebens sehen können.

40 Jahre Befreiung der Frau aus ihrem biologischen Zwang sind angesichts der Menschheitsgeschichte zu kurz, um bereits sagen zu können, wie denn wahre »Weiblichkeit« aussehen wird. Auch müssen die Männer erst noch eine gleichberechtigte Partnerschaft leben können. Gegenwärtig entstehen Gesellschaften, in denen die Freiheit aller aus Rechten und Pflichten besteht, Recht und Pflicht zur Weiblichkeit und zum Mannsein. Wir sind mitten in einem Wandel der menschlichen Gesellschaftsentwürfe; wir sind beteiligt, aber können das Ende noch nicht absehen – das Ende wird politisch sein.

Was ist vor 40 Jahren passiert?

Vor etwas mehr als 40 Jahren wurde die Verhütungspille erfunden und zum allgemeinen Gebrauch eingeführt – wahrscheinlich die bedeutendste Entdeckung auf Gesellschaftsebene in der menschlichen Entwicklung seit der Verkündigung der 10 Gebote durch Moses, der Beschreibung der Demokratie in der Antike als Alternative zu Monarchie und Aristokratie, der Ausrufung der Freiheit durch die französische Revolution und der Menschenrechtsdeklaration der Vereinten Nationen.

Erst seit der Entwicklung der Pille kann die Frau wirklich selbstständig an diesen Errungenschaften teilhaben. Die gegenwärtige islamische Welt schließt die Frau definitiv von solchem Fortschritt aus; die Enzyklika »de humanae vitae« legt nahe, dass die katholische Kirche auch noch nicht bereit ist, der Frau eine menschliche Gleichbehandlung zukommen zu lassen. Es ist bedrängend, sich noch immer vergegenwärtigen zu müssen, welcher Art die Männer sind, die diese Enzyklika verfasst haben: Männer, die von Frauen geboren wurden, aber in ihrer tabuisierten Sexualität die Unterdrückung der Freiheit der Frau fortsetzen. Diese Enzyklika verbietet nach wie vor der Frau die Benutzung der Verhütungspille.

Erstmals aber seit Erfindung der Verhütungspille kann die Frau entscheiden, ob sie schwanger werden will, wann sie schwanger werden will, von wem sie schwanger werden will und ob sie bei dem Mann bleiben will, von dem sie schwanger geworden ist. In all diesen Entscheidungen war sie bis vor wenigen Jahrzehnten nicht frei.

Durch Jahrtausende hinweg wurde die Frau ohne ihre Zustimmung schwanger, meist hatte sie bei der Wahl des Partners, des Zeitpunktes der Schwangerschaft und der Anzahl der Kinder keine Mitsprache, alle natürlichen Verhütungsmethoden waren letztlich mannabhängig.

Dieses Buch will eine Anleitung sein, die Biologie der Frau zu verstehen, und daraus eine neue Kultur der Verhütung anbieten, um damit verantwortungsbewusst, gewissenhaft, genussvoll und vor allem weiblich umzugehen. Dies ist nicht gegen den Mann gerichtet, schon gar nicht gegen das Kind. Das Buch soll helfen, befreite Sexualität erleben zu können und aus diesem großartigen Erlebnis heraus Leben zu schenken. Wir werden nicht davon leben, dass die Frau für immer verhütet, sondern davon, dass sie ihre biologische Rolle selbst definiert und als höchstes Gut der Weiblichkeit leben kann.

Partnerschaft und Mutterglück

Über 50 % der Männer in New York und Paris leben als Single in offenen Partnerschaften mit Frauen, die solches Zusammenleben akzeptieren – kinderlos, selbstständig im Beruf, emanzipiert. Die Geburtenrate in der westlichen Welt geht drastisch herunter, die Gesellschaft überaltert. Offenbar gibt es bis jetzt keine befriedigende partnerschaftliche Alternative zur bürgerlich- kirchlichen Einehe. Die westliche Gesellschaft bietet mündigen Partnern, die Freude an Kindern haben, hierzu immer weniger Anreize. Noch nie war die Zahl der Ehescheidungen und der Paare ohne Kinder höher als gegenwärtig in Deutschland. Aus unserer Erfahrung ist Kinderlosigkeit für viele Frauen lang- fristig eine Sinnentleerung. Dem früheren Zwang zur Schwangerschaft ist jetzt der Verzicht gefolgt. Junge Frauen genießen auch und gerade mit wech- selnden Partnern ihre befreite Sexualität. Wenn dieser Genuss ausgelebt ist, können Frauen sich wieder zusätzlich auf den Genuss am Kind besinnen. Wir widmen diesem Anliegen unsere Ausführungen zur Fruchtbarkeit.

Die Gesellschaft muss mit und ohne Partner die materiellen Voraussetzungen hierfür schaffen. Voraussetzungen, die Frauen das Glück am Kind erleben las- sen und die glückliche Kinder hervorbringen – etwas, was offenbar immer seltener wird und zur Instabilität unserer Gesellschaft beiträgt. Eine unglück- liche Ehe unter Partnern, die aus Vernunft zusammen bleiben, ist aber ebenso ein Übel wie eine unglückliche Alleinerziehende. Kinder brauchen zur nor- malen Entwicklung – das zeigt die moderne Hirnforschung – liebenswerte engagierte Vertrauenspersonen. Vor allem in den ersten drei Lebensjahren ist dies wichtig, sonst entstehen seelische und soziale »Krüppel«. Diese haben wir schon heute vermehrt in unserer Gesellschaft, wo sie Ansprüche stellen, weil sie keine Pflichten mehr kennen.

Die Rolle der Geschlechter

In der Diskussion um die Geschlechterrolle in unserer Gesellschaft wurde in den letzten Jahren oft gefordert, dass Männer mehr weibliche Eigenschaften annehmen sollen. Parallel dazu beobachten wir eine »Virilisierung«, also eine Vermännlichung der emanzipierten Frau. Ihr Verhalten in der Gesellschaft wird nicht nur wünschenswert selbstbestimmter, sondern auch zunehmend männlich, aggressiv und fordernd. Dies wirkt wie eine »Entweiblichung«. Frau Kimura hat eindrucksvoll gezeigt, dass das weibliche Gehirn durch seine Östrogenprägung die Welt anders sieht als das vom männlichen Hormon ge- prägte Gehirn. Es ist also ziemlich unnatürlich, dass Erwachsene geschlechts- spezifische Rollen des anderen Geschlechts übernehmen sollen. Es macht mehr Sinn für den Dialog und das Zusammenleben von Mann und Frau, wenn Verständnis, Liebe und Sexualität aus dem Verstehen der Partner erwachsen. Für beides gibt es keine Anleitung, keine »Schule« – ein wenig wollen wir dazu beitragen. Wir widmen der weiblichen Sexualität Ausführungen, die Mut machen sollen zu einer aufregenden und genussvollen Entdeckungsreise des eigenen Körpers, um Sex intensiv zu erleben.

Die Entdeckung der Weiblichkeit

Emanzipation heißt auch Wiederentdeckung der vollen Weiblichkeit, aus Genuss Frau zu sein, überall und in allen Lebenslagen. Wir sprechen auch über Schönheitschirurgie, die gelegentlich helfen kann und soll, weibliche Ästhetik und jugendliche Attraktivität zu erhalten, falls ihr Verlust zu seelischen Störungen führt. Es geht nicht um die »Ware« Frau. Wir möchten nicht bewerten, beschreiben aber alles so genau, dass sich jede Frau selbst entscheiden kann, ob solche Maßnahmen der Verbesserung ihres Gefühls Weiblichkeit dienen. Es gibt tolle ältere Frauen wie Sonja Rykiel, die ihre Biographie im Gesicht tragen, und es gibt solche wie Sophia Loren, die ihre »Schönheit« mit erfolgreichen Hilfen erhalten haben. Alles, was dem Glück für sich dient, ist selbstbewusst weiblich, wenn es aus eigener Entscheidung kommt. Dieses Glück der Weiblichkeit müssen Frauen wieder für sich zurückgewinnen.

Modernes Frausein ist anders als vor 40 Jahren. Die moderne Frau in demokratischen Gesellschaften ist noch unterwegs, meiden Sie falsche Wege, lesen Sie auch unser Buch kritisch, suchen Sie tief in sich die Erfüllung, Frau zu sein. Meiden Sie jeden von uns ausführlich beschriebenen Stress, der sie von diesem Weg zur Frau abbringen kann, durch tägliche Übungen.

Ist die Menstruation noch nötig?

»Is menstruation obsolete?« ist der Titel des Buches des berühmten brasilianischen Gynäkologen Elismar M. Coutinho, das nicht in deutscher Übersetzung vorliegt. Es gibt unsere persönliche Anschauung zu diesem Thema ausführlich wieder. Wozu »braucht« eine Frau die Menstruation eigentlich, so frage ich schon seit vielen Jahren, und wir wollen dies mit Ihnen erörtern.

Seien Sie offen und unbefangen bei diesem Thema, das ungewöhnliche Überraschungen für Sie bereit hält und Ihr Leben ändern kann.

Die Menstruation dient ausschließlich dazu, die Gebärmutter auf eine Schwangerschaft vorzubereiten, eine andere Bedeutung hat sie nicht. Jahrtausende lang wurde die dem Mann unheimliche Blutung der Frau weltanschaulich tabuisiert und dazu benutzt, um Frauen zu diskriminieren, zu erniedrigen und zu quälen. Bei Naturvölkern gibt es fast keine Menstruation. In unserer Kultur kann eine Frau bis zu 500 zyklische Monatsblutungen im Leben haben – wozu? Wozu bluten, wenn man nicht schwanger werden will, wozu gar bluten, wenn man im späteren Leben eine Hormonersatzbehandlung durchführt?

Stellen Sie sich diese Frage jetzt beim Lesen des Vorworts selbst und lesen Sie dann im Buch weiter, Sie werden erstaunt sein. Wir werden erklären, wie es dazu kommen konnte. Wiederum trägt die katholische Kirche die Mitverantwortung für diese unselige Situation. Wenn eine Frau beschließt, nicht oder nicht mehr schwanger werden zu wollen, so braucht sie weder aus biologischen, medizinischen, sozialen oder weltanschaulich-religiösen Gründen alle vier Wochen zu bluten. Keine Frau, gleich welchen Alters, muss in Zukunft eine zyklische Regelblutung haben. Die Verwendung einer »blutungslosen« Verhütung kann viele Leiden verhindern und die Lebensqualität der Frau verbessern. Wir beschreiben diese Methode so ausführlich, dass sie von jeder Frau in Zusammenarbeit mit einem kundigen Gynäkologen angewendet werden kann. Was für die Pille gilt, trifft noch mehr für die Hormonersatzbehandlung zu. Keine älter werdende Frau sollte sich gegen eine individuelle Hormonberatung wehren. Die Dosis soll individuell für sie so ausgewählt werden, dass es nicht zu einer Blutung kommt und dass sie keines der viel beschworenen Risiken, vor allem das Risiko des Brustkrebses, dem wir uns besonders widmen, eingehen muss. Wir weisen ausführlich auf den Nutzen und das geringe Risiko einer solchen Behandlung hin und widerlegen die unhaltbaren Argumentationen gegen diese Behandlung. Diese führt bei den meisten Frauen, die sie wünschen, zu einer langanhaltenden Lebensqualität auf vielen Gebieten, nicht zuletzt der Sexualität und der Verhinderung von lästigen Alterskrankheiten. Altern ist Schicksal, es ist aber ebenso auch eine Kunst, die man sehr wohl lernen kann. Wir beschreiben Wege, die erfolgreich dorthin führen können.

Dieses Buch will ein Ratgeber für die moderne selbstbewusste Frau in einer modernen demokratischen Gesellschaft sein, für eine Frau, die ihre Weiblichkeit in allen Facetten von der Kindheit bis ins Alter leben will. Auf bisher unbekannten Gebieten dieses Weges möchten wir Mut machen zu einem solchem Leben, aus der jahrzehntelangen Erfahrung aus Gesprächen, Beratungen und Biographien von Tausenden von Frauen, für deren Vertrauen ich hier danke.

Im Frühjahr 2003
Prof. Dr. Rolf-Dieter Hesch / Karin Hertzer

Dank

Wir möchten uns herzlich bei den folgenden Interviewpartnern bedanken:
Professor Konrad Beyreuther, Zentrum für Molekulare Biologie der Universität Heidelberg
Dr. Hans Concin, Gynäkologe, Landeskrankenhaus Bregenz
Gaby Hauptmann, Journalistin und Romanautorin, Allensbach am Bodensee
Conny Hermann, Journalistin und Moderatorin von »ML – Mona Lisa« (ZDF)
Professor Norbert Kluge, Sexualwissenschaftler, Universität Landau
Julia Onken, Psychologin, Psychotherapeutin und Buchautorin, Kreuzlingen/Schweiz.

1

Zur Einstimmung

In diesem Buch geht es um Frauen – und
da lag es nahe, zur Einstimmung in das
Thema eine Frau zu interviewen, die eine
Fernsehsendung für Frauen macht: Conny
Hermann arbeitet für »ML – Mona Lisa«.
Wir sprachen mit ihr über alle Fragen, die
wir in diesem Buch anschneiden: Inner
Image, Stress, Liebe und Sexualität,
Verhütung, Wechseljahre und Schönheits-
operationen. Viel Spaß beim Lesen.

»Ich gehe alles in Ruhe an«

Die Münchner Journalistin Conny Hermann arbeitet seit acht Jahren für »ML – Mona Lisa« (ZDF), seit 1997 ist sie Redaktionsleiterin und Moderatorin. Ein interessantes Detail vorweg: Die Sendung hat nicht nur weibliche Fans, 40 Prozent der Zuschauer sind Männer.

Jeden Sonntag bringen Sie aktuelle Themen, die Frauen interessieren. Für welche Themen interessieren sich Ihre Zuschauerinnen am meisten?

Conny Hermann: Die beste Akzeptanz haben wir, wenn wir aktuell auf Ereignisse reagieren, die zu unserem Sendeprofil passen. Gern gesehen werden generell Gesundheits- und Ratgeberthemen. Unser Markenzeichen ist, dass wir Beiträge immer möglichst persönlich erzählen. Am Beispiel von Menschen.

Viele Frauen hetzen von einem Termin zum nächsten. Auch Ihr Job ist ziemlich hektisch – sind Sie da nicht ständig im Stress?

Conny Hermann: Ich habe mich jahrelang selbst ausgebeutet und bin dadurch regelrecht unglücklich geworden. Ich dachte, ich müsste alles tun, was Spaß macht. Da gibt es in meinem Beruf sehr viele Möglichkeiten. Heute nehme ich wahr, wo meine Grenzen sind, und habe gelernt, »Nein« zu mir, aber auch meiner Umwelt gegenüber zu sagen. Inzwischen gehe ich ganz bewusst alles in Ruhe an. Denn ich habe bemerkt: Wenn ich mich hetzen lasse, mache ich viel leichter Fehler. Es stimmt wirklich: In der Ruhe liegt die Kraft. Heute schaffe ich genauso viel wie früher. Aber es ist immer wieder wichtig, sich seine ganz persönlichen Prioritäten neu zu setzen. Das ist zwar Arbeit, aber in unserer Zeit der Reizüberflutung wichtig.

Was unterscheidet Frauen und Männer in Sachen Stress?

Conny Hermann: Frauen haben zu häufig einen Perfektionsdrang. Sie wollen alles hundertprozentig machen, sonst fühlen sie sich unsicher. Eine Frau muss mindestens schon mal einen hohen Berg bestiegen haben, damit sie sich traut zu sagen, sie könne das tatsächlich. Ein Mann sagt einfach, dass er es kann. Ich halte nichts davon, nur zu blenden, wenn nichts dahinter steckt. Aber Frauen sollten sich auch mal etwas zutrauen, selbst wenn sie noch nicht perfekt sind. Das meiste kann man ja verbessern, wenn es dann erst mal so weit ist.

Frauen als Vorbilder – welche Rolle spielen die Medien dabei?

Conny Hermann: Im Fernsehen sind ja mittlerweile viele Frauen in den Vordergrund gerückt. Es gibt zum Beispiel mehr Kommissarinnen und end-

> »Man sollte sich mehr Zeit für den Partner nehmen. Wichtig ist die Konzentration auf die Liebe, denn die Liebe kann nur gedeihen, wenn man Zeit füreinander hat.«
> *Conny Hermann*

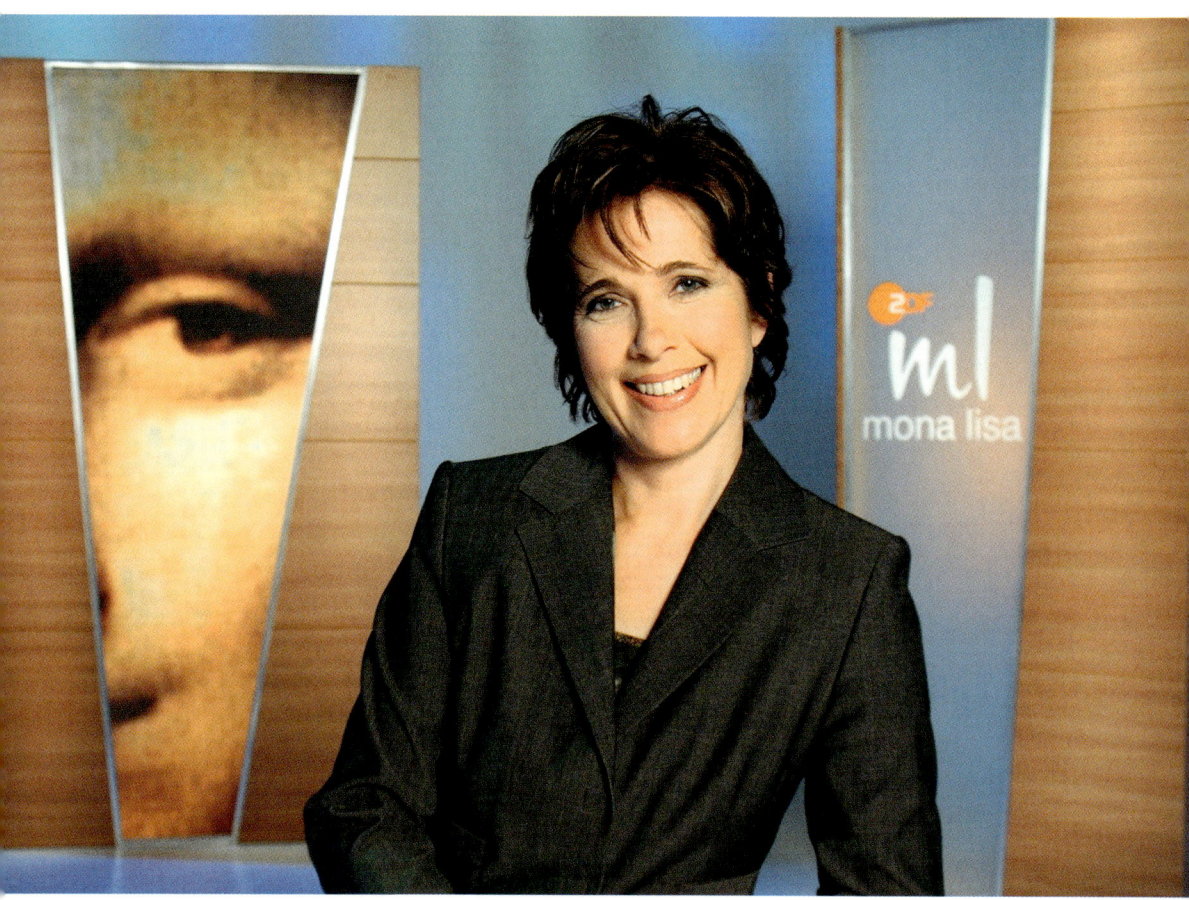

Conny Hermann

lich Vorbilder wie Madonna. Bei den Moderatoren gibt es eine ganz spannende Entwicklung: Die harten Themen machen Frauen wie Sabine Christiansen, Maybritt Illner und Sandra Maischberger. Die weichen Themen sind eher was für Kerner und Beckstein. Ich glaube aber nicht, dass sich junge Frauen stark an den Medien orientieren. Sie lassen sich sicherlich beeinflussen, aber außer den Medien gibt es noch so viele andere Orientierungsmöglichkeiten.

Was hat sich Ihrer Einschätzung nach durch die Erfindung der Pille für die Frauen verändert?

Conny Hermann: Die Pille hat die Frauen befreit, keine Frage. Das sexuelle Selbstbewusstsein ist dadurch gestiegen, aber dass die Pille 50 Jahre nach ihrer Entwicklung einen Einfluss auf das gesellschaftliche Selbstbewusstsein hat, glaube ich nicht. Die Frauen können heute verschiedene Verhütungsmethoden wählen. Das hat das allgemeine Klima auch für die Frauen verändert, die die Pille nicht nehmen. Erstaunlich ist aber, dass Jugendliche viel zu wenig aufgeklärt sind, obwohl Sexualität scheinbar überhaupt kein Tabu mehr ist.

Die Themen »Liebe und Sex« haben immer Hochkonjunktur. Haben Sie eine Vorstellung von Ihrem Traumpartner?

Conny Hermann: Der Traummann ist eine Illusion, den gibt es nicht. Das Bild vom Traumpartner wäre mir persönlich auch viel zu zerbrechlich. Der Mann müsste ja so viel leisten, um meiner Vorstellung nahe zu kommen. Mich interessieren Männer, die geistig beweglich sind und viele Interessen haben. Mit einem coolen Partner könnte ich nicht umgehen.

Woran hapert es meist in den Beziehungen?

Conny Hermann: Die Paare arbeiten zu wenig miteinander und aneinander. Die Menschen werden immer ungeduldiger, und da wird der Partner schnell ausgetauscht, wenn 's nicht mehr so gut läuft. Ich finde, man sollte sich mehr Zeit für den Partner nehmen und Inseln schaffen nach dem Motto: Das Wochenende gehört uns, und wir machen es uns schön. Wichtig ist die Konzentration auf die Liebe. Denn die Liebe kann nur gedeihen, wenn man Zeit füreinander hat.

Träumen junge Frauen immer noch davon, Kinder zu bekommen und eine Familie zu gründen?

Conny Hermann: Kinder und Familie sind definitiv ein Ziel von jungen Frauen. Es entmutigt mich aber, wenn Mädchen bereits in der Schule überlegen, wie sie ihre berufliche Laufbahn ausrichten können, um später das Kinderkriegen damit verbinden zu können. Die Mädchen führen dann ein angepasstes Leben und bleiben unter ihren Möglichkeiten. Es gibt zwar genügend Mütter, die es später schaffen, etwas aus ihren Fähigkeiten zu machen. Aber die Mädchen sollten doch bedenken, dass Kinder nach 20 Jahren aus dem Hause sind – und was machen sie dann?

Welche Ansprüche haben Frauen an ihren Partner, wenn sie älter werden?

Conny Hermann: Langjährige Beziehungen sind heute anspruchsvoller, weil wir länger leben. Vor allem für die Zeit nach der Pensionierung muss man deshalb frühzeitig einen Plan mit dem Partner machen. Ganz wichtig finde ich, dass beide ihre eigenen Interessen haben und ihre eigenen Wege gehen, aber die Partnerschaft als feste Anlaufstelle haben.

»Mich interessieren Männer, die geistig beweglich und dabei vielseitig interessiert sind, die Gefühle haben und sie auch zeigen können.«
Conny Hermann

In unserem Buch geht es unter anderem um das Thema »Leben ohne Menstruation«. Wie stehen Sie dazu?

Conny Hermann: Die Menstruation ist lästig, ganz klar. Aber ich kann mich damit arrangieren, es gibt ja heute Tampons. Ich muss mich nicht den Männern angleichen, für mich gehört die Menstruation zum Frausein dazu. Ich kann verstehen, dass Frauen, die unter der Menstruation oder dem prämenstruellen Syndrom leiden, alles versuchen, um dem Leiden zu entgehen. Ich finde es aber wichtig abzuwägen, wie groß das gesundheitliche Risiko ist, das ich eingehe, wenn ich Medikamente nehme. Ich selbst habe die Pille genommen und auch andere Möglichkeiten ausprobiert. Ich habe immer wieder mal gewechselt, weil ich nicht dauernd Hormone einnehmen wollte.

Nachdem in den USA eine große Langzeitstudie über die Hormonersatzbehandlung abgebrochen wurde, wird heiß darüber diskutiert, ob Frauen in den Wechseljahren Hormone nehmen sollten oder nicht. Wie ist Ihre persönliche Einstellung dazu?

Conny Hermann: Ich weiß noch nicht, was ich später tun werde. Ich würde das aber immer abhängig machen von meinen Beschwerden und mich auch nach alternativen Mitteln erkundigen. Eines weiß ich aber ganz genau: Hormone werde ich auf keinen Fall länger als fünf Jahre nehmen. Das Krebsrisiko wäre mir zu groß. Ich kenne aber etliche ältere Frauen, die seit den Wechseljahren durchgehend Hormone nehmen. Ob sie dadurch jünger aussehen, kann ich nicht beurteilen. Denn man weiß ja nicht, was passiert wäre, wenn sie keine Hormone genommen hätten.

Haben Sie das Gefühl, dass Frauen eine feste Meinung zur Hormonersatzbehandlung haben?

Conny Hermann: Ich kann da nur von meinem Umfeld ausgehen und habe das Gefühl, dass die Frauen ziemlich aufgeklärt sind. Die Erkenntnisse sind ja noch nicht so alt, aber die Frauen fragen sehr genau nach. Wichtig finde ich jedoch, dass sich eine Frau auf keinen Fall nur auf ihren Arzt verlässt. Jede Frau hat auch eine Eigenverantwortung, zu der sie stehen muss.

In der heutigen Zeit ist es wichtig, jung und schön auszusehen. Warum lassen sich Frauen von den Schönheitsidealen so sehr beeinflussen?

Conny Hermann: Es wird Frauen tatsächlich immer wichtiger, schön zu sein. Auch die Medien tragen viel dazu bei, denn sie zeigen viele erfolgreiche und gleichzeitig sehr attraktive Frauen. Und es stimmt ja auch: Schöne Menschen haben mehr Erfolg. Aber Schönheit allein genügt nicht. Wer etwas erreichen

»Für mich gehört die Menstruation zum Frausein dazu. Ich kann verstehen, dass Frauen, die unter der Menstruation oder dem prämenstruellen Syndrom leiden, alles versuchen, um dies zu vermeiden. Wichtig dabei ist aber, das gesundheitliche Risiko abzuwägen«
Conny Hermann

will, muss Charakter und Qualifikationen haben. Schönheit erleichtert das Entree, mehr aber auch nicht. Mir ist zum Beispiel ein charismatischer Mensch lieber als ein schöner Mensch. Wenn beides vereint ist, prima.

Was halten Sie persönlich von Schönheitsoperationen?

Conny Hermann: Ich verurteile sie nicht per se. Denn wenn ein Teil nicht zum anderen passt, kann man da schon etwas machen. Ich selbst habe mir Fettpolster an den Beinen absaugen lassen, um das Gesamtbild harmonischer werden zu lassen. Aber ich würde mich nicht unters Messer legen, nur weil ich zugenommen habe. Auch andere Operationen kämen für mich nicht in Frage. Wer eine Schönheitsoperation machen lassen will, muss mit sich psychisch im Reinen sein.

Was würden Sie den Frauen für die Zukunft wünschen?

Conny Hermann: Frauen sollten selbstbewusst in die Zukunft starten und das realisieren, was sie sich wünschen. Sie sollten nicht in Angst verharren und sich dadurch Lebenswege verbauen. Wünschenswert wäre auch, dass die Arbeitsrealität Frauen gegenüber offener würde. Voraussetzung dafür ist aber an erster Stelle, dass die Betreuungssituation für Kinder besser wird.

2 Inner Image

Jeder hat eine Vorstellung von seinem eigenen »Ich«. Dieses Inner Image ist geprägt durch das Erbmaterial und die Erziehung, aber auch die Hormonumstellung während der Pubertät hat einen Einfluss. Vor allem Krisen und Krankheiten können das Bild verändern. Um ein glückliches Leben führen zu können, ist es wichtig, das eigene Inner Image zu kennen. Ein kritischer Blick in den Spiegel und Gespräche mit guten Freundinnen und dem Partner können helfen, die Wirkung nach außen zu überprüfen. Ziel sollte es sein, das »Ich« in der Vorstellung und das reale »Ich« zusammenzubringen.

Das eigene Ich besser kennenlernen

Der Sexualwissenschaftler Professor Norbert Kluge von der Universität Koblenz-Landau war jahrelang zuständig für die Forschungsstelle für Sexualwissenschaft und Sexualpädagogik.

Bei Ihren Umfragen haben Sie viel von Frauen über das Leben, die Liebe und die Sexualität erfahren. Welchen Eindruck haben Sie dabei gewonnen: Leben junge Frauen das Leben, das sie sich wünschen?

Professor Kluge: Frauen lassen sich zum Teil von anderen Lebensperspektiven leiten als Männer. Ihr Problem ist häufig, dass sie unzufrieden mit ihrem Körper und ihrem Aussehen sind. Vor allem Mädchen in der Pubertät und Frauen zwischen 20 und 40 haben häufig ein negatives Selbstbild. Sie orientieren sich an den gängigen Leitbildern und erwarten von einem attraktiven Aussehen gewisse Vorteile in der Schule oder bei der Ausbildung und erhoffen sich eine größere Auswahl bei der Partnersuche.

Gibt es denn da nachweislich Zusammenhänge?

Professor Kluge: Sicherlich haben es schöne Menschen etwas leichter im Leben. Aber die Frauen sollten sich da nicht zu große Hoffnungen machen, denn das Äußere ist nicht alles, was zählt. Ich empfehle den Frauen, selbstkritisch in den Spiegel zu schauen. Dann müssten die meisten eigentlich erkennen, dass sie niemals alle Schönheitsideale erfüllen können. Wenn sie dann trotzdem alles probieren, was möglich ist, sind sie am Ende wahrscheinlich immer noch unzufrieden. Wer hingegen selbstbewusst mit seinen Vorzügen und Schwächen umgehen kann, wird zufriedener und glücklicher sein.

Wie ergeht es den Frauen, wenn sie älter werden?

Professor Kluge: Ältere Frauen lösen sich häufig von den äußeren Anforderungen mit dem Ergebnis, dass von den heute über 60-Jährigen 90 Prozent mit ihrem Aussehen und 79 Prozent mit ihrer Figur zufrieden sind.

Welche Eigenschaften wünschen sich Frauen für ihren Traumprinzen?

Professor Kluge: Die meisten jungen, ledigen und normalgewichtigen Frauen wünschen sich einen schlanken, sportlichen, gut aussehenden und modisch gekleideten Partner. Weniger hohe Ansprüche an die äußere Erscheinung haben jedoch Frauen im mittleren oder höheren Alter, die mit einem Partner zusammenleben. Sie wünschen sich häufiger einen gesunden, natürlichen und gepflegten Partner. Allerdings gibt es auch Seniorinnen, die selbst fit und schlank sind und das auch von ihrem Wunschpartner erwarten.

»Ich empfehle den Frauen, selbstkritisch in den Spiegel zu schauen. Nur wer mit seinen Vorzügen und seinen Schwächen umgehen kann, wird zufriedener und glücklicher sein.«
Norbert Kluge

Woran liegt es, dass sich viele Frauen in den Falschen verlieben?

Professor Kluge: Das kann mehrere Gründe haben. Einige Frauen kennen ihren Partner nicht lange oder nicht gut genug und haben immer noch die rosarote Brille des Verklärens auf. Andere sind von ihrem Vater oder ihrem Stiefvater so stark geprägt und deshalb auf einen bestimmten Männertyp fixiert. Zudem gibt es Frauen, die zu sehr in sich selbst verliebt sind und die Wirklichkeit des anderen gar nicht wahrnehmen wollen oder können. Sie fallen auf den schönen Schein herein.

Warum halten einige Frauen an einer Beziehung fest, auch wenn sie dabei unglücklich sind?

Professor Kluge: Mehrere Ursachen sind möglich. Einige Frauen haben kein eigenes Einkommen und fühlen sich abhängig von ihrem Partner. Andere trauen sich nicht zu, selbstständig zu denken und zu handeln. Wieder andere fühlen sich den Traditionen verpflichtet, nach dem Motto: Was werden die Verwandten oder die Nachbarn von mir denken, wenn ich meinen Partner verlasse? Und dann gibt es auch Frauen, denen es weniger um die Liebe geht, sondern die ihre vordringliche Aufgabe darin sehen, für ihre Kinder und ihren Mann zu sorgen. Frauen, die mit ihrem Partner unglücklich sind, würde ich zunächst einmal ein offenes Gespräch empfehlen, um zu klären, wo die Probleme überhaupt liegen. Wichtig ist auch, dass die Frauen ihre eigenen Bedürfnisse kennen und deutlich machen, was sie wollen. Erst dann kann sich das Paar bemühen, diese Bedürfnisse auch gemeinsam zu befriedigen. Wenn das Paar allein nicht weiterkommt, aber an der Beziehung festhalten möchte, könnte es auch eine Beratung oder eine Psychotherapie beginnen.

Wie wichtig ist Frauen eine erfüllte Sexualität?

Professor Kluge: Viele Frauen sprechen von einer erfüllten Sexualität, wenn sie viele Möglichkeiten fürs Schmusen und Küssen und den Austausch von Zärtlichkeiten haben. Lust und Spaß, guter Sex und Liebe sind natürlich ebenso wichtig. Viele Frauen wollen mit ihrem geliebten Partner die Beziehung immer wieder positiv erleben können. Dazu gehören die gerechte Aufteilung der Aufgaben und das gemeinsame Planen der Freizeitaktivitäten. Hinzu kommt, dass sich die beiden Partner respektieren und einander ernst nehmen. Erstaunlich, aber wahr: Frauen sprechen – im Gegensatz zu Männern – meist nur dann von einer erfüllten Sexualität, wenn sie mit ihrem eigenen Aussehen zufrieden sind.

> »Erstaunlich, aber wahr: Frauen sprechen – im Gegensatz zu Männern – meist nur dann von einer erfüllten Sexualität, wenn sie mit ihrem eigenen Aussehen zufrieden sind.«
> *Norbert Kluge*

Was wünschen Sie den Frauen für die Zukunft?

Professor Kluge: Ich würde mich freuen, wenn Frauen von Kindheit an ein gesundes Selbstvertrauen aufbauen könnten und immer wieder nach Möglichkeiten suchen würden, um mehr Selbstbewusstsein zu entwickeln. Um das eigene Ich besser kennenzulernen, wünsche ich den Frauen eine gehörige Portion Mut, denn sonst werden sie allein und in einer Partnerschaft nicht sonderlich glücklich. Außerdem ist sicherlich viel Geduld notwendig, um das eigene Leben so zu gestalten, wie es sich die Frauen wünschen.

Inner Image – was ist das?

Jeder Mensch trägt ein Bild von sich in seinem Inneren – diese Vorstellung vom eigenen »Ich«, das so genannte Inner Image, ist das, was wir im Spiegel sehen und was wir über dieses Spiegelbild im Inneren denken. Um Ihr eigenes Inner Image zu erforschen, können Sie sich folgende Fragen stellen: Wie sehe ich mich selbst? Wie bin ich zu dem geworden, was ich jetzt bin? Wie möchte ich auf andere Menschen wirken? Wie will ich mein Leben leben?

Jahrhunderte lang lehrte die Philosophie, dass sich der Geist den Körper baut. Die moderne Hirnforschung geht vom umgekehrten Fall aus: Demnach ist es der Körper, der den Geist und die Seele gestaltet. Als einleuchtendes Beispiel verweisen die Wissenschaftler auf das Tierreich: Wenn ein Küken seine Schale sprengt, ist sein Gehirn samt Lebensprogramm komplett fertig: Das Küken kann laufen, fliehen, Nahrung suchen und allein überleben.

Das Großhirn eines ungeborenen Menschen entfaltet sich erst ab der 24. Schwangerschaftswoche, bei der Geburt eines Babys besteht sein Gehirn nur aus unzähligen noch wenig verschalteten Zellen, die Menge und die Zusammensetzung sind durch das ererbte Genmaterial bestimmt. Das Neugeborene kann »fühlen«, welche Signale ihm der Körper sendet. Es kann aber nicht denken, hat kein Gedächtnis und nur wenig Bewusstsein.

Nach der Geburt wird »überflüssiges« Gehirngewebe abgebaut – das sind alle Zellen, die nicht durch Informationen trainiert werden. Die Nervenzellausläufer verlieren den Anschluss zu den Nachbarzellen und gehen zugrunde. Wenn man bedenkt, dass das Erbgut von Schimpansen und Menschen zu 99 Prozent identisch ist, kommt es also bei der Menschwerdung vor allem auf das Programm an, das uns zu einer Persönlichkeit, zum »Ich« werden lässt.

Mit folgenden Fragen kommen Sie Ihrem Inner Image auf die Spur:
- Wie sehen Sie sich heute?
- Welche Wünsche und Träume hatten Sie als Mädchen oder als Jugendliche?
- Was ist daraus geworden?

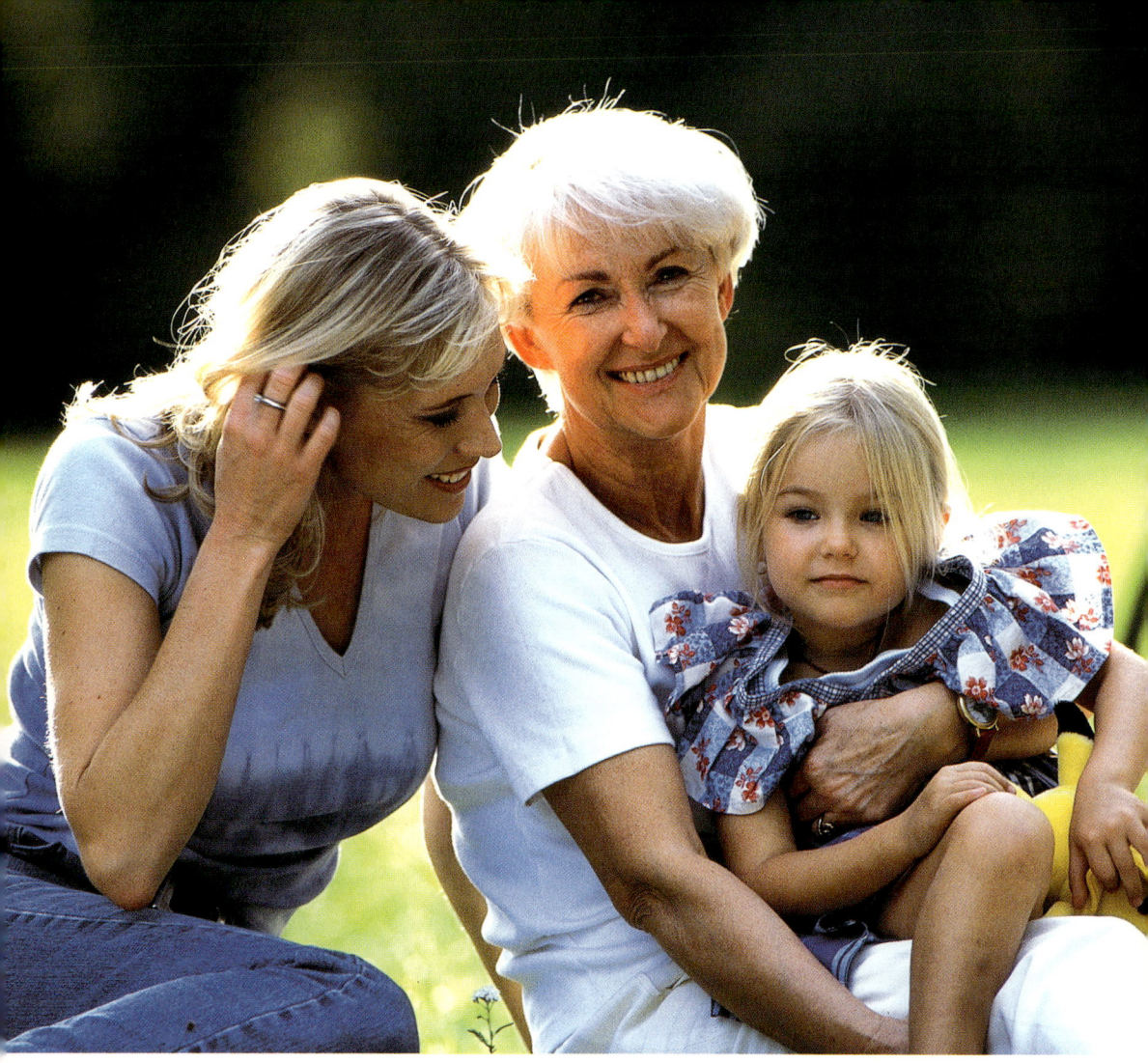

Das Inner Image ist das Bild, das jeder in seinem Inneren trägt. Es wird zunächst durch das Erbmaterial und die Umwelteinflüsse geprägt, kann sich aber in der Pubertät durch die Hormone verändern. Auch spätere Erlebnisse haben einen Einfluss.

Der Körper »trägt« unser Gehirn durch unser Leben, die Zellmasse Gehirn ist im Schädel wie in einer »Black Box« eingelassen und darauf angewiesen, Informationen über die Sinnesorgane zu erhalten. Denn von sich aus kann das Gehirn nichts, vielleicht kann es noch nicht einmal den »freien Willen« gestalten. Es kann lediglich die Sinneseindrücke verarbeiten, die ihm der Körper mit seinen Sinnesorganen liefert.

Die Persönlichkeit des Menschen entsteht dadurch, dass der Körper und seine Sinnesorgane fortlaufend Signale aus der Umwelt zum Gehirn senden. Abhängig von Art, Inhalt und Intensität wird das Genmaterial im Gehirn so programmiert, verschaltet und vernetzt, dass ein Individuum entsteht. Für diese Verschaltung gibt es »kritische Zeitfenster«, in denen sich das Gehirn selbst organisiert – solche Phasen kennt man zum Beispiel für das Erkennen, das Tasten und das Bewegen, die Sprache, die Grammatik, das Sehen und Hören, die Kommunikation und die Sexualität.

Während der kritischen Lernphasen des Gehirns entscheidet nicht das biologische Alter, sondern die Qualität und die Menge der Informationen über das An- und Abschalten der Gene. Es sind also andere Menschen und die Umwelt, die unser Ich gestalten.

Die ersten Lebensjahre sind entscheidend

Der Hirnforscher Gerhard Roth aus Bremen geht davon aus, dass unsere Persönlichkeit, unser Inner Image, bereits nach drei Jahren fertig ist. Andere Wissenschaftler legen noch ein paar Jahre drauf, doch spätestens in der Pubertät sei das Persönlichkeitskonzept festgelegt. »Alle, die als Erwachsene glauben, ihr Leben von Grund auf geändert zu haben und nun ganz andere Menschen als früher zu sein, betrügen sich«, erklärt der Hirnforscher Roth.

Aber ist es tatsächlich so, dass das Inner Image bereits in der Kindheit endgültig geformt ist? Wie wäre in einem solchen Fall die Pubertät zu bewerten, in der die Hormone das Gehirn noch einmal kräftig verändern? – Sehr wahrscheinlich bringt das Mädchen ein kindliches Inner Image mit in die Pubertät. Kommt es in dieser Lebensphase zu Verletzungen, emotionalen Erschütterungen oder sexuellen Misserfahrungen, prägt sich das für den Rest des Lebens ins Gehirn ein. Erst nach der Pubertät ist das Mädchen wirklich »fertig«, es wird langsam zur jungen Frau, deren Inner Image jetzt feststeht und das weitere Leben beeinflusst.

Aber auch im Erwachsenenalter kann sich eine Frau noch verändern, denn das Gehirn bleibt plastisch verformbar. Wenn alles gut geht, wird sie von ihrem Inner Image gut bis in den Tod begleitet. Wenn aber vieles schief läuft, wird ihre Persönlichkeit immer wieder verformt: Die Erlebnisse können sie schmerzhaft zu sich selbst bringen; je weiter ihr Inner Image und ihre Biographie auseinanderklaffen, desto unglücklicher und empfänglicher ist sie für Krankheiten.

Das eigene »Ich« wird in der Kindheit geprägt. Wenn alles gut läuft, passen das Inner Image und die Biographie zusammen. Schwierig wird es, wenn Frauen ihre Vorstellung vom Leben nicht umsetzen können.

Der Partner muss ins Bild passen

Nach der Pubertät trägt jede Frau ihr »Animusbild« in sich – jenes Bild des Mannes, der zu ihr passen wird, den sie riechen, anfassen und lieben kann, der ihr Lebenssicherheit gibt und der für den Nachwuchs sorgen kann. Nicht jede Frau findet auf Anhieb den Mann, der ihr gut tut. Einige »Fehlversuche« können die meisten Frauen gut verkraften. Schwierig wird es jedoch, wenn sie sich dauerhaft an einen Partner binden, der nicht zu ihrem Inner Image und zu ihrem Animusbild passt. Häufig wehrt sich dann nicht nur die Psyche sondern auch der Körper dagegen, und die Frau gibt ihr Leid bewusst oder unbewusst an ihre Kinder weiter (siehe »Körperliche und seelische Probleme der Frau«, Seite 136ff.). In vielen Fällen ist es für die Frauen in diesem Sinne sogar heilsamer, sich zu trennen.

Das Inner Image pflegen

Einigen Frauen gelingt es ohne weiteres, ihren Lebensweg entlang ihres Inner Image zu leben und nur wenig von diesem Weg abzuweichen. Andere haben eine so große innere Kraft, dass sie auch schwere Schicksalsschläge verkraften, ohne ihr Inner Image aus dem Auge zu verlieren – nach einiger Zeit finden sie ihr inneres Gleichgewicht wieder. Doch wie schaffen sie das?

Das Trainingsprogramm »Soul follows body« (die Seele folgt dem Körper) kann Frauen zu sich selbst helfen: Es geht von der Vorstellung aus, dass man das Bild, das jeder von sich im Inneren trägt, täglich besichtigen kann. Treten Sie also morgens – am besten nackt – vor einen großen Spiegel und betrachten Sie sich: Wen sehen Sie da? Erkennen Sie sich? Sehen Sie Ihr Bild vor sich? Betrachten Sie Ihr Gesicht genauer: Es zeigt häufig das, was Sie sich »angetan« haben. Wie sieht Ihr Körper aus? Fühlen Sie sich wohl mit ihm? Ein solches »Zwiegespräch vor dem Spiegel« kann verschiedene Reaktionen hervorrufen: Wenn Sie Ihrem Inner Image treu geblieben sind, wird Ihnen Ihr Spiegelbild gefallen. Vielleicht sagen Sie sich auch, dass Ihr Aussehen zwar nicht Ihren ursprünglichen Vorstellungen entspricht, dass Sie aber dennoch ganz glücklich so sind, wie Sie nun mal sind. Frustrierend wird es sein, wenn Sie ganz und gar nicht mit dem zufrieden sind, was Sie da im Spiegel sehen: Das schlägt auf die Seele und überträgt sich schnell auf Ihre Stimmung. Es hilft nichts, alle Spiegel im Haus zu verhängen oder die Augen zuzumachen, denn im Laufe des Tages werden Sie anderen Menschen begegnen – und die können nicht wegschauen, wenn sie mit Ihnen reden.

Und was sehen die anderen Menschen? Eine unzufriedene und unglückliche Frau. Da ist es dann auch kein Wunder, dass Ihr Partner, Ihre Nachbarn, Bekannten, Freunde oder Kollegen bewusst oder unbewusst auf Ihren Frust reagieren, häufig mit Aggression.

Beim kritischen Blick in den Spiegel können Sie überprüfen, ob Sie Ihrem Inner Image treu geblieben sind. Im besten Fall sind Sie mit sich und Ihrem Aussehen zufrieden – kleine »Macken« inbegriffen.

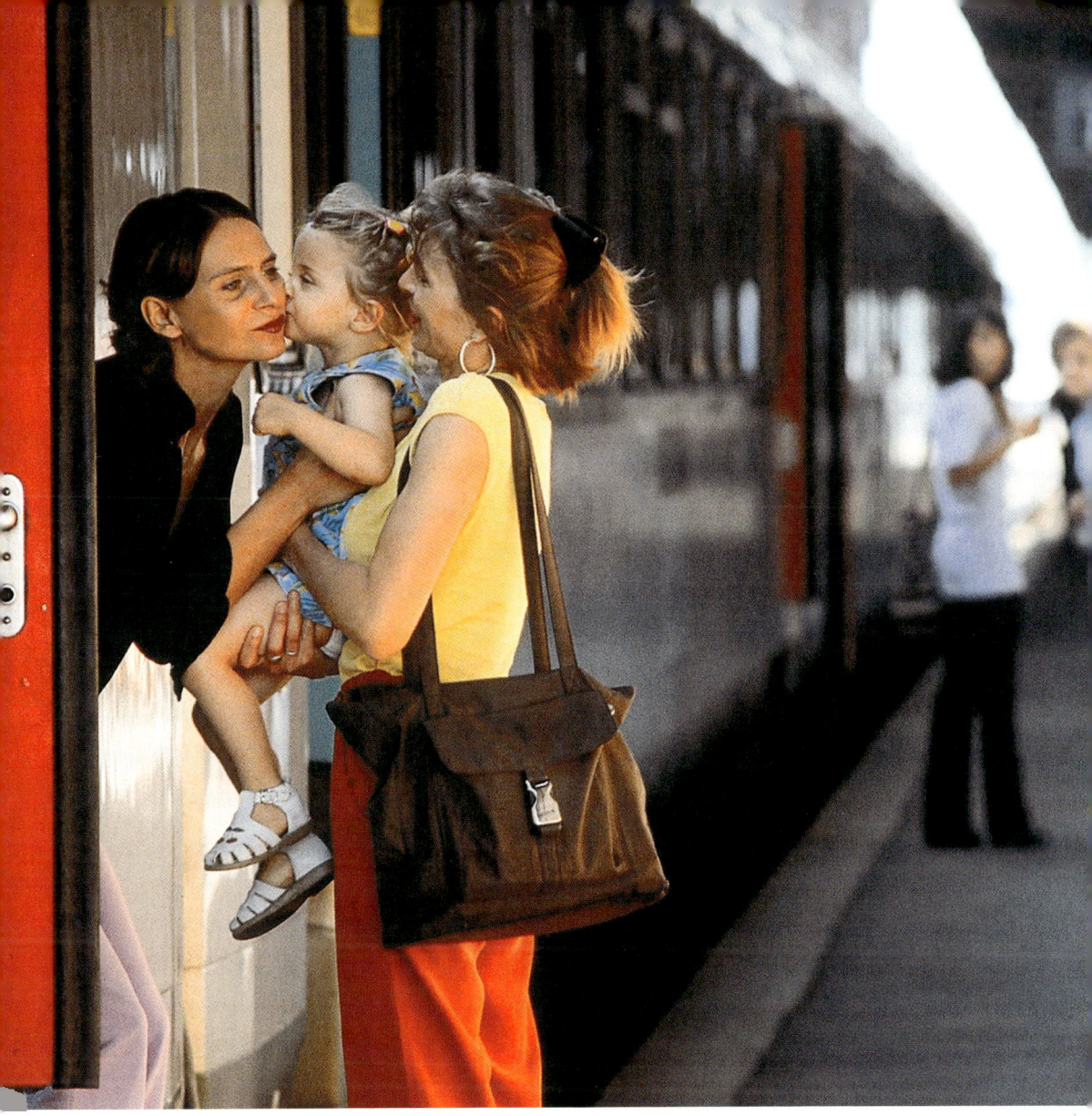

Tipp: Versuchen Sie, zu sich selbst zurückzufinden. Schauen Sie sich regelmäßig morgens im Spiegel an und betrachten Sie sich von allen Seiten. Lächeln Sie, schneiden Sie Grimassen oder beobachten Sie sich beim Tanzen – und setzen Sie sich mit dem, was Sie da sehen, auseinander. Schminke, Anti-Aging-Cremes, eine neue Frisur, Schmuck und Mode sind lediglich »Ablenkungsmanöver«, ebenso wie kosmetische oder chirurgische Eingriffe im Gesicht oder am Körper. Um Ihr eigenes Inner Image wieder zu finden und dementsprechend zu leben, sollten Sie sich intensiv und ehrlich mit sich selbst und Ihren Vorstellungen auseinandersetzen: Bewegen Sie sich täglich, trainieren Sie Ihren Körper »schön«, essen Sie sich »schlank« und üben Sie Ihre Sexualität – so bleiben Sie noch viele Jahre attraktiv und strahlen die

Frauen haben heutzutage viele Möglichkeiten, ihr Leben zu gestalten. Einigen sind Kinder wichtig, andere konzentrieren sich vor allem auf den Beruf oder auf die Partnerschaft.

Zufriedenheit mit sich selbst auch nach außen aus. Denn je öfter Sie Ihrem Körper etwas Gutes tun, desto eher mobilisieren Sie Ihre inneren Kräfte, was zu Ihrem Wohlgefühl beiträgt. Andere Menschen werden die Veränderungen bemerken und entsprechend positiv auf Sie reagieren, denn gute Laune steckt an. Motivieren Sie sich jeden Morgen durch den wohlwollenden Blick in den Spiegel: Sie werden mit der Zeit merken, dass das Leben viel einfacher ist, wenn man sich im eigenen Körper richtig wohl fühlt.

Viele Lebensthemen möglich

»Kinder und Karriere? Wie Frauen heute den Konflikt zwischen Job und Familie lösen« – so lautete die Titelgeschichte des Magazins »Stern« im März 2001. Doch stimmt es überhaupt, dass sich alle oder zumindest die meisten Frauen mit der Frage herumquälen, wie sie Kinder und Karriere vereinbaren können? Und überhaupt: Würde man auch die Männer dazu interviewen, wie sie heute den Konflikt zwischen Job und Familie lösen – und das gar zur Titelgeschichte einer Zeitschrift machen?

Doch zurück zu den berufstätigen Müttern: Warum heißt es eigentlich immer, dass es für Frauen nur ein Lebensthema gibt – und zwar die Doppelorientierung auf Familie und Beruf? Sind nicht auch andere Konzepte denkbar, die sich wie ein roter Faden durch das Leben von Mädchen und Frauen ziehen?

Diesen Fragen ging Barbara Keddi vom Deutschen Jugendinstitut in einer Studie nach, die das Bundesfamilienministerium 1999 beauftragt hatte. Über einen Zeitraum von sieben Jahren wurden dafür 125 Frauen der Jahrgänge 1963 bis 1972 insgesamt viermal befragt. Bei der Analyse der Antworten kristallisierten sich insgesamt sieben verschiedene Lebenskonzepte heraus, die das Leben der Frauen, ihr Handeln und ihre Vorstellungen strukturieren:

Doppelorientierung auf Familie und Beruf: Die Frauen, die dieses Lebensmotto für sich gewählt haben, planen beides parallel – Kinder und Job – und wollen so wenig Stress wie möglich haben.

Lebensthema Familie: Oberste Priorität bei allen Entscheidungen hat die Familienplanung. Frauen mit diesem klassischen Lebenskonzept sind mit ein, zwei Kindern, einem gut verdienenden Mann und einem Häuschen im Grünen glücklich.

> »Kinder und Karriere« ist nicht das einzige Lebensthema, wie eine Studie des Bundesfamilienministeriums zeigt, sondern es gibt mindestens sieben verschiedene Lebenskonzepte, nach denen Frauen ihr Handeln und ihre Vorstellungen strukturieren.

Tischrede zum 90. Geburtstag

Stellen Sie sich vor, Sie werden morgen 90 Jahre alt: Sie haben ein paar Gäste zum Abendessen eingeladen, Ihre beste Freundin hält die Tischrede. Was wird sie alles über Sie erzählen? Wie haben Sie in den vergangenen Jahrzehnten gelebt? Welche Menschen waren Ihnen wichtig? Hatten Sie einen oder mehrere feste Partner oder waren Sie single? Wie haben Sie sich dabei gefühlt? Wurden Sie Mutter? Wie erging es Ihnen mit Ihren Kindern? Welchen Beruf hatten Sie? Haben Sie ihn gewechselt? Wo haben Sie gewohnt? Sind Sie öfter mal umgezogen? Was haben Sie in Ihrer Freizeit gemacht? Über was haben Sie herzlich lachen können? Was hat Sie zum Weinen gebracht? Welche Chancen haben Sie vergeben?

Wenn Sie wollen, können Sie die Antworten aufschreiben. So können Sie später noch mal nachlesen, was Sie notiert haben. Sie sehen dann schwarz auf weiß, was Sie eigentlich gern machen würden – im Rückblick hört sich das meist viel einfacher an. Fragen Sie sich, ob Sie wirklich auf dem besten Wege sind zu tun, worüber Ihre beste Freundin an Ihrem 90. Geburtstag sprechen wird. Wenn nicht: Was hindert Sie? Was müsste passieren, damit Sie dorthin kommen, wo Sie hinwollen? Wer könnte Sie unterstützen – eine Freundin, Ihr Partner, ein Coach?

Der Beruf als Berufung: »Als Hausfrau und Mutter würde ich mich zu Tode langweilen«, sagen diese Frauen. Sie wollen sich im Job verwirklichen. Und wenn ein Kind »dazwischen« kommt, setzen sie alles daran, den Beruf nicht allzu sehr zurückzustellen.

Zusammen mit dem Partner durch dick und dünn gehen – das ist der Wunsch einer weiteren Gruppe von Frauen. Zweisamkeit und Geborgenheit sind ihnen wichtig, dafür schließen sie auch Kompromisse: bei der Wahl ihrer Hobbys, ihres Studienfaches oder Berufes, bei der Wohnortsuche und bei der Frage »Kinder – ja oder nein?«.

Den Status quo erhalten: Frauen, die nach diesem Konzept leben und handeln, sagen, dass sie alles haben, was sie brauchen. Sie haben keinen ausgeprägten Kinderwunsch, wollen auch nicht unbedingt Karriere machen. Ihr Leben scheint im Gleichgewicht zu sein.

Den eigenen Weg gehen, die Wünsche und Träume verwirklichen und einen ganz persönlichen Lebensstil entwickeln – davon lassen sich wiederum andere Frauen leiten. Autonomie und Selbstständigkeit sind für all ihre Entscheidungen ein hohes Ziel.

Nach der Orientierung suchen – das kann auch ein Lebenskonzept sein. Das Dilemma dieser Frauen: Sie haben ihren eigenen Standort noch nicht gefunden und sind vor allem damit beschäftigt, auf Anforderungen von außen zu reagieren. Sie starten häufig in ungünstigen Ausgangspositionen und versuchen, ihr Leben zu bewältigen – dabei treten sie jedoch lange Zeit auf der Stelle und sind mit ihrer Situation unzufrieden.

Tipp: Lassen Sie sich nicht einreden, dass Sie sich als Frau so oder so entscheiden müssten. In der heutigen Zeit haben Sie die freie Wahl: Sie können ein überzeugter Single sein, wechselnde Partner haben oder mit einer Frau oder einem Mann zusammen leben. Wenn Sie Kinder haben wollen, können Sie weitgehend entscheiden, wann und wie oft Sie schwanger werden wollen. Wenn Sie sich nicht zum Muttersein berufen fühlen, ist das auch gut. Dann finden Sie sicherlich genügend andere Herausforderungen, die Sie glücklich machen. Wenn Sie Lust haben, eine eigene Karriere aufzubauen, werden Sie sicherlich hart daran arbeiten müssen. Aber mit einer fundierten Ausbildung, funktionierenden Netzwerken, einer guten Portion Durchhaltevermögen und etwas Glück können Sie viel erreichen. Und wenn Sie mal etwas ganz Verrücktes machen wollen, dann los: Es ist ganz allein Ihr Leben. Sie bestimmen die Richtung, die Ihnen gefällt. Denn nur Sie wissen, was Sie glücklich macht. Sicherlich wird es schwieriger, den eigenen Weg konsequent zu gehen, wenn Sie einen festen Partner, kleine Kinder oder pflegebedürftige Familienangehörige haben. Doch auch dann lassen sich immer wieder mal Freiräume finden, in denen Sie zu sich selbst kommen können. Bleiben Sie also am Ball, dann können Sie Ihr eigenes Spiel spielen.

Selbstbewusste junge Frauen?

Mädchen bis zum Alter von zehn Jahren sind ebenso selbstbewusst wie gleichaltrige Jungen. Das Selbstvertrauen der weiblichen Jugendlichen ist nicht mehr so groß.

Sicher, so brav wie früher sind die Mädchen heute nicht mehr. Doch was für eine Generation wächst da gerade heran? Wissen die jungen Frauen von heute tatsächlich so genau, was sie wollen? Und setzen sie das dann auch durch?

Die Mädchen und die jungen Frauen gibt es gar nicht – da muss man schon etwas genauer hinschauen: Junge Mädchen bis zum Alter von etwa zehn Jahren sind ebenso selbstbewusst wie gleichaltrige Jungen, zwei Drittel der Mädchen sagen, dass sie zufrieden mit sich selbst sind. Das ergab eine Studie der »American Association of University for Women« mit 3000 Kindern. Doch

Viele Frauen fühlen sich im Kreise von Freunden und Bekannten wohl, doch außerhalb der vertrauten Runde haben sie Probleme, ihre Meinung zu sagen und bei Gegenwind ihren Standpunkt zu vertreten. Wenn Sie sich gern in Diskussionsrunden besser durchsetzen und mit Kritik souveräner umgehen lernen wollen, können Sie es mal mit einem Rhetorikkursus probieren, den zum Beispiel die Volkshochschulen anbieten. Dort lernen Sie unter der Anleitung eines Trainers, Pro- und Contra-Argumente für ein Thema zu sammeln, mit einem schwierigen Gesprächspartner umzugehen und frei vor einer Gruppe zu sprechen. Mit den anderen Teilnehmern können Sie üben selbstbewusster aufzutreten – ohne gleich Angst haben zu müssen, nicht mehr geliebt zu werden.

Hilfreich sind auch Kurse, in denen Sie Ihre Talente (wieder) entdecken: Vielleicht würden Sie ja gern mal steppen lernen, einen alten Stuhl restaurieren oder Trompete spielen. Wozu auch immer Sie Lust haben, packen Sie 's an. Das stärkt das Ego ungemein und gibt Anlass für viele spannende Gespräche und Unternehmungen.

Und wenn Sie es sich mal besonders gut gehen lassen wollen, buchen Sie doch zusammen mit Ihrer Freundin ein Wochenende in einem Wellness-Hotel. Massage, Gesichtspflege und Sauna sind nicht nur Streicheleinheiten für den Körper, sondern damit verwöhnen Sie auch die Seele. Sie werden sehen: Der Alltag lässt sich danach viel besser meistern.

So können Sie Ihr Selbstbewusstsein trainieren

während der Pubertät ändert sich die Situation: Nur noch ein knappes Drittel der weiblichen Jugendlichen hat Vertrauen in sich selbst.

So richtig cool sind also nur die wenigsten jungen Frauen, das ist auch das Fazit einer Umfrage der Universität Bielefeld unter 1700 Mädchen und Jungen zwischen 12 und 14 Jahren. Viel mehr Mädchen als Jungen gaben an, überfordert zu sein, 44 Prozent fühlen sich unwohl, unwichtig und überflüssig. Sie leiden unter Kopfschmerzen (27 Prozent), Schlaflosigkeit und sind häufig traurig (23 Prozent).

Auch mit dem Selbstbewusstsein der weiblichen Jugendlichen zwischen 14 und 20 ist es nicht sonderlich weit her. Auf einer Skala mit zehn Einheiten siedeln Wissenschaftler diese Gruppe mit dem Durchschnittswert 3,6 an. Danach »rappeln« sich die jungen Frauen aber meist wieder, die Kurve macht einen steilen Sprung für die Altersgruppe der 20- bis 30-Jährigen. Nach dem 30. Lebensjahr steigt das Selbstvertrauen der Frauen weiter – nicht mehr so schnell, aber kontinuierlich. Das ergab eine repräsentative Studie des Allensbacher Instituts für Demoskopie.

Was beeinflusst die Selbstsicherheit der Frauen? Die Experten der Allensbacher-Studie nennen sechs Faktoren:

Glückliche Kindheit: Zwei Drittel der selbstsicheren Frauen berichten, dass sie eine glückliche Kindheit hatten. Sie haben früher viel mit ihrer Familie unternommen und viel gelacht. Ihre Eltern haben sie früh zur Selbstständigkeit erzogen. Nur ein Drittel der unsicheren Frauen zieht eine solch positive Bilanz.

Gute Bildung: Frauen, deren Eltern viel Wert auf eine gute Schul- und Berufsausbildung legten, treten heute selbstbewusster auf als Frauen aus niedrigeren Bildungsschichten. Denn im Unterricht lässt sich schon früh üben, die eigene Meinung zu vertreten, Kritik auszuhalten und Paroli zu bieten oder eine Rede zu halten.

Berufstätigkeit: Zwei Drittel der berufstätigen Frauen geben an, dass sie durch die Anforderungen in ihrem Job selbstbewusster geworden sind. Vollzeitkräfte profitieren mehr als Teilzeitkräfte – Übung macht eben immer noch den Meister. Ihr Selbstvertrauen ziehen berufstätige Frauen nicht nur aus der finanziellen Unabhängigkeit. Sie freuen sich auch über den Kontakt mit anderen Menschen, die Anerkennung ihrer Leistung und ihr soziale Ansehen.

Feste Partnerschaft: Singles beurteilen ihre Selbstsicherheit niedriger als Frauen, die in einer festen Partnerschaft leben. Doch an die Beziehung stellen selbstbewusste Frauen gewisse Anforderungen: Sie wollen nach ihren eigenen Vorstellungen leben können, die Hausarbeit »gerecht« teilen und sexuell zufrieden sein.

Erfüllte Sexualität: Selbstsichere Frauen haben eine positive Einstellung zur Sexualität – sie verbinden Sex mit Begriffen wie Vergnügen, Vertrauen, Zuneigung, Verantwortung und Selbstbestätigung. Unsichere Frauen hingegen nennen beim Thema Sex häufiger Begriffe wie Angst, Pflicht, Scham, Unbehagen und Zwang.

Liebenswerte Familie: Frauen, die sich bewusst für Kinder entschieden haben, ziehen aus dem Zusammenleben mit ihrer Familie viel Kraft. Viele der befragten Mütter freuen sich über ihre Kinder und sagen, dass sie sich in der Familie geborgen fühlen.

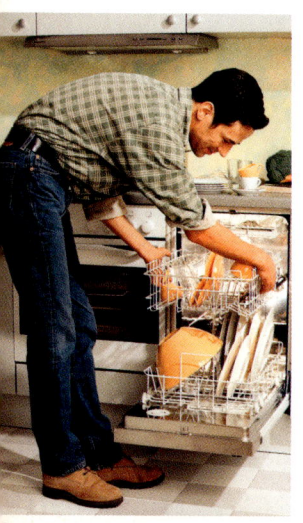

Viele Frauen ziehen einen Teil ihres Selbstbewusstseins aus einer glücklichen festen Beziehung. Sie haben eine positive Einstellung zur Sexualität, ruhen in der Partnerschaft, aber verfolgen auch ihre eigenen Interessen. Wichtig ist für sie unter anderem, dass die Hausarbeit gerecht aufgeteilt wird.

Das Schicksal meint es nicht mit allen Menschen gleich gut: Doch wer glaubt, dass eine Behinderung, eine unglückliche Kindheit oder gar seelischer oder körperlicher Missbrauch unweigerlich dazu führt, psychisch oder körperlich krank zu werden, der irrt. Denn einige Menschen schaffen es, trotz widriger Lebensumstände glücklich und gesund zu bleiben. Doch wie gelingt es ihnen, nicht zu verzweifeln und immer wieder den Lebensmut aufzubringen? Ein für alle gültiges Rezept gibt es nicht. Gute Chancen, die Energie schnell wieder auftanken zu können, haben Sie jedoch, wenn Sie folgende Tipps beherzigen:

Sich nicht unterkriegen lassen: Versuchen Sie, immer das Beste aus den Dingen zu machen – auch wenn die Lebensumstände manchmal nicht ganz so einfach sind. Und wenn es mal gar zu dicke kommt, können Sie sich sagen: »Es ist, wie es eben ist.« Das nimmt den Ärger und den Frust aus der Angelegenheit und lässt Freiraum für neue Möglichkeiten.

Zuversichtlich nach vorn schauen: Jeder Mensch macht auch positive Erfahrungen – erinnern Sie sich hin und wieder an diese guten Zeiten. Das motiviert und gibt Kraft.

Feste Beziehungen aufbauen: Halten Sie guten Kontakt zu Ihrer Familie und zu Ihren Freunden. Denn in guten wie in schlechten Zeiten sind feste Beziehungen Gold wert. Sicherlich knirscht es in jeder Familie und in jeder Freundschaft mal: Überlegen Sie sich aber gut, ob Sie die Beziehung deshalb wirklich aufgeben wollen. Manchmal hilft es, eine »Pause« zu verabreden. Manchmal renken sich die Dinge ganz von allein wieder ein.

Trotz allem glücklich

Sich nicht unterkriegen lassen

Zuversichtlich nach vorn schauen

Feste Beziehungen aufbauen

3 Der Stress der modernen Frau

Viele Frauen hetzen von einem Termin zum anderen, ohne sich eine Pause zu gönnen. Um etwas mehr Ruhe ins Leben zu bringen, hilft es zu erkennen, welcher Stress-Typ Sie sind und welche Stressauslöser in Ihrem Leben am häufigsten vorkommen. In einem weiteren Schritt geht es darum, die inneren Antreiber zu erkennen und ihnen Paroli zu bieten. Als Strategien gegen Stress hat es sich bewährt, sich gesund zu ernähren, regelmäßig Sport zu treiben und Entspannungsübungen zu machen.

Stress kann krank machen

»Ich bin im Stress«, sagen wir, wenn eine Nachbarin vor der Tür steht, wir aber gerade keine Zeit für sie haben. »Das war ein stressiger Tag« heißt es, wenn von früh bis spät ein Termin auf den nächsten folgte und kaum eine Verschnaufpause möglich war. Und als »stressigen Typ« bezeichnen wir jemanden, der ständig auf Trab ist und auch uns immer wieder antreibt, das Tempo zu steigern – Stress ist demnach sogar »ansteckend«.

Was wir im Volksmund als »Stress« oder »stressig« bezeichnen, hat jedoch nicht viel mit dem zu tun, was Wissenschaftler unter Stress verstehen. Ihre Definition: Stress entsteht, wenn Menschen die an sie gestellten Anforderungen nicht oder nur mit Mühe bewältigen können und das als bedrohlich empfinden.

Stress gilt heute als eine der größten Gesundheitsgefahren, denn die Anforderungen im Berufs- und Privatleben nehmen immer weiter zu. Da die wenigsten Menschen ein Stressmanagement gelernt haben, leiden viele unter der chronischen Überlastung. Durch eine erhöhte Zahl von Krankentagen und den vorzeitigen Ausstieg aus dem Berufsleben wirkt sich dauerhafter Stress aber auch auf die gesamte Wirtschaft aus.

Privater und beruflicher Stress schadet der Gesundheit jedes Einzelnen, schwächt aber auch die Wirtschaft, weil sich viele Berufstätige häufig krank melden oder frühzeitig in Rente gehen. Ein besseres Stressmanagement könnte hier Abhilfe schaffen.

Frauen reagieren anders

Bislang gingen die Wissenschaftler davon aus, dass der Mensch auf eine brenzlige Situation mit Angriff oder Flucht reagiert. Man glaubte, dass wir uns auch bei Stress nach diesem Muster verhalten: Entweder gehen wir das Problem tatkräftig an oder wir warten ab, ob sich die Situation nicht von ganz allein entspannt. Im Prinzip stimmt dieses Handlungsmuster, doch scheinbar gilt es nur für Männer.

Denn mittlerweile hat man festgestellt, dass Frauen Stress anders verarbeiten: Ursache ist das Hormon Oxytocin, das – bei Frauen und bei Männern – in einer bestimmten Gehirnregion, dem Hypothalamus, gebildet wird und Einfluss auf unser Verhalten hat. Unter Stress werden größere Mengen an Oxytocin ausgeschüttet: Es fördert das soziale Verhalten, wirkt beruhigend und nimmt die Angst – bei Männern wird dieser Effekt jedoch durch den Einfluss von männlichen Hormonen, vor allem durch Testosteron, gemildert. Das ist das Ergebnis einer Studie der Psychologin Shelley Taylor von der University of California Los Angeles.

Ihre persönliche Stress-Analyse

Um zu lernen, wie man mit den täglichen Anforderungen besser umgehen kann, empfiehlt es sich, eine persönliche Stress-Analyse zu machen. Denn erst wenn man die Stressauslöser und das eigene Verhalten genauer beschreiben kann, kann man mit dem Stress in Zukunft anders umgehen. Die Münchner Stressforscherin Angelika Wagner-Link schlägt vor, sich mit folgenden Fragen zu beschäftigen:

Stressoren

Welche Anforderungen strömen auf Sie ein? Welche inneren Antreiber haben Sie? Was kommt von außen auf Sie zu? Wie häufig, wie lange, wie intensiv treten diese Stressoren auf?

Organismus

Wie bewerten Sie das, was Sie belastet? Welche Einstellungen haben Sie zu belastenden Situationen? Welcher Stress-Typ sind Sie? Wie belastbar sind Sie? Welche Strategien haben Sie, um Stress zu bewältigen?

Reaktionen

Wie reagieren Sie – in der jeweiligen Situation – körperlich, geistig und emotional auf Stress?

Konsequenzen

Welche langfristigen Folgen hat es, wenn Sie sich dauerhaft körperlich, geistig oder emotional überfordert fühlen?

Frauen reagieren auf Stress also mit den beiden Strategien Angriff und Flucht, hinzu kommt aber noch eine dritte Variante: Gestresste Frauen sprechen mit ihrer Freundin oder ihrem Partner über die Situation, kümmern sich um ihre Kinder und Freunde und beruhigen sich im Laufe der Zeit wieder. Die männliche Variante heißt also eher »fight or flight« (kämpfe oder fliehe), die weibliche »tend or be friend« (unterstütze oder sei ein Freund).

Den inneren Antreibern Paroli bieten

Sicherlich kennen Sie das: Sie machen eine etwas längere Mittagspause oder lümmeln den ganzen Tag auf der Couch oder im Bett herum. Doch statt sich des Lebens zu freuen und das Faulsein zu genießen, rattert es in Ihrem Hirn: »Wer rastet, der rostet«, »Morgenstund hat Gold im Mund«, »Mach voran, sonst schaffst Du Dein Pensum nicht«. Solche Sätze haben wir in der Kindheit von unseren Eltern übernommen und richten uns – bewusst oder unbewusst – auch als Erwachsene noch danach.

In der Transaktionsanalyse spricht man von fünf verschiedenen inneren Antreibern, die vielen Menschen das Leben schwer machen:

- **Sei perfekt!** Wer nach dieser Losung lebt, muss alles exakt erledigen und kann nur selten Fünfe gerade sein lassen. Schwierig ist auch der Umgang mit Menschen, die etwas anders ticken und nicht immer alles perfekt machen. Toleranz fällt Perfektionisten schwer.

Im Job gibt es immer wieder hektische Situationen. Es muss jedoch nicht immer alles sofort erledigt werden. Wer Prioritäten setzen kann, geht die Dinge ruhiger an und schafft am Ende genauso viel.

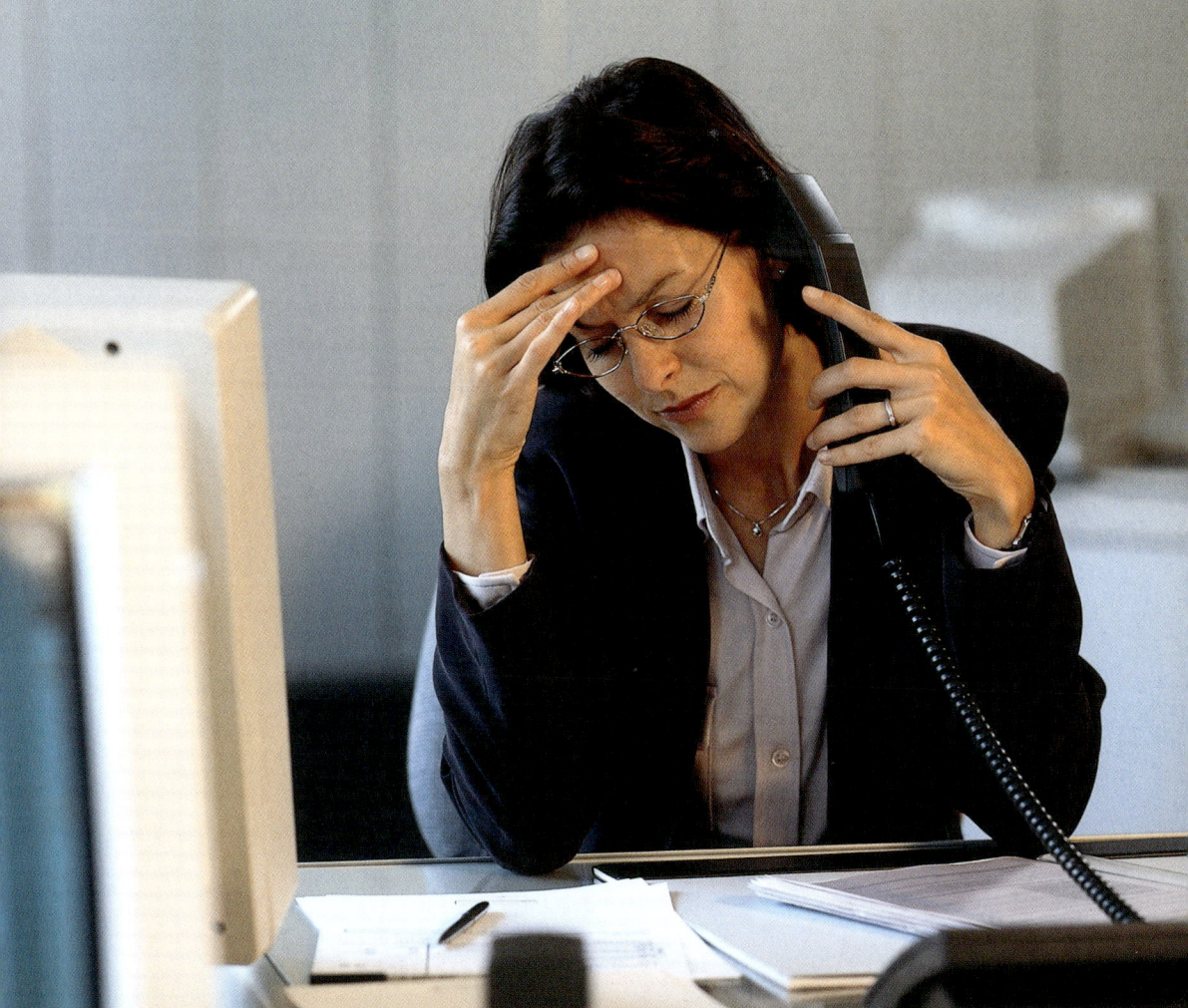

Vier Stress-Typen

In der Stressforschung unterscheidet man vier Persönlichkeitstypen, die jeweils anders auf Stress reagieren. Sie entsprechen den vier Temperamenten, die schon der griechische Arzt Hippokrates in der Antike beschrieb:

Übererregungstyp A ist ehrgeizig, legt Wert auf Perfektion, übernimmt gern Verantwortung, versucht Konkurrenten auszustechen und ist ständig in Zeitnot. Frauen dieses Typs werden schnell ungeduldig und reagieren gereizt, wenn andere trödeln oder ineffektiv arbeiten. Sie verausgaben sich bis zum Schluss und klappen erst dann zusammen. Nach Hippokrates wäre dieser Typ der reizbare Choleriker.

Erfolgstyp B will erfolgreich sein, sich aber nicht allzu sehr anstrengen. Stressige Situationen nehmen Frauen dieses Typs recht gelassen hin, sie finden in der Regel ein gesundes Mittelmaß zwischen Anspannung und Entspannung und werden nur selten krank. Diesem Typ entspricht der gelassene Sanguiniker.

Stresstyp C hat keinen großen Ehrgeiz, erfolgreich zu sein, fühlt sich aber dennoch ständig unter Strom. Frauen dieses Typs fühlen sich vom Leben gebeutelt, sind in vielen Situationen unsicher und neigen zu Herz-Kreislaufproblemen und anderen psychosomatischen Beschwerden. In der Antike hätte man diesen Typ als ängstlichen Melancholiker bezeichnet.

Untererregungstyp D Frauen dieser Gruppe sind nur wenig erfolgsorientiert, sie verdrängen ihre Probleme gern, um sich erst gar nicht gestresst zu fühlen. Wer diese Lebenseinstellung hat, neigt mitunter zu Hautkrankheiten. Hippokrates bezeichnete diesen Typ als trägen Phlegmatiker.

- **Mach schnell!** Dieser innere Antreiber hetzt uns von einem zum nächsten Termin. Wer immer auf Trab ist, läuft auch vor intensiven Beziehungen weg. Nähe kann dann kaum möglich sein.
- **Streng dich an!** Menschen mit dieser inneren Botschaft müssen sich ständig anstrengen, um am Ende belohnt zu werden. Sie setzen viel Energie ein und kämpfen sich durchs Leben. Wer locker lässt, hat den Erfolg nicht richtig verdient.

- **Mach es allen recht!** Um des lieben Friedens willen schließen Menschen mit diesem inneren Antreiber viele Kompromisse. Ihre eigenen Wünsche stellen sie hinten an, denn das Wohl des anderen ist ihnen meist wichtiger. Widerworte, Kritik oder ein Beharren auf der eigenen Meinung kommen für sie nicht in Frage.
- **Sei stark!** Diese Botschaft bringt uns dazu, immer Vorbild sein zu wollen. Denn nur wer stark ist und andere motiviert, ist etwas wert. Wer sich eine Blöße gibt, gilt als schwach und bemitleidenswert. In dieses Konzept passt es kaum, die eigenen Gefühle zu zeigen und auch mal traurig zu sein.

Erlaubersätze können helfen

Das Vertrackte an den inneren Antreibern ist, dass sie immer und überall wirksam sind – auch wenn sie manchmal ziemlich lästig sind. Sie können aber lernen, die Parolen mit so genannten Erlaubersätzen abzuschwächen oder auszuschalten. Denn für jede Forderung gibt es eine passende positive Botschaft, die hilfreich sein kann, um gelassener mit der jeweiligen Situation umzugehen:

- **Perfektionisten** können sich sagen: »Es ist nicht tragisch, wenn ich etwas ungenau arbeite oder einen Fehler mache. Niemand beschimpft dich deshalb, und auch aus Fehlern kann man lernen.«
- **Hektiker** können sich zur Ruhe bringen, indem sie sich klar machen: »Ich brauche etwas Zeit dazu, die Aufgabe zu erledigen. Das ist okay so. Auch Pausen tun mir gut.«
- **Kämpfer-Typen** können die Dinge entspannter angehen, wenn sie sich ins Gedächtnis rufen: »Ich muss nicht alles allein machen. Wenn ich Hilfe brauche, kann ich sie mir holen. Dabei verliere ich mein Gesicht nicht.«
- **Harmoniesüchtigen** tut es ganz gut, wenn sie sich hin und wieder anderen gegenüber behaupten. Ihr Erlaubersatz könnte lauten: »Auch wenn ich nicht ganz so nett wie immer bin, werden mich die Leute mögen. Wer seinen Standpunkt vertritt, zeigt Profil und wird für andere greifbarer.«
- **Helden** müssen sich ständig beweisen und haben kein leichtes Leben. Wer es etwas lockerer angehen lassen will, kann sich die Devise »Weniger ist manchmal mehr« zu nutze machen.

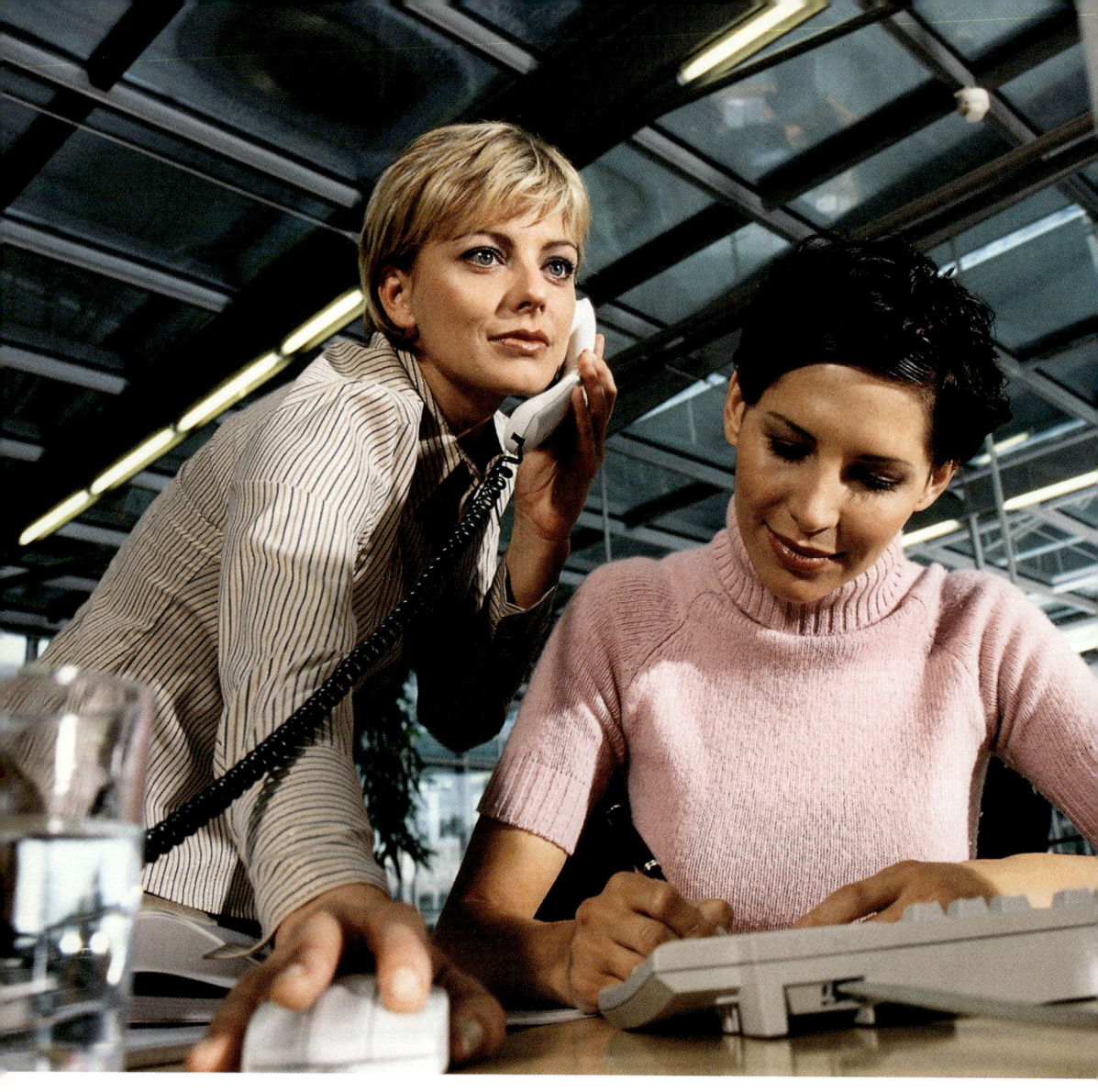

Ehrgeiz und Perfektionswahn: Wer diese Eigenschaften aufweist, hat schnell Stress. Vor allem bei der Teamarbeit werden die verschiedenen Charaktere deutlich. Schwierig wird es, wenn ehrgeizige Frauen ungeduldig werden, weil andere nicht ganz so perfekt wie sie selbst sind.

Stressursache 1: Liebe & Sex

Überall, wo man hinschaut: Sex, Sex und noch mal Sex. »Mehr Spaß im Bett«, »Verschärftes Fummeln« und »Danke. Wir kommen gern« – mit solchen Überschriften locken nicht nur Sexhefte, sondern mittlerweile auch seriöse Nachrichtenmagazine. Voll im Trend liegen auch eindeutig-zweideutige Anzeigenkampagnen für Dessous und Parfums, die immer mehr Wartehäuschen, Häuserwände und renovierungsbedürftige Denkmäler zieren. Hinzu kommen all die Sexmagazine, erotischen Romane und Aufklärungssendungen im Fernsehen. Angesichts der Flut von halb bekleideten Leibern befürchtet der Frankfurter Sexualforscher Martin Dennecker, die Deutschen seien Opfer einer visuellen »Tyrannei der Lust« geworden.

Nicht nur die nackten Körper, sondern auch die in Umfragen veröffentlichten nackten Zahlen bringen so manchen ins Grübeln. Und Frauen, die da nicht mithalten können, fragen sich: Ist alles okay mit mir, wenn ich manchmal keine Lust auf Sex habe? Wenn ich nicht immer zum Orgasmus komme? Wichtig für alle Zahlengläubigen: Auch wenn es sich um anonyme Umfragen zum Thema Sex handelt, sagen nicht alle Befragten die Wahrheit. Denn wer will schon zugeben, dass es im Bett nicht so toll läuft, wie es in den Medien und in der Werbung suggeriert wird? Da schummelt man doch lieber ein bisschen beim Kreuzchen-Verteilen im Fragebogen, um nicht als Sexmuffel dazustehen – mit dem Effekt, dass die Werte tendenziell zu hoch ausfallen.

Es lohnt sich auch genauer hinzuschauen, wer denn überhaupt befragt wurde. Denn wichtig für die Aussagekraft ist, dass die Befragten tatsächlich repräsentativ für die gesamte deutsche Bevölkerung ausgewählt wurden.

Lassen Sie sich also nicht unter Druck setzen: Wie häufig Sie masturbieren, wie oft Sie Sex haben, ob Sie immer mit demselben Partner ins Bett gehen oder auf One-Night-Stands stehen – das ist ganz allein Ihre Entscheidung.

> Lassen Sie sich von Umfrageergebnissen nicht verunsichern. Sie allein entscheiden, wann, wie oft und mit wem Sie Sex haben möchten. Falls Sie sich inspirieren lassen wollen, wie Sie allein oder zu zweit auf Touren kommen, lesen Sie im Kapitel »Liebe, Sex und Verhütung«, Seite 84 ff. nach.

Stressursache 2: Mutter-Tochter-Beziehungen

Viele Frauen pendeln zwischen Liebe und Hass, wenn es um ihre Mütter geht: Freundschaftliche Gefühle, Bewunderung und Dankbarkeit mischen sich mit Unverständnis, enttäuschter Hoffnung, Schuldgefühlen, Neid und Trauer. Einige Töchter fühlen sich emotional angekettet oder in der Gegenwart der Mutter minderwertig. Andere brechen den Kontakt sogar völlig ab, weil sie unter ihrer kalten, schwachen, kontrollierenden, erpresserischen oder dominierenden Mutter leiden.

Da die Mütter häufig von ähnlichen Gefühlen hin- und hergerissen sind, ist die Mutter-Tochter-Beziehung oftmals sehr schwierig. Manchmal verbessert sich das Verhältnis über die Jahre, weil beide etwas reifer geworden sind und mehr Verständnis für die Situation des anderen entwickelt haben. Manchmal wird der Graben zwischen Mutter und Tochter aber noch tiefer, weil sich die Missverständnisse, Vorwürfe und Verletzungen derart gehäuft haben, dass ein versöhnliches Gespräch nicht mehr möglich scheint.

Ähnlich gefühlsbeladen ist häufig auch die Beziehung zwischen Tochter und Stiefmutter – besonders dann, wenn die Tochter zwischen beiden Familien pendelt. Aber auch nach dem Auszug können die alten Wunden jederzeit wieder aufbrechen. Wie sich das Verhältnis entwickelt, hängt häufig auch mit dem Verhalten des Vaters zusammen: Denn er ist es ja, der das Dreieck Mutter-Tochter-Stiefmutter geschaffen hat.

Die böse Schwiegermutter?

Die Beziehung zwischen Schwiegertöchtern und Schwiegermüttern enthält eine Menge Sprengstoff – vor allem dann, wenn das junge Paar Kinder hat. Dreh- und Angelpunkt ist in diesem Fall der Ehemann und Sohn: Wenn er es geschafft hat, sich aus der kindlichen Bindung zu seiner Mutter zu lösen, wird die Ehefrau weniger Probleme haben, als wenn sich ihr Mann als Muttersöhnchen entpuppt.

Zehn Regeln für Schwiegertöchter

Ruth Gall aus Augsburg weiß aus eigener Erfahrung, was es heißt, eine »böse Schwiegermutter« zu haben. Als sie keinen Ausweg mehr wusste, raffte sie sich auf und suchte nach anderen Leid geplagten Schwiegertöchtern. Ein kleiner Artikel in der Lokalzeitung schlug solch hohe Wellen, dass sie eine Selbsthilfegruppe gründete. Für ihr Buch fasste sie zehn Tipps zusammen:

- **Gehen Sie an** die Mutter Ihres Partners vorsichtig heran: Mütter stehen nicht unter einem besonderen Schutz, weil sie automatisch immer gut und lieb sind. Behandeln Sie Ihre Schwiegermutter so, wie Sie auch mit Ihren Kolleginnen und Nachbarinnen umgehen. Seien Sie nicht allzu vertrauensvoll.
- **Lassen Sie sich** nicht beeindrucken durch ein scheinbar inniges Verhältnis von Mutter und Sohn. Ihr Mann sollte mit Ihnen ebenso liebevoll und zuvorkommend umgehen wie mit seiner Mutter.
- **Wenn sich schon** in der Zeit des Kennenlernens Schwierigkeiten ergeben, sollten Sie keinesfalls in das Haus der Schwiegereltern ziehen oder auf deren Grundstück bauen oder wohnen.
- **Ihre Schwiegermutter** muss Sie nicht lieben, und umgekehrt kann auch Sie niemand dazu zwingen. Es handelt sich um eine Zwangsverwandtschaft – da genügt es, einen Umgang zu pflegen, der von menschlichem Anstand geprägt ist.

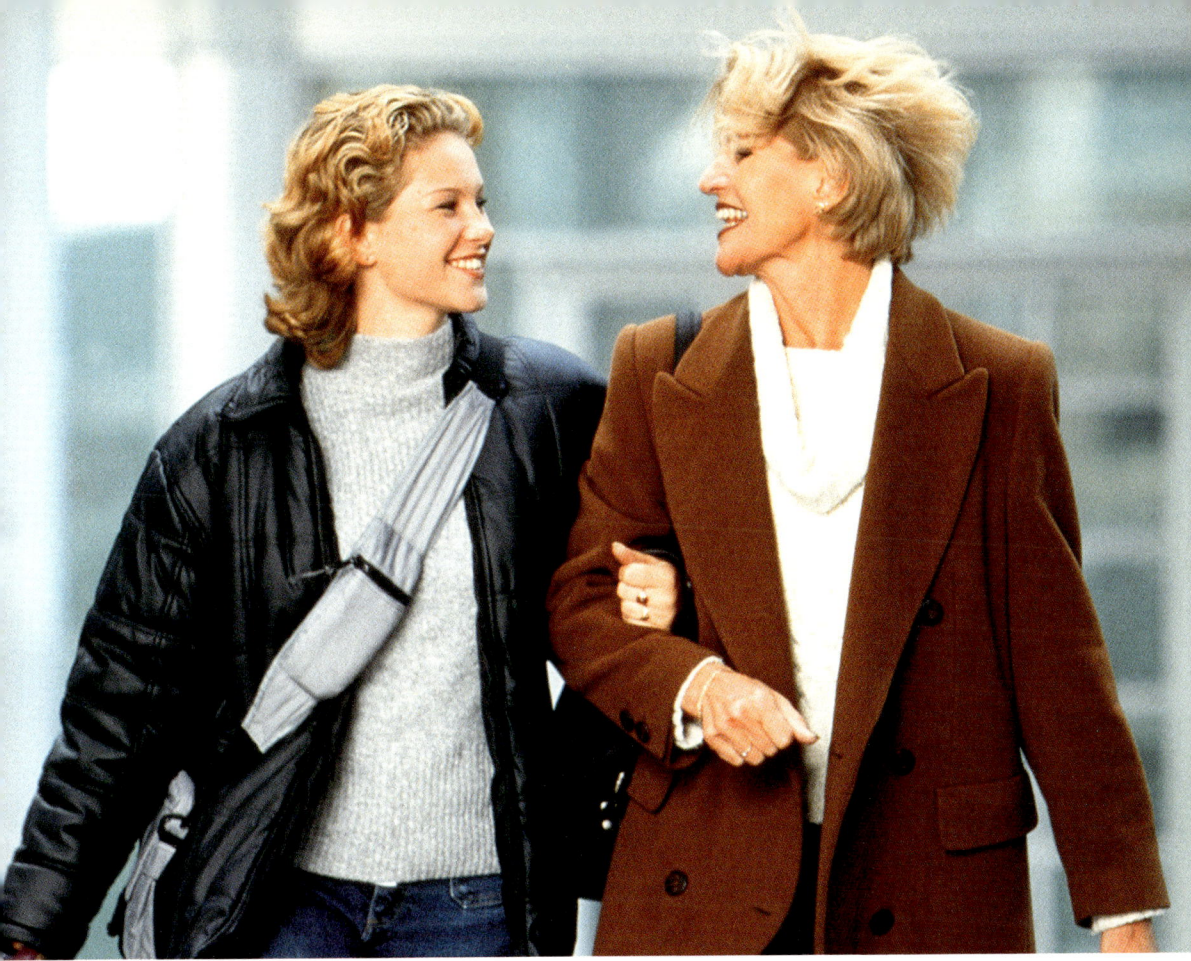

- **Als Ehefrau** sind Sie nicht zuständig dafür, dass sich in der Familie jeder wohlfühlt und ständig Harmonie herrscht.
- **Wenn Sie abgelehnt** werden, sollten Sie das als Tatsache annehmen. Es lohnt nicht, um Liebe und Anerkennung zu buhlen. Wer Sie nicht mögen will, tut das auch dann nicht, wenn Sie sich noch so brav und willig zeigen.
- **Verfallen Sie nicht** in den Irrglauben, dass sich Ihr Ehemann zu Ihnen bekennt, wenn erst mal ein Kind da ist. Ein Muttersöhnchen wird als wichtigste Frau in seinem Leben immer nur seine Mutter anerkennen.
- **Ziehen Sie konsequent** Ihre Grenzen, denn es ist seine Mutter und nicht Ihre. Sie sind nicht für die Schwiegermutter und deren Befinden verantwortlich, dafür muss sie schon selbst sorgen.
- **Sie haben das Recht** dazu, eigene Wünsche anzumelden oder eine Entscheidung zu ändern. Sie können sich sogar von Ihrer Schwiegermutter ganz trennen, wenn sie Ihnen nicht gut tut.
- **Schreiben Sie Ihrem** Mann nicht vor, wie er sich zu verhalten hat. Aber versuchen Sie auch nicht, ihn so respektlos zu behandeln, wie es seine Mutter tut, wenn Sie zum Beispiel sagt: »Das hat er nie gelernt« oder »Das kann er nicht«.

Das Verhältnis von Mutter und Tochter ist nicht immer einfach: Wichtig ist, dass sich die Tochter von den kindlichen Mustern löst und die Mutter als eigenständige Person mit ihrer ganz eigenen Geschichte wahrnimmt. Mütter sollten immer wieder das Gespräch suchen.

Tipps für Mütter und Töchter

Freundschaften können zerbrechen, wenn es nichts Verbindendes mehr gibt. Aber bei Mutter-Tochter-Beziehungen helfen manchmal sogar große räumliche Entfernungen nichts: Denn beide Frauen sind ihr Leben lang miteinander verbunden. Die klinische Psychologin Sabine Standenat aus Wien gibt Tipps, wie sich Mutter und Tochter versöhnen können:

Das 8-Schritte-Programm für Töchter

1. Fragen Sie sich ehrlich: Wie sehr leiden Sie darunter, dass Sie von Ihrer Mutter unbewusst Ängste, Einstellungen, Vorurteile, Abneigungen oder Wünsche übernommen haben?
2. Versuchen Sie, Ihre Mutter aus ihrer Geschichte heraus zu verstehen. Fragen Sie andere Verwandte oder Nachbarn, schauen Sie Fotos an und fragen Sie Ihre Mutter, was Sie früher erlebt und gefühlt hat. Versuchen Sie, Ihrer Mutter zu »vergeben«, die Erlebnisse von außen zu sehen und Ihre eigene Energie aus der Angelegenheit herauszunehmen.
3. Sehen Sie die Mutter mit den heutigen Augen und nicht als die übermächtige Person Ihrer Kindheit.
4. Ziehen Sie dort eine Grenze zwischen sich und Ihrer Mutter, wo das für Ihr Seelenheil nötig ist – und zwar ohne schlechtes Gewissen.
5. Bejahen Sie innerlich: »Ich bin kein abhängiges Kind mehr und ich bin fähig, ohne Schuldgefühle meinen Weg zu gehen.«
6. Konzentrieren Sie sich auf die positiven Seiten Ihrer Mutter.
7. Entrümpeln Sie aktuelle Beziehungen zu Partnern, Kindern oder anderen Menschen von vergangenem Ballast. Fragen Sie sich, ob Sie (immer noch) unbewusst wie Ihre Mutter reagieren.
8. Vergessen Sie die Liebe nicht!

Das 4-Schritte-Programm für Mütter

1. Akzeptieren Sie, dass Ihre Tochter die Vergangenheit anders empfunden hat als Sie und eventuell noch an damals erlittenen Verletzungen leidet.
2. Geben Sie Ihre Fehler zu und erklären Sie Ihrer Tochter, wie Sie die Dinge rückblickend sehen.
3. Suchen Sie das Gespräch – immer und immer wieder.
4. Vergessen Sie die Liebe nicht!

Stressursache 3: Job & Karriere

Schon Jugendliche machen sich Sorgen um ihre Zukunft: Zwei Drittel geben Lehrstellenmangel, Arbeitslosigkeit und fehlende Perspektiven als ihr vordringliches Problem an – das ergab eine Umfrage unter 9300 jungen Leuten im Alter zwischen 14 und 25 Jahren, die über die Jugendzeitschrift einer Krankenkasse angesprochen wurden. Vor allem die Mädchen scheinen zu leiden, und zwar in allen Altersgruppen und unabhängig von ihrer Bildung.

Für die USA geht man davon aus, dass die Hälfte aller Krankentage pro Jahr auf Stress zurückzuführen ist – auch in Deutschland haben immer mehr Menschen Zukunftsängste, viele sind ständig erschöpft und schlafen unruhig. Die Kosten dieses körperlichen Raubbaus müssen die Firmen und die Krankenkassen übernehmen, zunehmend wird jetzt auch jeder einzelne Patient zur Kasse gebeten. Zu den häufigeren Krankmeldungen kommt hinzu, dass mehr und mehr Menschen vorzeitig in Rente gehen, weil sie vermindert erwerbstätig sind: Psychische Erkrankungen stehen auf Platz eins der Ausfallursachen.

> Mädchen klagen häufiger als Jungen über Rücken- und Kopfschmerzen, Nervosität und Schlafstörungen; sie sind auch häufiger krank und gehen öfter zum Arzt.

Bereits in den 1980er Jahren gingen groß angelegte Studien des International Centre for Health and Society in London der Frage nach, welche Jobs die Beschäftigten am ehesten krank machen. Das Ergebnis: Wer ganz unten in der Hierarchie steht, leidet gesundheitlich am meisten. Denn je weniger Möglichkeiten Frauen haben, sich im Job zu verwirklichen, je häufiger sie den Entscheidungen anderer ausgeliefert sind und je weniger Einfluss sie darauf haben, auf welche Art und wie schnell sie ihre Arbeit bewältigen, desto frustrierender ist der Job – ein Hinweis darauf, wie unzufrieden viele Frauen sein müssen, die sich mit Hilfsarbeiten, 325-Euro-Jobs oder schlecht bezahlten Teilzeitstellen über Wasser halten müssen, obwohl sie vielleicht auch größere berufliche Herausforderungen meistern könnten.

Auf der anderen Seite die Abteilungsleiterinnen und Managerinnen: Sie hetzen zwar häufig von einem Termin zum anderen und müssen Überstunden machen, aber das Gute daran ist: Ihre Arbeit ist spannend und anregend. Alles in allem sind sie deshalb emotional und intellektuell meist recht zufrieden, und das kommt wiederum ihrer Gesundheit zugute. Wer sich jedoch zu wenige Pausen gönnt, zu wenig Sport treibt, wegen des ständigen Stresses Kette raucht und sich schlecht ernährt, den reizen auf lange Sicht auch die tollsten Aufgaben nicht mehr – denn früher oder später streiken Psyche und Körper einfach (siehe Kasten Burn-Out, Seite 43).

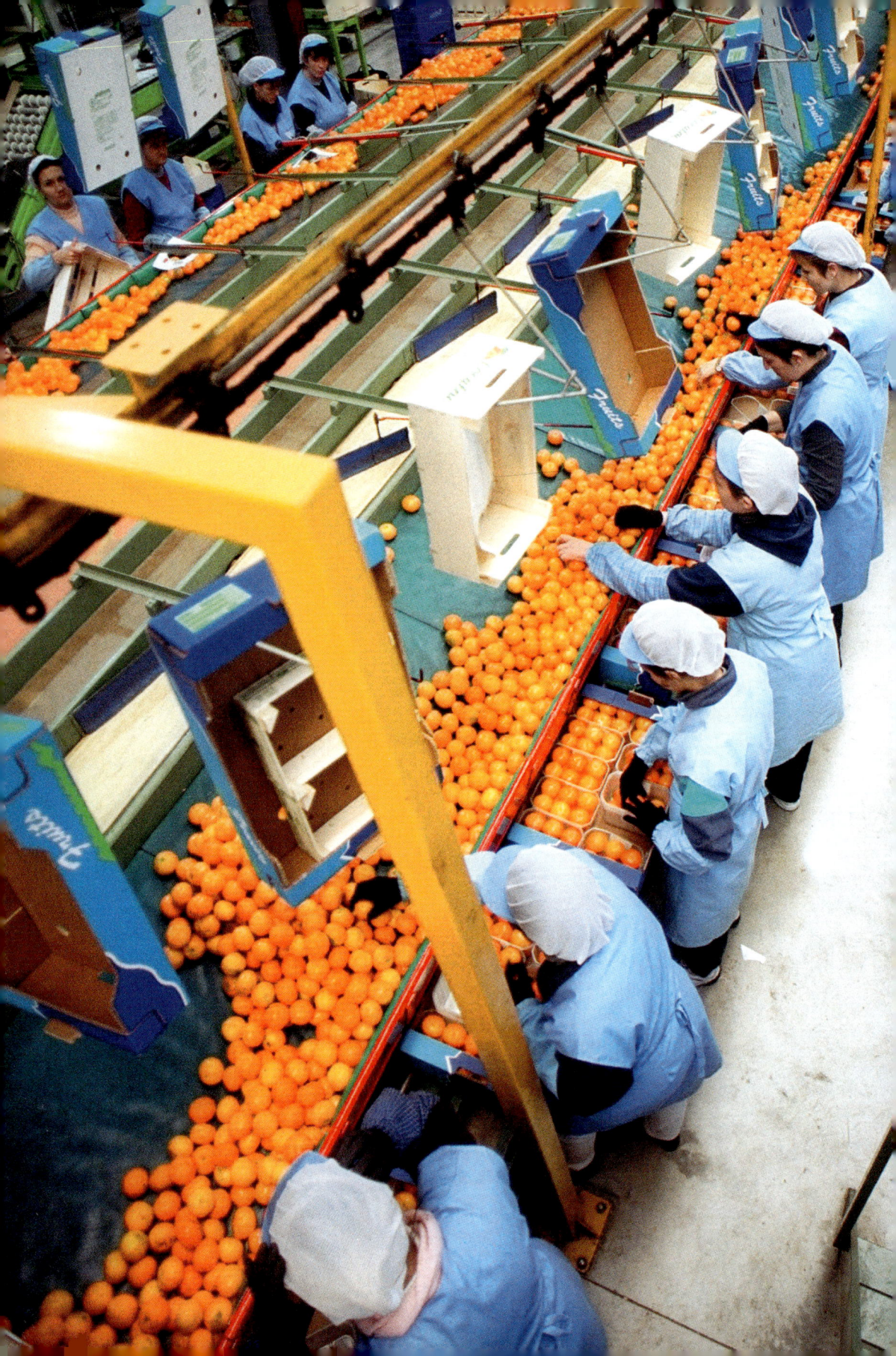

Viele Frauen können den Stress über Wochen und Monate irgendwie wegstecken, doch eines Tages geht dann gar nichts mehr: Sie fühlen sich müde, niedergeschlagen, ausgebrannt und leer und quälen sich mit Fragen nach dem Sinn des Lebens. Hinzu kommt, dass viele Frauen ihre unangenehme Situation gar nicht mehr wahrnehmen wollen. Ihre eigenen Wünsche unterdrücken sie, weil immer etwas anderes wichtiger ist. Burn-Out-Syndrom heißt dieser chronische Erschöpfungszustand, eine eindeutige medizinische Definition gibt es dafür jedoch noch nicht.

Frauen, die unter dem Burn-Out-Syndrom leiden, sollten sich eingestehen, dass sie professionelle Hilfe brauchen: Geeignete Ansprechpartner sind ambulante Gesprächs- oder Verhaltenstherapeuten und psychosomatische Kliniken.

Burn-Out-Syndrom – was ist das?

Die wenigsten Menschen achten darauf, die kurzen Pausen, den Feierabend oder das Wochenende sinnvoll für die Regeneration zu nutzen: Telefon, Handy, Anrufbeantworter und Emails bestimmen das Tempo auch in der Freizeit. Fernseher oder Radio laufen ständig im Hintergrund. Und obwohl viele schon früh müde werden, können die wenigsten abschalten und vor Mitternacht ins Bett gehen. Vor allem Frauen haben Probleme mit dem Früh-ins-Bett-Gehen, mit dem Einschlafen und mit dem Durchschlafen – gerade dann, wenn sie berufstätige Mütter sind.

Sicherlich sollten berufstätige Frauen versuchen, mit den stressigen Anforderungen im Job so gut wie möglich klar zu kommen. Die wesentlich effektivere Methode ist es jedoch, in den Firmen Strukturen zu schaffen, die den Selbstrespekt jedes Mitarbeiters, das soziale Klima und die Identifikation mit dem Unternehmen fördern. Dieser Ansicht ist der schwedische Psychiater und Organisationsforscher Carl Gustav Sandberg, der die Mitarbeiter einer Telekommunikationsfirma zwei Jahre lang in Gruppengesprächen betreute. Falls es Probleme gab, wurden sie im Team besprochen. Am Ende des Projekts stellte sich heraus, dass die Mitarbeiter zufriedener waren als zuvor, sie meldeten sich nicht mehr so häufig krank und litten seltener unter depressiven Verstimmungen und Ängsten. Für die Teamleiter hatte der Stress jedoch zugenommen, sie fühlten sich tendenziell überfordert und waren gesundheitlich angeschlagener als zuvor. Das Fazit der Forscher: In flachen Hierarchien fühlen sich die Mitarbeiter wohler, während die Manager mehr Stress abbekommen.

Abbildung links:
Unterforderung schadet der Gesundheit langfristig ebenso wie Überforderung: Frauen, die ihre Arbeitsweise und das Tempo kaum selbst bestimmen können, sind eher frustriert als Frauen, die ihren Job weitgehend selbst gestalten können. Wenn die Arbeitsbelastung über Monate hinweg zu hoch ist, kann ein Burn-Out die Folge sein.

Stress Stressursache 3: Job & Karriere

**Checkliste bei
Stress im Job**

Erfolgreiches Zeitmanagement

- Planen Sie Ihren Tagesablauf mit einer To-Do-Liste, in die Sie die Aufgaben und den voraussichtlichen Zeitbedarf eintragen.
- Überlegen Sie, wann Sie sich besonders fit fühlen: Morgenmuffel sollten anstrengende Arbeiten lieber später erledigen. Wer sein Mittagstief austricksen will, beginnt lieber gleich morgens mit den schwierigeren Aufgaben.
- Nach jeweils 60 Minuten Arbeit sollten Sie eine Pause von mindestens fünf Minuten einlegen. Genießen Sie die Auszeit und versuchen Sie kurz abzuschalten.
- Achten Sie darauf, dass Sie Abwechslung in Ihrem Tagesablauf haben. Routine schläfert ein, ein wechselnder Rhythmus hält wach.

Störende Reize ausschalten

- Denken Sie mal in einer ruhigen Minuten darüber nach, was Sie am meisten an Ihrem Job stört.
- Überlegen Sie, wie Sie Belästigungen weitgehend ausschalten können. Beispiel: Telefon. Gönnen Sie sich Zeiten, zu denen Sie für niemanden erreichbar sind, um dann wichtige Aufgaben in Ruhe erledigen zu können.

Aufregung und emotionale Anspannung vermeiden

- An manchen Dingen kann man nichts ändern. Da hilft nur eine positive Einstellung: Überlegen Sie, was auf Sie zukommen wird und wie Sie das Problem vielleicht schrittweise angehen können.
- Falls Sie sich ertappen sollten, in einer Situation nur das Schlimmste zu sehen, machen Sie einen Gedanken-Stopp. Nach dem Motto: »Schluss jetzt mit dem Grübeln. Erst mal abwarten, was da auf mich zukommt.«
- Treiben Sie regelmäßig Sport: Das vertreibt negative Gedanken, schafft Abstand zum Job und relativiert die Stresssituation wieder etwas.

Die Dinge in die richtige Perspektive rücken

- Stellen Sie sich ernsthaft folgende Fragen: Wie schlimm ist die Situation wirklich? Verschlechtert sich dadurch mein Image? Verliere ich danach meinen Job? Sterbe ich daran?
- Statt Ihre Energie mit Ärger zu verschwenden: Denken Sie positiv. Eine Liste mit den Vorteilen der jetzigen Situation kann wieder gute Laune machen.

46

Stressursache 4: Kinder & Co.

Die meisten Mütter freuen sich darüber, dass sie Kinder haben. Manchmal geben sie aber auch zu, dass der Alltag mit den Kleinen mitunter ganz schön nervig sein kann. Jedes Alter hat da so seine Tücken: Babys halten ihre Mütter rund um die Uhr auf Trab und gönnen ihnen auch nachts manchmal kaum Ruhe. Wenn die Kleinen später in den Kindergarten und in die Schule gehen, müssen sie hierhin und dorthin gebracht werden – was alles machbar ist, aber nur dann reibungslos funktioniert, wenn die Mütter eine gehörige Portion an Organisationstalent mitbringen oder die Väter sich entsprechend an der Gestaltung des Familienlebens beteiligen.

Stress kann dann noch mal in der Pubertät aufkommen, wenn die Töchter und Söhne an manchen Tagen ziemlich unausgegoren sind und ihre eigenen Vorstellungen vom Leben entwickeln. Selbst wenn die Kinder schon erwachsen sind, ist das Zusammensein mit ihnen nicht immer leicht – vor allem Mutter-Tochter-Beziehungen gestalten sich manchmal jahrelang problematisch (siehe auch Seite 39ff.).

Traditionelles Rollenbild

Kinder, ja oder nein? Diese Frage quält viele Frauen, weil es traditionell immer noch üblich ist, dass Frauen irgendwann automatisch Mütter werden: Derzeit hat jede vierte Frau, die 1960 geboren wurde, (noch) keine Kinder. Im Jahrgang 1965 wird es schon jede dritte Frau sein – das sind doppelt so viele kinderlose Frauen wie im Jahrgang 1950, Tendenz steigend. Vor allem mit steigendem Bildungsgrad scheint die Lust der Frauen zu schwinden, Mutter zu werden: Bei den Akademikerinnen zwischen 35 und 39 liegt der Anteil der Kinderlosen bei 40 Prozent.

Doch wenn die Jahre ins Land gehen und sich »nichts« tut, werden viele Mitmenschen – vor allem die Mütter und potentiellen Großmütter – argwöhnisch: »Stimmt etwas mit dir oder deiner Partnerschaft nicht?«, »Such dir doch endlich mal einen richtigen Mann!«, »Nur Mütter können verstehen, was Kinder einem alles geben können!« oder »Ohne Kinder wirst du im Alter allein sein!«. All diese Fragen und unterschwelligen Vorwürfe können nerven – mit dem Ergebnis, dass sich viele kinderlose Frauen von befreundeten oder verwandten Müttern allmählich fernhalten, weil sie nicht immer wieder erklären oder rechtfertigen wollen.

Besonders problematisch ist die Situation für Frauen, die einen unerfüllten Kinderwunsch haben: Sie selbst leiden darunter ebenso wie ihre Partner, und die Begegnung mit »glücklichen« Familien lässt sie manchmal so traurig werden, dass sie sich von befreundeten Eltern und deren Kindern vollkommen zurückziehen.

Andere drehen den Spieß um und kümmern sich erst recht um Nichten, Neffen und Nachbarskinder – in der Hoffnung, dass ihnen dieser »Ersatz« genügen möge (siehe Seite 143 ff.).

Traum von der Bilderbuch-Familie

Familien, in denen immer alles bestens läuft, gibt es sicherlich nur wenige. Vor allem die allein erziehenden und die berufstätigen Mütter sind psychisch und gesundheitlich häufig starken Belastungen ausgesetzt. Einige müssen sich obendrein mit dem unterschwelligen Vorwurf auseinandersetzen, dass sie Rabenmütter seien.

Forscher verschiedenster Fachrichtungen haben mittlerweile herausgefunden, dass Kinder nicht automatisch darunter leiden, wenn ihre Mütter nicht immer zu Hause sind. Denn entscheidend für das Wohlbefinden der Kinder ist die Zufriedenheit ihrer Mütter. Einige Töchter und Söhne sind sogar stolz auf ihre selbstständigen und berufstätigen Mütter und sehen in ihnen ein gutes Vorbild – auch wenn sie manchmal lieber etwas mehr Zeit mit ihnen verbringen würden.

Hilfreich können Selbsthilfegruppen und Diskussionsforen im Internet sein, bei schwierigeren Fällen kann sich eine Familientherapie lohnen.

In der Frauenforschung kursierte Jahre lang die Ansicht, dass berufstätige Mütter unter der Doppelbelastung leiden würden. Sicherlich ist es für viele Frauen belastend, Familie und Beruf unter einen Hut zu bekommen. Doch das ist nicht nur negativ zu bewerten. Denn wer täglich verschiedene Lebensbereiche kombinieren und koordinieren kann, hat auch gewisse Freiheiten: Berufstätige Mütter haben mehr Spielräume und mehr Ausweichmöglichkeiten, wenn mal etwas schief geht. Sie können sich auf mehreren Gebieten parallel weiterentwickeln und verwirklichen. Wenn alles einigermaßen im Lot ist, sind sie weitgehend gesund und glücklich. Das moderne Schlagwort heißt »Work-Life-Balance« – und das Gleichgewicht zwischen Beruf und Privatleben halten heutzutage viele Frauen besser als die meisten Männer, die sich weiterhin nur auf Job und Karriere konzentrieren.

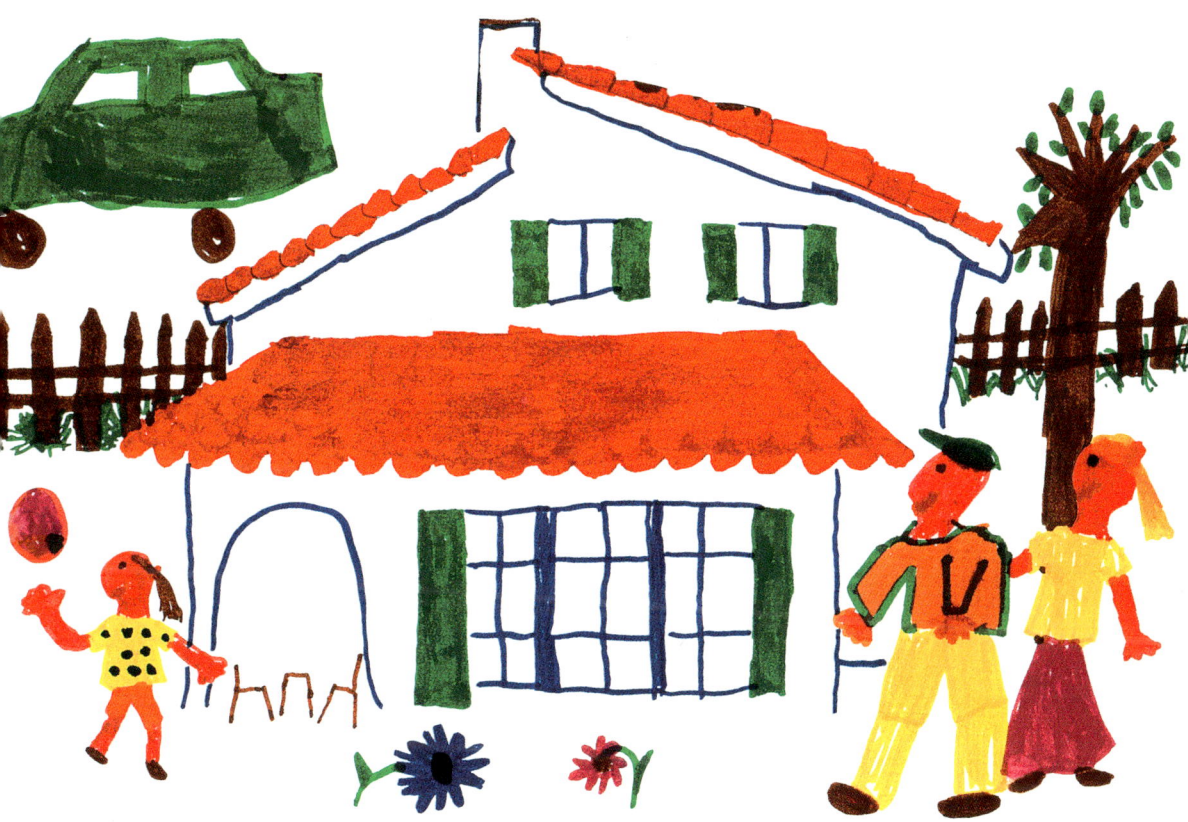

Patchwork-Familien

Vater, Mutter, Kind – so sehen die Bilder aus, wenn Mädchen und Jungen eine Familie malen sollen. Doch die Idylle trügt, denn heutzutage gibt es immer mehr Mütter (und Väter), die sich allein um den Nachwuchs kümmern. Doch auch wenn die Familie »komplett« ist, heißt das noch lange nicht, dass alle Kinder aus derselben Beziehung stammen: Jede siebte Familie in Deutschland ist eine Patchwork-Familie. Stress ist da zumeist vorprogrammiert, weil sich die Rollenverteilung häufig verschiebt.

Das Zusammenleben von Kindern aus verschiedenen Ursprungsfamilien hat Vor- und Nachteile. Positiv ist sicherlich, dass die Kinder lernen, sich zu

Die klassische Familie besteht immer noch aus Mutter, Vater und Kind. Doch die Realität sieht heute anders aus: Viele Kinder wachsen in Patchwork-Familien oder nur bei einem Elternteil auf.

Wo ein (Karriere-)Wille ist, scheint auch ein Weg zu sein – das ergab eine Umfrage unter 165 Frauen, die in Führungspositionen arbeiten. Die Hamburger Professorin Sonja Bischoff stellte fest, dass der Anteil der Frauen mit Kindern in der ersten Führungsebene mit 60 Prozent am höchsten war. Drei Frauen in dieser Position hatten sogar drei Kinder, eine war Mutter von vier Kindern. In der zweiten und dritten Ebene lag die Mütterquote bei je 45 Prozent.

Nur sechs Prozent der Führungsfrauen erklärten, ihre Kinder hätten ihre Karriere behindert. Alle anderen ließen sich auf ihrem beruflichen Weg nach oben nicht beirren und hatten »trotz eigener Kinder« Erfolg im Job.

behaupten, Kompromisse zu schließen und toleranter zu werden. Schwierig wird es dann, wenn die Mutter oder der Vater die eigene Trennung oder Scheidung noch nicht verarbeitet hat und die Kinder darunter zu leiden haben.

Geduld und viele Gespräche sind zum Teil notwendig, um die Rollen in der neuen Familie zu finden: Einzelkinder müssen plötzlich die Aufmerksamkeit der Eltern mit Geschwistern teilen. Das ursprünglich älteste bzw. das jüngste Kind verliert vielleicht seine Sonderposition, weil noch ältere oder jüngere Brüder und Schwestern hinzukommen. In einem längerem Prozess muss auch geklärt werden, wer wem etwas zu sagen hat und welche Regeln für welche Kinder gelten.

Was hilft bei Stress?

Einige Frauen neigen dazu, sich zwischendurch noch nicht mal eine kurze Verschnaufpause zu gönnen. Mit einem kleinen Trick können Sie sich dann behelfen: Stellen Sie sich einen Wecker. Er sollte im Abstand von etwa ein oder zwei Stunden bimmeln, um Sie daran zu erinnern, dass es jetzt Zeit für eine Pause ist.

Lassen Sie Ihre Arbeit liegen und gehen Sie an einen Ort, an dem Sie für einen kurzen Moment abschalten und sich etwas entspannen können. In den meisten Firmen gibt es eine Teeküche oder einen Aufenthaltsraum, der für diesen Zweck geeignet ist. Zu Hause bieten sich etwas mehr Möglichkeiten an, um ein paar Minuten lang ungestört zu sein. Zur Not können Sie sich auch auf die Toilette zurückziehen.

Abbildung rechts:
Wenn Sie häufig im Stress sind, sollten Sie sich immer wieder mal eine Verschnaufpause gönnen. Wichtig ist aber auch, dass Sie sich gesund ernähren und regelmäßig Sport treiben. Entspannend wirken Yoga, Autogenes Training und Meditation.

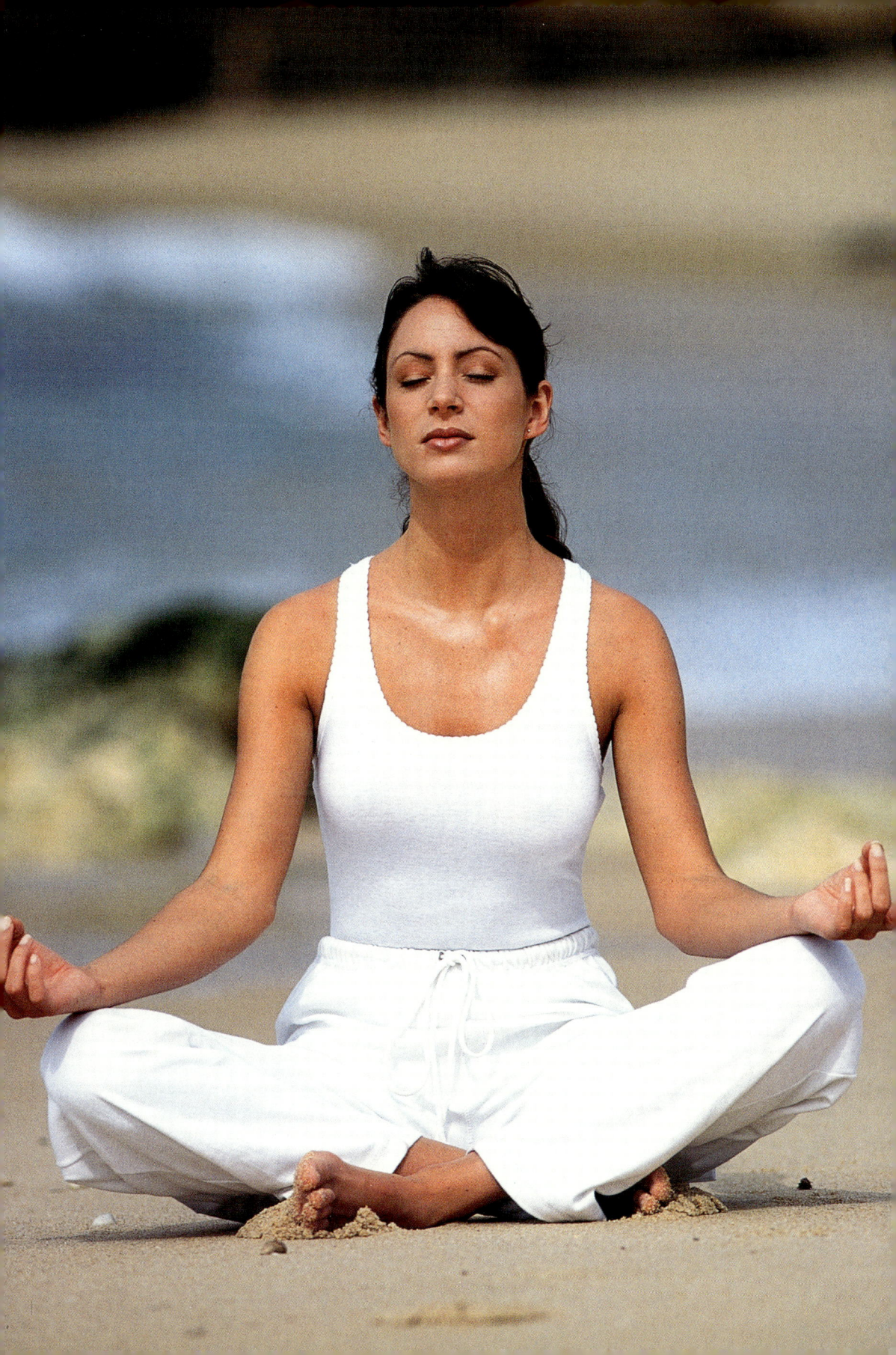

Johanniskraut und Baldrian zur Beruhigung

Alkohol, Nikotin und Kaffee wirken nur scheinbar gegen Stress, tatsächlich wird der Organismus dadurch nur noch mehr belastet. Wenn Sie unter innerer Unruhe, Angstgefühlen oder Schlafstörungen leiden, können Sie bei akutem Stress auf Naturheilmittel wie Johanniskraut und Baldrian zurückgreifen, die Sie als Extrakte oder als Tees zu sich nehmen können. Bei stressabhängigen Krankheiten kann Ihnen der Arzt – abhängig von der Diagnose – auch Medikamente verschreiben.

Mit etwas Abstand zu Ihrer Arbeit oder dem häuslichen Chaos fällt es Ihnen leichter, die Dinge in die richtige Perspektive zu rücken: »Was mache ich da eigentlich gerade?«, »Wie könnte ich mir die Arbeit erleichtern?« oder »Wer oder was könnte mir helfen, damit ich meine Aufgabe erfolgreich erledigen kann?«. Atmen Sie mehrere Male tief durch, kreisen Sie mit den Schultern langsam nach hinten, heben Sie die Arme über den Kopf und lassen Sie sie dann wieder fallen. Solche kleinen Übungen können Sie auf engstem Raum machen, am besten wirken sie natürlich im Freien. Wer unbedingt den ganzen Tag vor dem Bildschirm sitzen muss, sollte Lockerungsübungen machen:

- **Achten Sie darauf**, die Beine nebeneinander zu stellen. So kann das Blut besser zirkulieren.
- **Wählen Sie einen** Moment, in dem Sie sich unbeobachtet fühlen: Streichen Sie sich mit den Fingern über die Stirn, schneiden Sie Grimassen, bewegen Sie den Kiefer hin und her und strecken Sie die Zunge weit heraus – Ihr Gesicht ist danach viel entspannter.
- **Wer viel tippt**, sollte immer wieder mal den Arm (mit dem Handteller nach oben) lang ausstrecken und die Fingerspitzen mit Hilfe der anderen Hand nach unten ziehen. Das dehnt die ständig angespannten Muskeln.

Tipp: Kurze Verschnaufpausen sind immer sinnvoll – wichtig ist aber zudem, dass Sie sich gesund ernähren und sich körperlich fit halten. Um den inneren Schweinehund zu überlisten, hilft es meist, sich ein paar Gleichgesinnte zu suchen: Sprechen Sie Freundinnen darauf an, wie sie es schaffen, gesund und fit zu bleiben. Vielleicht haben Sie ja auch Lust, einen Volkshochschulkursus über Ernährungsberatung zu belegen oder sich einer Sportgruppe anzuschließen. Allein kann man das zwar auch alles schaffen, aber gemeinsam bleibt man in der Regel länger dabei.

Jeden Tag etwas für die Fitness tun

Wenn Sie bislang eher ein Couch-Potato waren, können Sie mit ganz kleinen Schritten beginnen: Nehmen Sie die Treppe und nicht den Fahrstuhl, gehen Sie auch bei schlechtem Wetter im Park oder im Wald spazieren und fahren Sie häufiger mal mit dem Rad. Wer Lust hat, kann auch regelmäßig walken, joggen oder schwimmen. Im Winter bietet es sich an, öfters mal in die Sauna zu gehen. Ihre Freundinnen sind sicherlich auch dankbar, wenn Sie Vorschläge für gemeinsame Aktionen machen – denn zusammen macht es meist viel mehr Spaß.

Kurse zur Entspannung bieten Volkshochschulen, private Anbieter, Therapeuten und Fitness-Clubs an – was Ihnen am besten liegt, können Sie bei Einführungsstunden und Schnupperkursen herausfinden. Für den Anfang ist es sicherlich hilfreich, die Übungen unter Anleitung zu lernen. Später können Sie auch zu Hause allein weitermachen.

Damit Sie auch wirklich am Ball bleiben, ist eine gewisse Routine notwendig, denn sonst gibt es viel zu viele Gründe, das Training wieder mal ausfallen zu lassen. Überlegen Sie sich also, wann Sie am besten üben können: Gleich morgens nach dem Aufstehen, in der Mittagspause, gleich nach Feierabend oder kurz vor dem Schlafengehen – jeder hat da seine eigenen Zeiten. Legen Sie den Wochentag oder mehrere Termine fest, an denen Sie die Übungen machen wollen, und kündigen Sie auch bei Ihrem Partner, Ihrer Familie und Ihren Freunden an, dass Sie zu diesen Zeiten nicht gestört werden wollen. Gelegenheiten zum Üben gibt es genug, es kommt lediglich auf Ihre Prioritäten an: Was Ihnen wirklich wichtig ist, können Sie auch im Alltag unterbringen. Wenn Sie jedoch bemerken, dass Sie Ihren Plan immer wieder über den Haufen werfen, sollten Sie darüber nachdenken, ob es wirklich die richtige Entspannungsmethode für Sie ist oder ob Sie die Rahmenbedingungen ändern sollten.

So können Sie sich entspannen

Im Grunde eignen sich alle bekannten Entspannungsmethoden, um bereits bestehenden psychosomatischen Beschwerden entgegen zu wirken. Sie werden belastbarer – und wenn die nächste Stresssituation naht, können Sie auf die erlernten Methoden zurückgreifen oder sich den Entspannungszustand wieder ins Gedächtnis rufen.

Aromatherapie: Ätherische Öle wie Fenchel, Geranium, Weihrauch und Ylang-Ylang wirken beruhigend. Andere Öle wie Rosmarin und Wacholder tragen dazu bei, dass Sie sich belebt und gestärkt fühlen.

Atemtherapie: Bei den Übungen kombinieren Sie das bewusste Atmen mit bestimmten Bewegungen. Dadurch werden Muskelverspannungen und Fehlhaltungen günstig beeinflusst und die Konzentrationsfähigkeit wird erhöht. Ein ruhiger und gelöster Atem beugt auch dem Burn-out-Syndrom vor.

Progressive Muskelrelaxation nach Jacobson: Wenn Sie nacheinander verschiedene Muskelgruppen anspannen und wieder entspannen, vergessen Sie Ihren Alltagsstress und fühlen sich ruhig und gelassen.

Autogenes Training: Das Programm setzt sich aus sechs Grundübungen zusammen, bei denen Sie sich auf einzelne Körperpartien konzentrieren. So gönnen Sie Körper, Geist und Seele eine wohltuende Auszeit.

Meditation: Um sich von den Anforderungen des Alltags besser lösen zu können, hilft es, sich zurückzuziehen und sich mit allen Sinnen auf das Innere zu konzentrieren. Eine spezielle Form ist die Zen-Meditation.

Yoga: Sie lernen in mehreren Schritten, Ihre Energien und Aktivitäten zu kontrollieren und zu harmonisieren. Es gibt Techniken, bei denen Sie sich auf Ihre Körperhaltung konzentrieren, bei anderen steht das Atmen im Vordergrund. Beim Luna-Yoga wird die Aufmerksamkeit vor allem auf die Brust und den Unterleib gelenkt.

Tai Chi: Das chinesische Schattenboxen ist eine Meditationsform, bei der Sie sich langsam und fließend bewegen. So werden Ihre Selbstheilungskräfte angeregt, und die Körperenergie Chi beginnt wieder zu fließen.

Nehmen Sie eine Dauerbelastung durch Stress nicht auf die leichte Schulter, sondern suchen Sie sich eine Entspannungsmethode aus, die Ihnen hilft, die psychosomatischen Beschwerden in den Griff zu bekommen.

Langfristige Erfolge durch Psychotherapie

Wenn Sie glauben, mit dem Stress nicht allein zurecht zu kommen, können Sie überlegen, eine Psychotherapie zu beginnen. Bei Problemen im Umgang mit Stress hat sich vor allem die Verhaltenstherapie bewährt. Sie lernen, die Stresssignale besser wahrzunehmen. Rollenspiele bieten sich an, um die besten Strategien zu entwickeln und auszuprobieren. Wenn Sie durch den Dauerstress bereits körperliche Beschwerden haben und sich dadurch im Berufsleben massiv beeinträchtigt fühlen, sollten Sie erwägen, einige Wochen in eine psychosomatische Klinik zu gehen.

In Deutschland nehmen sich jedes Jahr mehr als 3500 Frauen das Leben – im Westen ist das jede 161. Frau, im Osten jede 147. Das durchschnittliche Sterbealter für freiwillig aus dem Leben geschiedene Frauen lag 1995 bei 59 Jahren, vor allem der Anteil der älteren Frauen ist in den vergangenen Jahren überproportional gestiegen. Knapp die Hälfte aller Frauen stirbt durch »harte« Methoden wie Erhängen, Erdrosseln und Ersticken. Besonders gefährdet sind Medikamenten- und Drogenabhängige, Magersüchtige, Krebskranke, Frauen mit Depressionen und Schizophrenieerkrankungen, Dialysepatientinnen und Aidskranke. Hinzu kommen Frauen, die einen Selbstmord angekündigt oder bereits einen Versuch unternommen haben.

Zwei Drittel der Frauen, die sich versuchen das Leben zu nehmen, probieren es mit »weichen« Methoden – sie wollen sich mit Medikamenten bzw. einer Kombination von Medikamenten und Alkohol vergiften. Bei den Frauen kommen etwa zwölf Versuche auf einen vollzogenen Selbstmord. Die meisten Versuche machen 15- bis 19-Jährige, sie senden damit einen »Hilferuf« oder wollen sich einer unangenehmen Situation entziehen. Vor allem Mädchen, die sexuell missbraucht wurden, sind gefährdet. Älteren Frauen ist es mit ihrer Absicht meist ernst. Wenn Frauen ihren Selbstmordversuch wiederholen, probieren sie das häufig nur wenige Monate nach dem ersten Versuch.

Sofortige Hilfe erhalten Sie rund um die Uhr bei der Telefonseelsorge unter der bundesweit einheitlichen kostenlosen Rufnummer 0800/1110111 oder 0800/1110222 und unter www.telefonseelsorge.de. Eine Liste von Einrichtungen zur Suizidprävention, die nach Bundesländern geordnet ist, sowie Angebote für Hinterbliebene finden Sie unter www.suizidprophylaxe.de.

**Selbstmord
bei Frauen**

Tipp

4 Die Biologie der Frau

Eine Frau ist eine Frau – doch was ist eigentlich eine Frau? Was macht sie zur Frau? Welche charakteristischen Eigenschaften hat sie? Aus biologischer Sicht geht es dabei um den weiblichen Körper, das Gehirn und die Geschlechtsmerkmale – deren Differenzierung ist in den Chromosomen verborgen. Die Biologie der Frau betrifft aber auch die Hormone, die inneren und äußeren Geschlechtsorgane, den weiblichen Menstruationszyklus sowie die Möglichkeit, schwanger zu werden und zu gebären.

Chromosomen: X und X gesellt sich gern

In Deutschland leben zurzeit mehr als 42 Millionen Mädchen und Frauen – so verschieden sie auch alle sein mögen, eines haben sie gemeinsam: In ihrem Erbmaterial gibt es zwei X-Chromosomen, Männer hingegen verfügen über ein X-Chromosom und ein Y-Chromosom.

Zwei X-Chromosomen zu haben heißt, von Mutter und Vater jeweils Erbmaterial zu haben, was die Frau ausmacht. Wenn man im Volksmund sagt, ein Mädchen sei »ganz der Vater«, stimmt das nicht. Denn eine Tochter erbt das eine X-Chromosom von der Mutter – das andere X-Chromosom stammt zwar vom Vater, doch das sind eigentlich die weiblichen Gene seiner Mutter, also der Großmutter väterlicherseits. Vom männlichen Erbmaterial des Vaters – dem Y-Chromosom – hat die Tochter jedoch nichts.

Die auf beiden X-Chromosomen gespeicherten Informationen veranlassen die Zellen des Ungeborenen, sich »weiblich« auszubilden: Äußerlich erkennbar ist das Mädchen durch die Scheide, die Schamlippen, die Klitoris sowie die Harnröhre, die zwischen Scheide und Klitoris endet (äußere Geschlechtsorgane). Mit Hilfe von Ultraschall-Aufnahmen oder Röntgenbildern werden die inneren Geschlechtsorgane sichtbar – dazu gehören die etwa birnengroße Gebärmutter, die beiden Eileiter und die beiden etwa pflaumengroßen Eierstöcke.

Die beiden X-Chromosomen sind auch verantwortlich für die körperliche Entwicklung der Frau in der Pubertät, die Ausbildung des östrogengeprägten weiblichen Gehirns und die Entstehung der weiblichen Emotionen.

Die beiden X-Chromosomen der Frau sind für die Ausbildung der äußeren und inneren Geschlechtsorgane verantwortlich und bestimmen maßgeblich die weitere körperliche Entwicklung.

Menschliches Genom entschlüsselt

In der Regel hat ein Mensch zwei Geschlechtschromosomen, die so genannten Gonosomen. Hinzu kommen 44 Autosomen, die den Körperaufbau bestimmen. Insgesamt sind das also normalerweise 46 Chromosomen. Schaut man sie sich genauer an, lässt sich erkennen, dass sie aus der so genannten Desoxyribosenukleinsäure (deutsche Abkürzung: DNS, englisch: DNA) aufgebaut sind. Jeder DNA-Strang hat eine bestimmte Länge und eine bestimmte Zusammensetzung von Bausteinen.

Räumlich kann man sich den DNA-Strang als schraubenförmige Konfiguration von zwei einzelnen Strängen vorstellen, die durch Wasserstoffbrücken verbunden sind. Diese so genannte Doppelhelix lässt sich anschaulich durch das Watson-Crick-Modell darstellen.

Jeder einzelne Strang besteht aus vier verschiedenen Bausteinen: Die Basen Adenin (A), Thymin (T), Guanin (G) und Cytosin (C) treten in typischer Weise als Basenpaare A und T bzw. G und C auf. Die Folge der Baustein-Paare wurde durch die Evolution festgelegt: Sie ist so konstant, dass der Mensch immer Mensch bleibt und eben nicht Schimpanse wird, dem er genetisch so ähnlich ist.

Diagnosen mit Gen-Chip

Wenn Eizelle und Spermium verschmelzen, verbindet sich der halbe Erbstrang der Mutter mit dem halben Erbstrang des Vaters. Durch diese Rekombination des Erbguts entsteht ein neues Individuum mit ganz persönlichen Eigenschaften. Heute weiß man, dass es bestimmte Baustein-Kombinationen gibt, die vor Krankheiten wie Morbus Alzheimer oder Malaria schützen, einige erhöhen jedoch auch das Risiko, zum Beispiel eine Thrombose zu bekommen. In Zukunft wird man solche individuellen Erbeigenschaften mit Hilfe eines »Gen-Chips« diagnostizieren können. Per DNA-Check wird es dann möglich, frühzeitig mit der Behandlung zu beginnen (siehe Anti-Aging, Seite 223).

Inzwischen wissen wir, dass die ersten Menschen aus einigen bestimmten Regionen Afrikas stammen und dass die Entwicklung des X-Chromosoms der meisten heute lebenden Frauen vor 150 000 Jahren abgeschlossen wurde. Seit dieser Zeit hat sich das X-Chromosom mit allen Stärken und Schwächen bewährt, es wurde kaum noch etwas an der typischen Kombination seiner Bausteine geändert – man könnte also sagen, dass die »Natur« oder die »Schöpfung« mit der Erschaffung der Frau zufrieden ist.

Schädliche Stellen ausgleichen

Gene und Chromosomen bestimmen die Art der lebenden Wesen und ihr Geschlecht. Der einzelne Mensch wird durch kleine Unterschiede in der Zusammensetzung der beiden Erbstränge bedingt; diese einzelnen Bausteinvariationen auf der DNA nennt man Snips (single nucleotide polymorphism). Sie machen aber nicht nur das Individuum aus, sondern sind auch für individuelle Krankheitsrisiken, aber auch für den Schutz vor Krankheiten verantwortlich, die in unserem Erbmaterial liegen.

Bisher kennt man mehr als 100 so genannte X-chromosomal vermittelte Erkrankungen: Veränderte Gene können Mitverursacher für Asthma, Parkinsonsche Krankheit, Brustkrebs, multiple Sklerose und Diabetes mellitus sein.

Trotz der Abermillionen von Kombinationen dauerte es dank der modernen Computertechnik nur knapp zehn Jahre, das menschliche Genom zu entschlüsseln (»human genome project«).

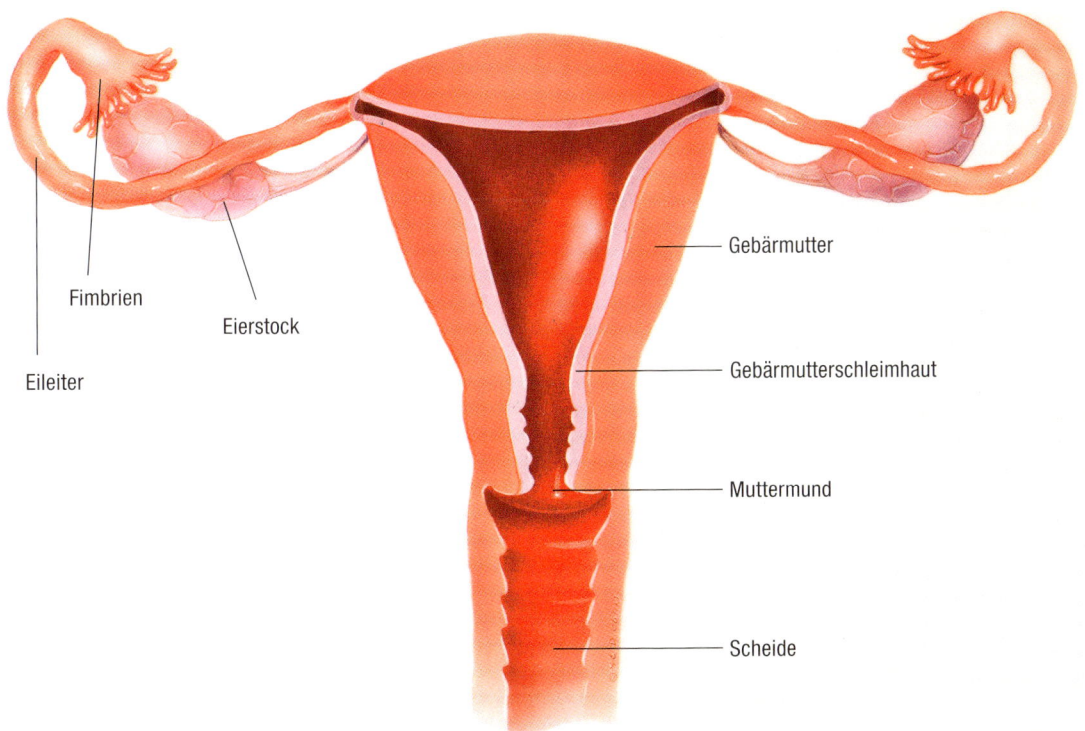

Fimbrien

Eierstock

Eileiter

Gebärmutter

Gebärmutterschleimhaut

Muttermund

Scheide

Da die Frau zwei X-Chromosomen trägt, kann sie eine schädliche Stelle auf einem Erbstrang meist durch eine neutrale Stelle auf einem anderen Erbstrang kompensieren. Wenn jedoch beide Erbstränge an gleicher Stelle beschädigt sind, besteht für die Frau ein hohes Krankheitsrisiko. Dieses Wissen kann man zum Beispiel nutzen, um das Brustkrebsrisiko einer Frau einzuschätzen: Wenn es in ihrer Familie bereits Fälle gab, kann man das Gen BRCA-1 im Blut der Frau untersuchen – Veränderungen auf beiden X-Chromosomen können unter Umständen eine zukünftige Erkrankung hervorrufen.

Es gibt aber auch Stoffwechselrisiken, die auf beiden Strängen vorkommen: Im Faktor II, dem Prothrombin, ist dies zum Beispiel mit einem sehr hohen Thromboserisiko verbunden. Um kein Risiko einzugehen, werden solche Frauen lebenslang mit Medikamenten versorgt, die eine ausreichende Blutverdünnung (Antikoagulation) gewährleisten.

Die Gebärmutter ist etwa so groß wie eine Birne, von dort aus ragen die beiden etwa 10 bis 15 cm langen Eileiter seitlich in den Bauchraum. An ihrem Ende befinden sich mit Fimbrien besetzte Trichter, die sich über die jeweils etwa pflaumengroßen Eierstöcke wölben.

Das weibliche Hormonsystem

Im Gegensatz zum männlichen Hormonsystem funktioniert das weibliche nur eine bestimmte Zeit lang: nämlich von der Pubertät bis zu den Wechseljahren. Wenn man bedenkt, dass heute das mittlere Lebensalter der Frau bei knapp 80 Jahren liegt und die Zykluszeit vom 12. bis etwa zum 50. Lebensjahr dauert, spielen die Geschlechtshormone nur 38 Jahre lang eine wichtige Rolle. Den größten Teil ihres Lebens – nämlich in den ersten 11 und den letzten 30 Lebensjahren – lebt die Frau mit sehr geringen Mengen bzw. ganz ohne Geschlechtshormone.

Die Schaltzentrale im Gehirn

Der Menstruationszyklus einer Frau ist nur durch das Zusammenspiel von Gehirn und Eierstöcken möglich:

Der Hypothalamus (Teil des Zwischenhirns) liegt an der Basis des Gehirns. Dort befindet sich das eigentliche Zentrum des Lebens. Alles, was wir ab dem dritten Schwangerschaftsmonat erleben, läuft durch diese Schaltstelle des Gehirns und wird in den Takt des Lebens umgewandelt. Der Hypothalamus weiß so gut über unseren Körper Bescheid, weil er von allen Sinnesorganen sowie vom sympathischen und vegetativen Nervensystem informiert wird. Einige Informationen merkt er sich selbst, den größten Teil verteilt er jedoch gezielt an andere Gehirnteile. Je mehr Informationen der Hypothalamus im Laufe des Lebens erhält, desto besser funktioniert die Taktmaschine, die unser Verhalten lebenslang prägt. Der Hypothalamus schickt seine Impulse in Form von so genannten Releasing Hormonen an die Hirnanhangsdrüse – sie ist sozusagen die Vollzugsmaschine.

Die Hirnanhangsdrüse (Hypophyse) übernimmt das Pulsmuster und setzt es in ihre eigenen Hirnanhangsdrüsenhormone um: Das Follikel stimulierende Hormon (FSH) regt das Wachstum der Eibläschen an, das luteinisierende Hormon (LH) veranlasst den Eisprung.

Eierstöcke: Abhängig von der jeweiligen Menge an FSH und LH geben die Eierstöcke dann Östrogene und Progesteron ab. Prostaglandine sorgen während der Menstruation dafür, dass sich die Gebärmutter zusammenzieht. Ob, wie und in welchem Zeittakt die Eierstöcke funktionieren, erfährt das Gehirn über gewisse Schalter (Hormonrezeptoren), mit deren Hilfe die Art und die Menge

Abbildung rechts:
Hormone sind die Botenstoffe zwischen dem Gehirn und den Eierstöcken. Um den Menstruationszyklus in Gang zu bringen, geht der Impuls vom Hypothalamus über die Hypophyse an die Eierstöcke. Was dort passiert, erfährt der Hypothalamus durch die jeweiligen Rückmeldungen.

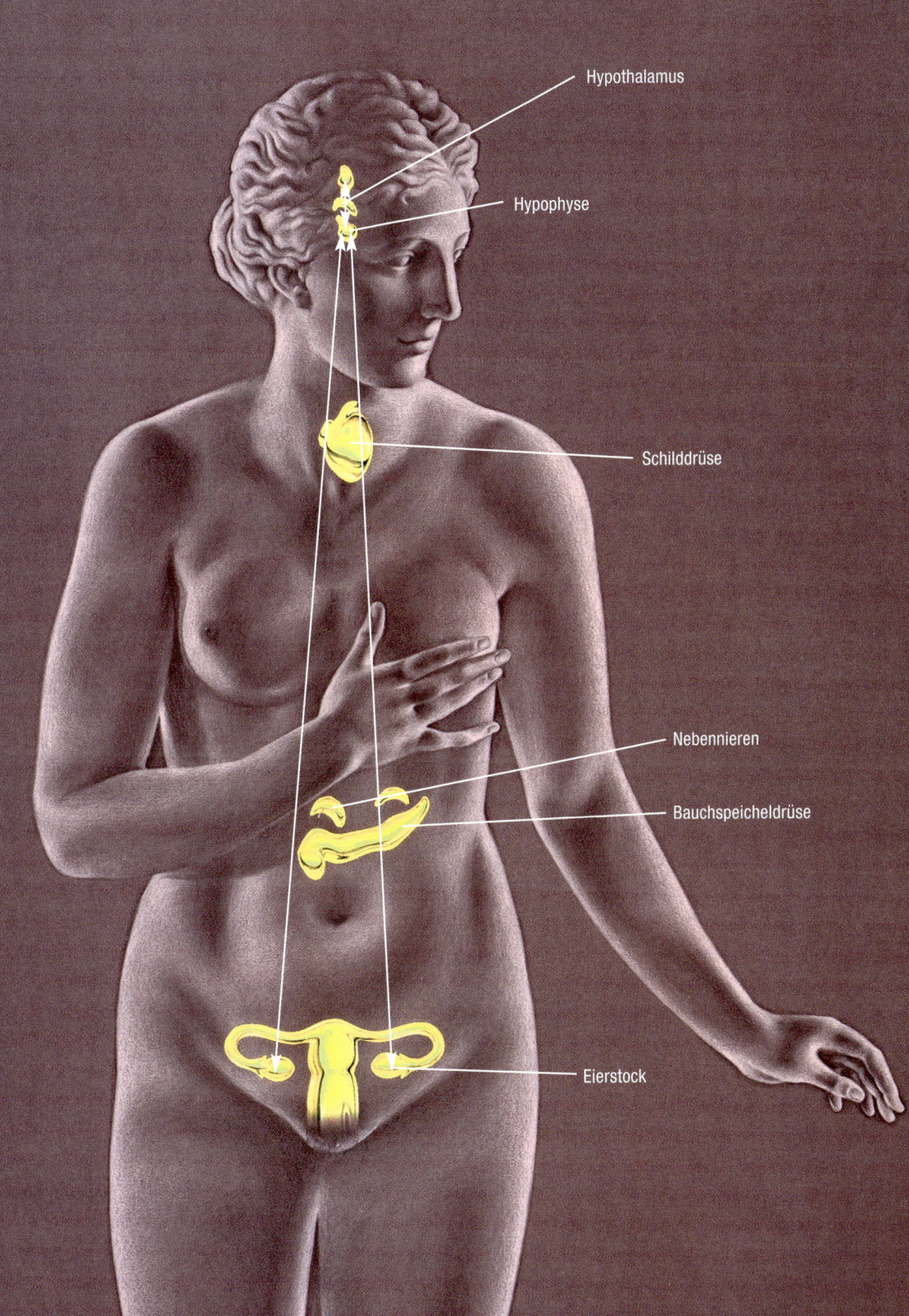

Hypothalamus

Hypophyse

Schilddrüse

Nebennieren

Bauchspeicheldrüse

Eierstock

der Eierstockhormone gemessen werden. Da sich die Konzentration in mathematisch exakten Rhythmen ändert, ergibt sich eine fast unendliche Regulationsbreite.

In der Regel funktioniert die Zentrale im Hypothalamus wie ein perfektes Uhrwerk. Es kann aber vorkommen, dass sie nicht genügend ausreift und deshalb »nicht in Gang« kommt – so entstehen Krankheiten (siehe Seite 136 ff.). Manchmal verändert sich der Rhythmus im Laufe der Jahre, was zum Beispiel Zyklusstörungen hervorrufen kann. Bei einigen Extremsportlerinnen ist die zentrale Uhr im Hypothalamus sogar vorübergehend lahm gelegt, sodass das Uhrwerk schließlich – wie bei der Magersucht – kaputt gehen kann. Die Reparatur gelingt dann nur selten, meist erst nach vielen Jahren.

Den Partner gern riechen mögen

Der Hypothalamus regelt nicht nur das Hormonsystem der Frau, sondern er verarbeitet – teilweise auch unterbewusst – unseren Geruchssinn. Somit ist der Hypothalamus auch dafür verantwortlich, wen wir »gut riechen« können. Neueste Forschungen haben ergeben, dass es genetisch reguliert wird, welche Körperdüfte (odorische Stoffe) ein Mensch aussendet und welche man überhaupt mit Hilfe des odorischen Organs an der Spitze des Naseninnern wahrnehmen kann.

Wenn der genetische Abdruck »Geruch« nicht zusammenpasst, gibt es keine Resonanz. Es kann aber auch vorkommen, dass eng zusammenlebende Frauen die Uhrwerke ihres Hypothalamus so stark in Resonanz bringen können, dass sie zur selben Zeit ihre Menstruation bekommen.

Einfluss auf den Hypothalamus haben aber nicht nur die riechbaren, sondern auch die nicht riechbaren Geruchsstoffe, die so genannten Pheromone. Diese Substanzen werden nicht vom Geruchsorgan, sondern von dem erst kürzlich entdeckten Vomeronasalorgan (VMO) wahrgenommen: Es sitzt beidseitig etwa ein bis zwei Zentimeter oberhalb des Naseneingangs in der Nasenschleimhaut.

Pheromone sind kurzkettige Moleküle, die Menschen und Tiere in niedrigster Konzentration freigeben. Das VMO meldet Anwesenheit, Art und Menge der Pheromone direkt und ungefiltert an den Hypothalamus, der wiederum mit Rhythmusverschiebungen reagiert. Der Effekt: Die Stimmung, das Verhalten, die Handlungen und die hormonale Regulation ändern sich. Der amerikanische Anatom David Berliner wies nach, dass es ein besonders wirksames synthetisches Pheromon gibt, mit dessen Hilfe man die Stimmung der Frau beeinflussen kann.

Drei Eierstockhormone

Der Eierstock (das Ovar) produziert nicht nur die befruchtungsfähigen Eizellen, sondern stellt nach einem vorgegebenen Rhythmus drei verschiedene Hormone her: Östrogene, Progesteron und Androgene.

Die Östrogene bilden eine ganze Familie von Hormonen, die das Cholesterin als Muttersubstanz haben. Es gibt zahlreiche ganz spezifische Eiweißfabriken (Enzyme), die unterschiedliche Moleküle an das Cholesterin anhängen. Eines der Endprodukte ist das natürlich wirksame Eierstockhormon bei der Frau, das 17-Betaöstradiol (kurz: Östradiol). Es entsteht dadurch, dass ein kompliziertes System von unterschiedlichen Enzymen aus Cholesterin zunächst zahlreiche Zwischenstufen aufbaut, bis endlich das fertige Molekül herauskommt.

Kaum ist das Östradiol hergestellt, wird es von zahlreichen anderen Systemen wieder umgebaut und abgebaut – mit dem Ergebnis, dass es viele Östrogene gibt, die eine ganz andere Wirkung haben als das ursprüngliche Östradiol.

Östrogene können erst dann wirken, wenn sie sich in den östrogenabhängigen Organen des weiblichen Körpers (zum Beispiel Gehirn, Haut, Knochen, Gefäße) an bestimmte Andockstellen binden. Diese Rezeptoren sind kleine Eiweißkörper. Sie sorgen dafür, dass das Hormon die Zellwand durchdringen und im Zellsaft bis zum Zellkern vordringen kann.

Dort docken die Östrogene samt den kleinen Eiweißkörpern in einem höchst komplizierten Vorgang an das Erbmaterial der Desoxyribonukleinsäure (DNA) an. Die Folge: Die Struktur der DNA ändert sich, die Erbmasse wird aktiv und stellt nun ihrerseits ganz spezifische Eiweißkörper (so genannte Proteinbiosynthese) in der Zelle her.

Gestagen ist synthetisch abgewandeltes Progesteron

Lassen Sie sich nicht verwirren: Wenn Ärzte mal von Progesteron und mal von Gestagenen sprechen, meinen sie fast dasselbe: Progesteron wird vom Körper produziert, es ist also ein natürliches Hormon. Gestagene kann man im Labor herstellen – wenn eine Frau diese künstlichen Hormone zum Beispiel in Form der Anti-Baby-Pille einnimmt, haben sie eine ähnliche Wirkung wie das Progesteron.

Das klassische Pillengestagen ist Levonorgestrel. Die Mikropille enthält 30 Mikrogramm, bei Kombinationspräparaten sind es meist 125 Mikrogramm. Wenn die kombinierte Pille ohne Pause (also 28 Tage) eingenommen wird, lässt sich die Levonorgestrel-Dosis reduzieren (siehe Seite 123).

Progesteron, das so genannte Gelbkörperhormon, wird ebenfalls aus Cholesterin hergestellt – jedoch durch andere Enzyme als die, die bei den Östrogenen zum Einsatz kommen. Wenn keine Befruchtung stattgefunden hat, bildet sich Progesteron in der zweiten Zyklushälfte aus dem Gelbkörper. Da der Gelbkörper langsam zerfällt, wird auch die Produktion von Progesteron langsam eingestellt. Eine Aufgabe des Progesterons ist es, die Schleimhaut der Gebärmutter so umzuwandeln, dass sie das möglicherweise befruchtete Ei aufnehmen kann. Darüber hinaus wirkt Progesteron aber auch am Gehirn: Dort hemmt es die Hormonproduktion in der Hirnanhangsdrüse und sorgt dafür, dass nach dem Eisprung in der zweiten Zyklushälfte keine weiteren Eibläschen heranwachsen.

Androgene sind männliche Hormone, bei der Frau kommen sie in niedriger Konzentration, aber in großer Vielfalt vor. Sie werden sowohl im Eierstock als auch in der Nebenniere gebildet. Die Ausgangssubstanz ist wiederum Cholesterin – zahlreiche Enzyme formen dieses Molekül so lange um, bis unterschiedlich aktive männliche Hormone entstehen: Bei der Frau kommt das klassische männliche Hormon Testosteron vor, aber auch DHEAS, Androstendion und 17-Alphahydroxyprogesteron, ein Stoffwechselprodukt aus dem Gelbkörperhormon.

Durch bestimmte Enzyme können auch aus Östradiol bei der Frau männliche wirksame Hormone entstehen (zum Beispiel Testosteron). Über die Vielfalt der männlichen Hormone und ihre besondere Wirkung bei der Frau wissen wir aber noch relativ wenig.

Ein Ei auf Reisen

Jedes Mädchen kommt mit einer Millionen Eizellen auf die Welt. In den ersten Lebensjahren schwindet der Vorrat jedoch allmählich, bis es beim Eintritt in die Pubertät noch etwa 500.000 Eizellen sind. In der fruchtbaren Zeit der Frau wachsen etwa 450 bis 500 Eizellen bis zum Eisprung heran, die anderen lösen sich allmählich in den Eierstöcken auf.

In jedem Menstruationszyklus läuft ein hoch komplizierter Prozess im weiblichen Körper ab:

1 **Zu Beginn des** Zyklus reifen 10 bis 20 Eibläschen (Follikel) heran. Sie befinden sich in einer dicken Schicht, die die Eierstöcke umhüllt. Innerhalb von sieben Tagen wandern die Eibläschen zur äußeren Wand des Eierstocks. Kurz vor dem Platzen hat der so genannte Leitfollikel die Größe einer Blau-

Beim Eisprung platzt der Leitfollikel, und das Ei schwimmt in den Bauchraum. Dort wird es von den Trichtern eines Eileiters eingefangen und in Richtung Gebärmutter transportiert. Wenn keine Befruchtung stattgefunden hat, löst sich der Gelbkörper auf und wird mit dem Menstruationsblut aus der Scheide geschwemmt.

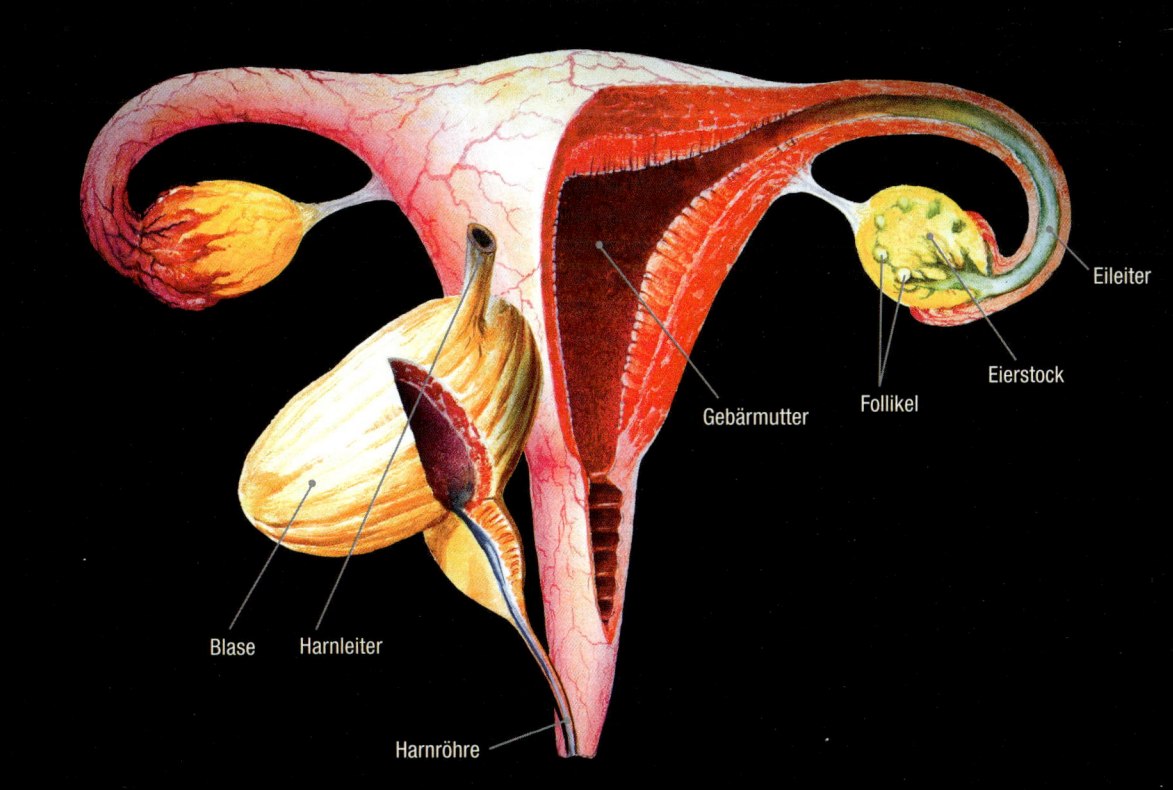

Eileiter

Eierstock

Follikel

Gebärmutter

Blase Harnleiter

Harnröhre

Damit eine Frau schwanger werden kann, muss das Ei innerhalb von zwölf Stunden nach dem Eisprung befruchtet werden. Zu diesem Zeitpunkt befindet es sich im äußeren Drittel des Eileiters. Wenn nichts passiert, schrumpft das Ei und löst sich langsam auf.

beere, das Ei selbst ist nur 0,1 Millimeter dick. Wenn der Körper etwa 24 Stunden vor dem Eisprung merkt, dass Eibläschen und Ei reif sind, produziert er mehr Östradiol, es ergibt sich ein so genannter »peak« (englisch: Höhepunkt). Die Hirnanhangsdrüse löst einen Anstieg der Hormone FSH und LH aus. Die Folge: Der Muttermund öffnet sich leicht, der Vaginalschleim verdünnt sich und die Körpertemperatur erhöht sich sprunghaft. Der Eisprung macht sich manchmal durch ein leichtes Ziehen im Unterbauch bemerkbar, mitunter gibt es eine Zwischenblutung.

2 **Beim Eisprung (Ovulation)** platzt die Hülle des Eibläschens, und das Ei schwimmt samt Nahrungszellen in den Bauchraum. Die leere Eihülle zieht sich in den Eierstock zurück und entwickelt sich dabei zu dem so genannten Gelbkörper: Das ist eine gelb gefärbte Drüse, die in der zweiten Zyklushälfte Progesteron produziert, dessen Aufgabe es ist, die Gebärmutterschleimhaut aufzubauen. Damit das Ei nicht im Bauchraum umherschwimmen kann, wird es von den 10 bis 15 cm langen Eileitern mit ihren frei beweglichen, mit Fimbrien besetzten Trichtern eingefangen.

3 **Um das Ei** in Richtung Gebärmutter zu befördern, ziehen sich die Muskeln des Eileiters hin und wieder zusammen; kleine Flimmerhärchen unterstützen die Bewegung. In den folgenden zwölf Stunden erreicht das Ei das äußere Drittel des Eileiters. Wenn es dort nicht befruchtet wird, schrumpft es und zerfällt langsam. Der Muttermundschleim wird wieder dicker und verschließt den Eingang zur Gebärmutter. Da auch der Gelbkörper nicht mehr gebraucht wird, schrumpft er und löst sich auf.

4 **In der Zwischenzeit** ist die Gebärmutterschleimhaut auf etwa 9 mm Dicke angewachsen. Wenn die Frau nicht schwanger geworden ist, zieht sich die Muskulatur der Gebärmutter rhythmisch zusammen. Die Blutgefäße der äußeren Schleimhautschicht verengen sich dabei, sodass die umliegenden Zellen nicht mehr genug durchblutet werden und absterben. Schließlich zerfallen auch die Blutgefäße, und das Gewebe wird zusammen mit dem Blut durch die Scheide nach außen geschwemmt. Bei der Menstruation werden nur 30 bis 80 ml Flüssigkeit abgegeben. Zum Vergleich: Ein Schnapsglas fasst 40 ml. Wenn das Menstruationsblut an die Luft gelangt, können Bakterien das Gemisch zersetzen. Die Folge: Das Blutgemisch bekommt einen etwas muffigen Geruch – das ist aber ganz »normal«. Menstruationsblut bleibt übrigens immer flüssig, denn es kann nicht gerinnen.

Die Schwangerschaft

Ganz gleich, wie Sie zum Kinderkriegen stehen: Wenn Ihnen der Gedanke durch den Kopf huscht, *jetzt* könnte es passiert sein, wechseln sich Herzklopfen, Freude und Zukunftsängste in lockerer Folge ab. Selbst wenn Sie Ihr Wunschkind erwarten, kann es sein, dass Sie sich Sorgen um den Verlauf der Schwangerschaft, die Gesundheit des Kindes und Ihre private und berufliche Situation machen.

So widerstreitend Ihre Gefühle auch sein mögen, eines steht fest: Vor Ihnen haben schon Millionen von Frauen gesunde Kinder auf die Welt gebracht. Und dank der vielen guten Erfahrungen von werdenden Müttern, Hebammen, Geburtshelfern und Ärzten haben auch Sie beste Voraussetzungen dafür, dass bei Ihnen alles glatt läuft.

Dass Ihre Gefühle während der Schwangerschaft manchmal Achterbahn fahren, hängt unter anderem damit zusammen, dass Ihr Hormonsystem auf Hochtouren läuft:

HCG: Etwa acht bis zehn Tage nach der Befruchtung schüttet der Mutterkuchen (Plazenta) – genauer gesagt die Chorionzotten rund um den Zellhaufen – ein spezielles Hormon aus, das die Fruchtblase wachsen lässt. Wird besonders viel von diesem Humanen Choriongonadotropin (HCG) gebildet, kommt es zu Übelkeit und Erbrechen.

Östrogene: Die Eierstöcke bilden jetzt mehr Östrogene. Sie sorgen für die Vergrößerung der Brust und bereiten sie darauf vor, Milch zu bilden.

Progesteron: Dieses Hormon verhindert, dass sich die Muskulatur der Gebärmutter zusammenzieht und so das befruchtete Ei wieder abstößt. Da auch die Darmmuskeln »gelähmt« werden, kann es zur Verstopfung kommen.

Schwanger oder nicht?

Wenn die Regel ausbleibt, schießt es vielen Frauen sofort durch den Kopf: »Bin ich schwanger?« Ob oder ob nicht können Sie 12 bis 14 Tage nach der Befruchtung mit großer Wahrscheinlichkeit herausfinden: Mit Hilfe eines Urintests aus der Apotheke prüfen Sie, ob in Ihrem Körper das Humane Choriongonadotropin (HCG) nachzuweisen ist. Wenn Sie auf Nummer Sicher gehen wollen, lassen Sie sich das Ergebnis von Ihrem Arzt bestätigen.

Endorphine: Das Gehirn produziert diese Schmerzblocker, damit die Geburt für die werdende Mutter erträglicher wird.

Prostaglandine: Diese hormonähnlichen Substanzen braucht der Körper, um die Wehentätigkeit zu fördern und die Geburt einzuleiten.

Ein spannendes Abenteuer – 40 Wochen lang

Wann Ihr Baby wahrscheinlich auf die Welt kommt, kann man mit Hilfe einer Ultraschalluntersuchung recht genau bestimmen. Bewährt haben sich auch folgende Methoden: Vom Zeitpunkt der letzten Menstruation an sind es neun Monate plus eine Woche. Gilt der Tag der Befruchtung als Richtwert, sind es neun Monate minus eine Woche.

Nach einer anderen Regel beginnen Sie die Rechnung mit dem ersten Tag der letzten Periode (Zyklus 28 Tage): Zählen Sie sieben Tage hinzu, ziehen Sie drei Monate ab und setzen Sie dann die Jahreszahl um Eins hoch. Beispiel: Letzte Periode am 13. Juni 2003, plus sieben Tage ergibt 20. Juni, minus drei Monate ergibt 20. März. Der voraussichtliche Geburtstermin ist also der 20. März 2004. Wenn Sie einen Zyklus von 31 Tagen haben, zählen Sie am Ende drei Tage hinzu. Bei 26 Tagen pro Zyklus ziehen Sie zwei Tage ab.

Eine »normal« verlaufende Schwangerschaft dauert 40 Wochen, zwei Wochen länger oder drei Wochen kürzer sind auch »normal«. Frühchen können schon vor der 36. Woche auf die Welt kommen, im Extremfall sind es weniger als 28 Schwangerschaftswochen.

Gegen Ende einer »normalen« Schwangerschaft haben die meisten Frauen in Nabelhöhe einen Umfang von etwa 100 Zentimetern erreicht. Viele Ärzte sagen, dass eine Gewichtszunahme von 12 bis 15 Kilogramm »normal« sei. Lassen Sie sich nicht irritieren, wenn Sie mehr zulegen sollten: Es kann sein, dass sich Ihr Körper einfach nur holt, was er braucht. Nach der Geburt kommen die meisten Mütter wieder zu ihrem Ausgangsgewicht zurück.

> Eine Schwangerschaft dauert »normalerweise« 40 Wochen, allerdings sind zwei Wochen länger oder drei Wochen kürzer noch kein Grund zur Besorgnis.

Drei Monate lang die Daumen drücken

Auch wenn Sie sich riesig darüber freuen, schwanger geworden zu sein, warten Sie lieber die ersten zwei, drei Monate ab, bevor Sie aller Welt von Ihrem Glück erzählen. Denn in dieser Zeit kommt es bei etwa jeder fünften Schwan-

Für werdende Eltern, aber auch für Nicht-Mütter und Nicht-Väter ist es spannend zu wissen, wie im Laufe der Schwangerschaft aus einem kleinen Zellhaufen ein voll entwickeltes Baby entsteht:

Alles beginnt mit einem winzigen Zellhaufen

- **Drei Tage nach der Befruchtung** ist der Zellklumpen noch kleiner als ein i-Punkt, die Zellen teilen sich in den folgenden Wochen immer weiter.
- **Bis zur sechsten Woche** ist das Ungeborene auf knapp 2 Zentimeter Länge angewachsen. Gehirn, Arme, Beine und Finger sind bereits angelegt, Nase, Kinn, Mund und Ohren nehmen Formen an, das Herz beginnt zu schlagen – und zwar doppelt so schnell wie das der Mutter.
- **Bis zur achten Woche** ist das Ungeborene auf eine Größe von 4 Zentimetern angewachsen, es wiegt weniger als 10 Gramm.
- **Ende des dritten Monats** wiegt der Nachwuchs 10 bis 15 Gramm, vom Scheitel bis zum Po misst er 5 bis 8 Zentimeter.
- **Im vierten Monat** hat der Kopf einen Umfang von etwa 16 Zentimetern, das Ungeborene wiegt jetzt zwischen 60 und 200 Gramm. Das Gesicht ist genauer ausgeprägt, das Ungeborene beginnt erste Töne wahrzunehmen.
- **Ende des fünften Monats** hat das Ungeborene ein Gewicht zwischen 250 und 450 Gramm, vom Scheitel bis zum Po misst es 15 bis 19 Zentimeter. Manchmal können werdende Mütter spüren, wie es strampelt. Gegen Ende des Monats kann es die Augen bewegen.
- **Bis Ende des sechsten Monats** hat das Ungeborene ein Gewicht zwischen 500 und 820 Gramm und eine Scheitel-Po-Länge zwischen 20 und 23 Zentimetern.
- **Im siebten Monat** legt das Ungeborene deutlich zu (24 bis 27 Zentimeter, 900 bis 1300 Gramm): Die Fettreserven lassen Knochen und Blutgefäße nicht mehr durch die Haut schimmern. Da auch die Lungen heranreifen, hätte das Baby bei einer Frühgeburt gute Chancen durchzukommen.
- **Im achten Monat** kann das ungeborene Baby hell und dunkel unterscheiden, auch der Geschmack ist entwickelt. Das Gehirn hat sich weiter ausgeprägt, ebenso der Körper (1400 bis 2100 Gramm, 28 bis 30 Zentimeter).
- **Ende des neunten Monats** macht das Ungeborene Atemübungen und bekommt dabei manchmal einen Schluckauf. Es dreht sich und liegt kopfüber, um die optimale Position für die Geburt einzunehmen: Das Gesicht zeigt zum Rücken der Mutter (vordere Hinterhauptslage). Mittlerweile ist das Ungeborene 31 bis 34 Zentimeter lang und wiegt 2200 und 2900 Gramm.
- **37. bis 40. Woche:** Bei der Geburt wiegen Babys durchschnittlich 3500 Gramm und sind von Kopf bis Fuß gut 50 Zentimeter lang.

Wie entstehen Zwillinge?

In den vergangenen Jahren wurden immer mehr Zwillinge geboren. Zum einen hängt das mit der zunehmenden Zahl von künstlichen Befruchtungen zusammen, bei denen hohe Hormongaben die Fruchtbarkeit verbessern sollen (siehe Seite 143). Zum anderen gibt es immer mehr Frauen, die bei der Geburt älter als 35 sind – bei ihnen erhöht sich die Wahrscheinlichkeit, dass sie zweieiige Zwillinge auf die Welt bringen.

Eineiige Zwillinge entstehen aus der Verschmelzung von einem Ei und einer Samenzelle. Die befruchtete Eizelle (Zygote) teilt sich dabei in zwei gleiche Embryonalanlagen. Eineiige Zwillinge haben aus diesem Grund immer das gleiche Geschlecht.

Zweieiige Zwillinge kommen zustande, wenn zwei Eier von zwei Spermien befruchtet werden. In der Regel haben die Zwillinge denselben Vater. Es kommt sehr selten vor, dass die Kinder von zwei Männern gezeugt wurden. Zweieiige Zwillinge können gleich- oder verschiedengeschlechtig sein.

gerschaft zu einer Fehlgeburt. Mögliche Auslöser sind eine Chromosomenstörung bei dem Ungeborenen oder eine zu dünne Gebärmutterschleimhaut. Es kann auch vorkommen, dass der mütterliche Körper das Ungeborene als Fremdkörper empfindet und abstößt.

Eltern, die ihr Wunschkind frühzeitig verlieren, sind meist sehr traurig über den plötzlichen Verlust. Manchmal hilft es, sich für das Baby einen Namen auszudenken und sich mit einer kleinen Zeremonie von ihm zu verabschieden. Über Ihre Trauer können Sie auch mit anderen Eltern sprechen, die Ähnliches erlebt haben.

Nikotin und Alkohol sind tabu

Die meisten Frauen erleben die ersten drei Schwangerschaftsmonate ohne größere Probleme. Dann gibt es zwar immer noch ein gewisses Restrisiko, dass irgendetwas schief geht. Machen Sie sich jedoch nicht allzu viel Sorgen, sondern leben Sie so gesund wie möglich: Machen Sie Bauchtanz, gehen Sie regelmäßig schwimmen oder fahren Sie viel mit dem Rad. Auch Sex schadet Ihrem Baby nicht. Solange Sie sich dabei wohlfühlen, ist (fast) alles in der Schwangerschaft erlaubt. Fragen Sie im Zweifelsfall Ihren Hausarzt oder Gynäkologen.

Wichtig: Aktives und passives Rauchen sowie das Trinken von Alkohol schädigen das Ungeborene. Raucherinnen haben ein höheres Risiko für Früh- und

Fehlgeburten, ihre Babys sterben häufiger am plötzlichen Kindstod und haben ein größeres Krebsrisiko. Alkohol ist Gift für die Gehirnzellen des Ungeborenen, es kann zu Schädigungen des Zentralen Nervensystems und Deformationen kommen. Das Risiko für Fehl- und Frühgeburten ist erhöht, die Babys bleiben in ihrer Entwicklung zurück. Ob schon ein Glas Wein oder Bier am Tag die Gesundheit des Babys beeinträchtigt, ist noch nicht geklärt. Verzichten Sie deshalb ganz darauf, damit Ihr Kind die besten Startvoraussetzungen hat.

Wenn Ihnen morgens ständig übel ist

Einige Frauen bemerken ihre Schwangerschaft daran, dass ihnen morgens übel ist und sie sich manchmal sogar übergeben müssen. Dieser Zustand kann die ersten drei Monate anhalten, dann geht es den meisten Schwangeren wieder deutlich besser. Bis dahin können Sie sich abends eine Thermoskanne mit gewärmtem Traubensaft, heißem Kräuter- oder Früchtetee bereitstellen und vor dem Aufstehen eine Tasse in kleinen Schlucken trinken. Toast, trockene Kekse oder Zwieback dürften Ihnen auch gut tun.

Amerikanische Forscher haben mittlerweile herausgefunden, dass die morgendliche Übelkeit einen Sinn hat: Schwangere, denen ständig schlecht ist, essen weniger. Dadurch speichert der Körper weniger Fett und verarbeitet die aus der Nahrung gewonnene Energie direkt für die Plazenta. So kann sich ein Ungeborenes optimal entwickeln. Auch ein kleiner Trost: Schwangere, denen oft übel ist, haben seltener eine Fehlgeburt.

Akupressur kann helfen

Die Traditionelle Chinesische Medizin hat eine eigene Interpretation der Schwangerschaftsübelkeit: Man sagt, dass sich die Energie des Magen-Meridians umgedreht hat: Normalerweise fließt die Lebensenergie Qi von oben nach unten, doch durch die Schwangerschaft kann sich dieser Fluss umkehren. Um dieses so genannte rebellische Magen-Qi wieder in die richtige Richtung zu lenken, werden möglichst lang gekochte Speisen, leicht verdauliche Getreideprodukte und süßlich schmeckende gekochte Gemüsesorten empfohlen. Auch die Akupressur des Punktes P6 kann Abhilfe schaffen: Sie finden ihn an der Innenseite des Unterarms, etwa drei bis vier Zentimeter von den Handfalten entfernt. Manchmal ist dort eine kleine Kuhle.

Ist das Baby gesund?

Wenn man schwangere Frauen fragt, was »Es« denn wird, sagen die meisten: »Das ist mir egal, Hauptsache es ist gesund.« Werdende Mütter achten deshalb während der Schwangerschaft besonders gut auf ihre Gesundheit, denn sie spüren schon jetzt die Verantwortung für ihr Baby. Ob das Kind gesund sein wird, lässt sich durch verschiedene Untersuchungen weitgehend feststellen:

Ultraschall

Zur »normalen« Schwangerschaftsvorsorge gehören drei Ultraschalluntersuchungen: In der zehnten bis zwölften Woche (U1) kontrolliert der Arzt, ob sich alles normal entwickelt. In der 20. bis 22. Woche (U2) werden die Menge des Fruchtwassers und der Sitz des Mutterkuchens beurteilt. Der Arzt beobachtet auch die Bewegungen und die Organfunktion des Ungeborenen. Zwischen der 30. bis 32. Woche (U3) überprüft er, ob das Baby »normal« wächst und gut versorgt ist.

Chorionzottenbiopsie

Zwischen der achten und zehnten Schwangerschaftswoche kann man das Zottengewebe, das sich außen an der Keimblase gebildet hat, auf Chromosomenstörungen hin untersuchen. Die Zellen werden durch die Bauchdecke oder von der Scheide her entnommen und im Labor untersucht. In ein bis zwei Prozent der Fälle kann es so zu einer Fehlgeburt kommen.

Amniozentese

Zwischen der 13. und 18. Woche kann der Arzt mit einer Punktionsnadel durch die Bauchdecke Fruchtwasser entnehmen, das Zellen des Ungeborenen enthält. So können Störungen des Erbguts sowie Neuralrohrdefekte (wie offener Rücken) entdeckt werden. Fehlgeburtsrisiko: ein bis zwei Prozent.

First Trimester Scan

Während der ersten drei Monate kann der Arzt anhand von Ultraschalluntersuchungen zum Beispiel das Risiko für ein Down-Syndrom abschätzen. Um die Diagnose abzusichern, kann die so genannte Nackentransparenz an einem dunklen Bereich im Nacken des Ungeborenen bestimmt werden. Ist der Wert höher als normal, steigt das Risiko für eine Chromosomenveränderung oder auch für einen Herzfehler.

Tripletest

Zwischen der 14. und 16. Woche kann die Konzentration bestimmter Werte im mütterlichen Blut Hinweise auf ein erhöhtes Risiko geben, dass das Ungeborene behindert sein wird. Der Tripletest ist umstritten.

Tipp

Jede fünfte Frühgeburt ab der 24. Schwangerschaftswoche wird durch Infektionen der mütterlichen Scheide hervorgerufen. Ob Sie genügend Milchsäurebakterien zur Abwehr von Keimen bilden, können Sie mit Hilfe eines pH-Tests aus der Apotheke leicht selbst messen. Ob eine wöchentliche Vorsorge von Beginn der Schwangerschaft bis zum Ende der 34. Woche nötig ist, sollte jede Frau für sich entscheiden.

Die Geburt

Nach etwa 40 Schwangerschaftswochen ist es so weit: Der Fetus gibt das Startsignal für die Geburt. Um die Botschaft zur mütterlichen Gebärmutter zu schicken, ändert das Ungeborene die Hormonkonzentrationen. Der weitere Ablauf, der die natürliche Geburt einleitet, wird von hormonellen Regelkreisen bei Mutter und Kind gesteuert, die miteinander verbunden sind.

Die Geburtswehen setzen bei den meisten Frauen am späten Abend oder in den frühen Morgenstunden ein – das hängt sehr wahrscheinlich mit dem mütterlichen Hormon Oxytocin zusammen, dessen Konzentration einem 24-Stunden-Rhythmus folgt und am späten Nachmittag ansteigt. Da sich gegen Ende der Schwangerschaft die Konzentration der anderen Hormone verändert, steigert sich die Wirkung des Oxytocin ab einem gewissen Punkt so, dass die Gebärmutter Prostaglandine ausschüttet und die Wehen einsetzen. Um die Schmerzen zu hemmen, setzt das Gehirn Endorphine frei. Die eigentliche Geburt verläuft in drei Phasen:

Eröffnungsphase: Die Geburt kann sich mit leichten Schmierblutungen ankündigen, damit löst sich der Schleimpfropfen vom Muttermund. Um den Muttermund auf einen Durchmesser von etwa zehn Zentimetern zu weiten, zieht sich die Gebärmutter zusammen und entspannt sich wieder. Diese Eröffnungswehen werden stärker und regelmäßiger, sie beginnen im oberen Teil der Gebärmutter und breiten sich bis zum Muttermund hin aus. In den Ruhephasen können sich Mutter und Kind erholen, das Baby wird mit mehr Sauerstoff versorgt. Manchmal platzt die Fruchtblase, und das Fruchtwasser fließt in einem Schwall aus der Scheide. Meist kommt es jedoch erst bei der Entbindung zum Blasensprung. Wenn die Wehen im Abstand von etwa zehn Minuten erfolgen, ist es Zeit, die Hebamme anzurufen oder in die Klinik zu fahren. Schmerzhaft ist die relativ kurze Übergangsphase, in der sich der Kopf des Kindes in den Beckenkanal senkt und Druck auf den Enddarm und das Kreuzbein ausübt. Die werdende Mutter spürt dann den Drang zum Pressen.

Austreibungsphase: Um die Presswehen zu unterstützen, muss die Mutter aktiv mitarbeiten. Der Kopf des Kindes wird durch die Muskeln des Beckenbodens gedrückt, besonders schmerzhaft ist meist der Durchtritt durch die Scheide. Erst erscheint der Hinterkopf, dann folgen Stirn, Nase und Kinn. Sobald der Kopf draußen ist, rutscht das Baby wieder etwas zurück, um die Schultern gut zu platzieren. Es dreht sich um die eigene Achse, der restliche Körper folgt

Kurz vor der Geburt liegt das Kind mit dem Kopf nach unten. Der Muttermund ist noch geschlossen.

dann meist reibungslos. Bei Frauen, die ihr erstes Baby bekommen, ist manchmal ein Dammschnitt notwendig. Schließlich rutscht der ganze Körper des Babys aus der Scheide. Manchmal muss der Arzt die Austreibung mit einer Vakuumpumpe oder einer Geburtszange beschleunigen.

Nachgeburtsphase: Das Neugeborene beginnt zu atmen und wird auf die Brust der Mutter gelegt. Eltern, Hebamme oder Arzt durchtrennen die Nabelschnur. Etwa zehn Minuten nach der Geburt kommt es zu Nachgeburtswehen, und die Mutter muss mitpressen. So wird die Fruchtblase (Plazenta) von der Gebärmutterwand gelöst und als Nachgeburt ausgeschieden. Durch die folgenden Nachwehen wird die Blutung in der Gebärmutter gestillt, die Gebärmutter bildet sich zurück, und die Muskeln entspannen sich wieder. Erstgebärende empfinden bei den Nachwehen kaum etwas, ab dem zweiten Kind können diese jedoch schmerzhaft sein.

Angst vor Schmerzen

Viele werdende Mütter haben Angst vor den Schmerzen, die Wehen und Geburt hervorrufen. Die gute Nachricht: Die Schmerzen sind individuell verschieden stark und können zur Not auch medikamentös unterdrückt werden. Um während der Wehen nicht zu verkrampfen und die Schmerzen zu lindern, sind auch die Atemtechniken hilfreich, die werdende Mütter in Vorbereitungskursen lernen. Unterstützend wirken Homöopathie, Aromatherapie und Akupunktur (ab der 36. Schwangerschaftswoche). Kurz vor der Geburt sorgen eine angenehme Atmosphäre, bestimmte Körperstellungen sowie warme Bäder für Entspannung.

Wenn die Schmerzen zu stark sein sollten, kann die werdende Mutter jederzeit um Medikamente bitten: Die Mittel können als Zäpfchen, Tabletten, Tropfen oder mit Hilfe einer Spritze verabreicht werden.

Eine spezielle Schmerztherapie ist die Peridural-Anästhesie (PDA), mit der noch eine Stunde vor der Geburt begonnen werden kann: Der Narkose-Facharzt (Anästhesist) spritzt das Mittel zur örtlichen Betäubung in den unteren Lendenwirbelbereich, wo es kein Rückenmark mehr gibt. Der Katheter bleibt dort bis nach der Entbindung liegen, falls noch eine weitere Dosis gebraucht wird. Die Frau spürt nichts mehr im Unterbauch, kann aber aktiv pressen. Die gesundheitlichen Risiken für Mutter und Kind sind sehr gering.

Hormonumstellung: Nach der Geburt stellen sich das Hormonsystem und der Körper der Mutter auf die veränderte Situation ein. Die Hormone Prolaktin und Oxytocin sorgen dafür, dass die Brust genügend Milch bildet. Die Mengen an Östrogenen, Endorphinen und Progesteron werden wieder auf das »normale« Niveau zurückgefahren, also auf die Konzentrationen einer nicht schwangeren Frau. Mindestens die Hälfte aller jungen Mütter reagieren auf den abrupten Hormonumschwung und die veränderte körperliche und seelische Situation mit depressiven Verstimmungen; dieser so genannte Baby-Blues kann einige Tage andauern. Zehn bis fünfzehn Prozent der Frauen bekommen sogar Depressionen, die mehrere Wochen anhalten können.

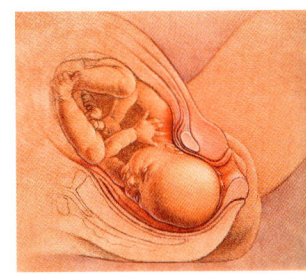

Austreibungsphase: Zuerst kommt der Hinterkopf aus der Scheide, dann folgen der restliche Kopf und der Körper.

Körperliche Umstellung: Der nun leere Bauch ist immer noch rund, die Brüste spannen, weil die Milch einfließt, die Scheide reagiert empfindlich. Die Gebärmutter schrumpft in den folgenden Tagen von einem Durchmesser von 30 auf 10 Zentimeter. Etwa zehn Tage lang kommt es zum Wochenfluss, der zuerst blutig und klumpig sein kann und sich dann weißlich färbt. Die Flüssigkeit bildet sich an der Stelle, wo sich die Fruchtblase von der Gebärmutter gelöst hat. Das Wasserlassen kann schmerzhaft sein, weil die Scheide noch geschwollen ist und sich die Harnröhre verkrampft. Nach einem Dammschnitt kann das Sitzen beschwerlich sein.

Der Kaiserschnitt (Sectio)

In Deutschland kommt jedes fünfte Kind per Kaiserschnitt zur Welt. Einige Kliniken haben höhere, andere niedrigere Raten – das hängt vor allem mit der Klientel, aber auch mit der Einstellung der Krankenhausärzte zusammen. Wichtig zu wissen: Kaiserschnitte bringen etwa doppelt so viel Geld ein wie vaginale Geburten – sie sind also für Kliniken und Ärzte ein einträgliches Geschäft.

Mit welcher Methode eine Frau entbindet, hängt auch von kulturellen und politischen Einflüssen ab: In den Niederlanden und in Skandinavien liegt die Kaiserschnittquote bei nur zehn bis zwölf Prozent. In der Oberschicht Brasiliens hingegen gilt es als unfein, durch die Scheide zu gebären – dort entscheiden sich mehr als die Hälfte der werdenden Mütter für eine Schnittgeburt, in Rio de Janeiro liegt der Anteil bei 85 Prozent.

Sie können Ihr Baby in der Klinik, in einem Geburtshaus oder zu Hause zur Welt bringen. Erkundigen Sie sich bei befreundeten Müttern, Hebammen und Ihrem Arzt über die Möglichkeiten in Ihrem Ort und fragen Sie früh genug nach Besichtigungsterminen. Wichtig ist, dass Sie sich in der dortigen Umgebung sicher und geborgen fühlen. Falls Sie mit Komplikationen während der Entbindung rechnen müssen, ist es sinnvoll, eine Entbindungsklinik zu wählen, der eine Kinderklinik angeschlossen ist. Dann ersparen Sie dem Neugeborenen unnötige Transporte quer durch die Stadt und können Ihr Baby schneller besuchen.

Etwa jeder zweite Kaiserschnitt wird bereits vor dem Entbindungstermin geplant, folgende medizinische Gründe sind möglich:

- **schwere Schwangerschaftsvergiftung** oder schwerer Diabetes der werdenden Mutter
- **zu kleines mütterliches** Becken im Verhältnis zum Kopf des Ungeborenen
- **zu tief sitzende** Fruchtblase (Plazenta)
- **Ablösung der Plazenta** schon vor der Geburt
- **Beckenendlage** des Ungeborenen
- **akuter Sauerstoffmangel** des Babys während der Entbindung
- **Baby steckt** bei der Entbindung fest
- **zu schwaches Baby** bei einer Frühgeburt

Wie funktioniert's? Die werdende Mutter kann zwischen einer Peridural-Anästhesie (PDA) und einer Vollnarkose wählen, im Notfall ist immer eine Vollnarkose notwendig. Der Arzt schneidet die Bauchdecke 12 bis 15 Zentimeter lang auf, öffnet die Gebärmutter und die Fruchtblase und holt das Baby etwa 10 bis 15 Minuten nach Operationsbeginn heraus. Er entfernt den Mutterkuchen, verschließt die Gebärmutter und die Muskulatur und näht die Haut wieder zusammen. Der Eingriff dauert etwa eine Stunde. Die Misgav-Ladach-Methode, die in Israel entwickelt wurde, gilt als »sanfter« Kaiserschnitt: Dabei wird das Gewebe mit dem Messer nur leicht eingeschnitten und dann mit den Fingern auseinandergezogen. Blutgefäße, Nervenbahnen und Muskeln braucht der Arzt nicht durchschneiden. Das Bauchfell kann er schonend vernähen. Ein solcher Eingriff dauert nur halb so lang, die Wunden verheilen schneller als beim konventionellen Kaiserschnitt.

Abbildung rechts:
Stillende Mütter versorgen ihre Babys optimal mit Nährstoffen und beugen so kindlichen Infektionen vor. Das Stillen fördert außerdem die spätere Entwicklung der Kinder. Für die Mütter hat es auch Vorteile: Jedes Jahr Stillen senkt die Brustkrebsrate um 4,3 Prozent, so die medizinische Fachzeitschrift »Lancet«.

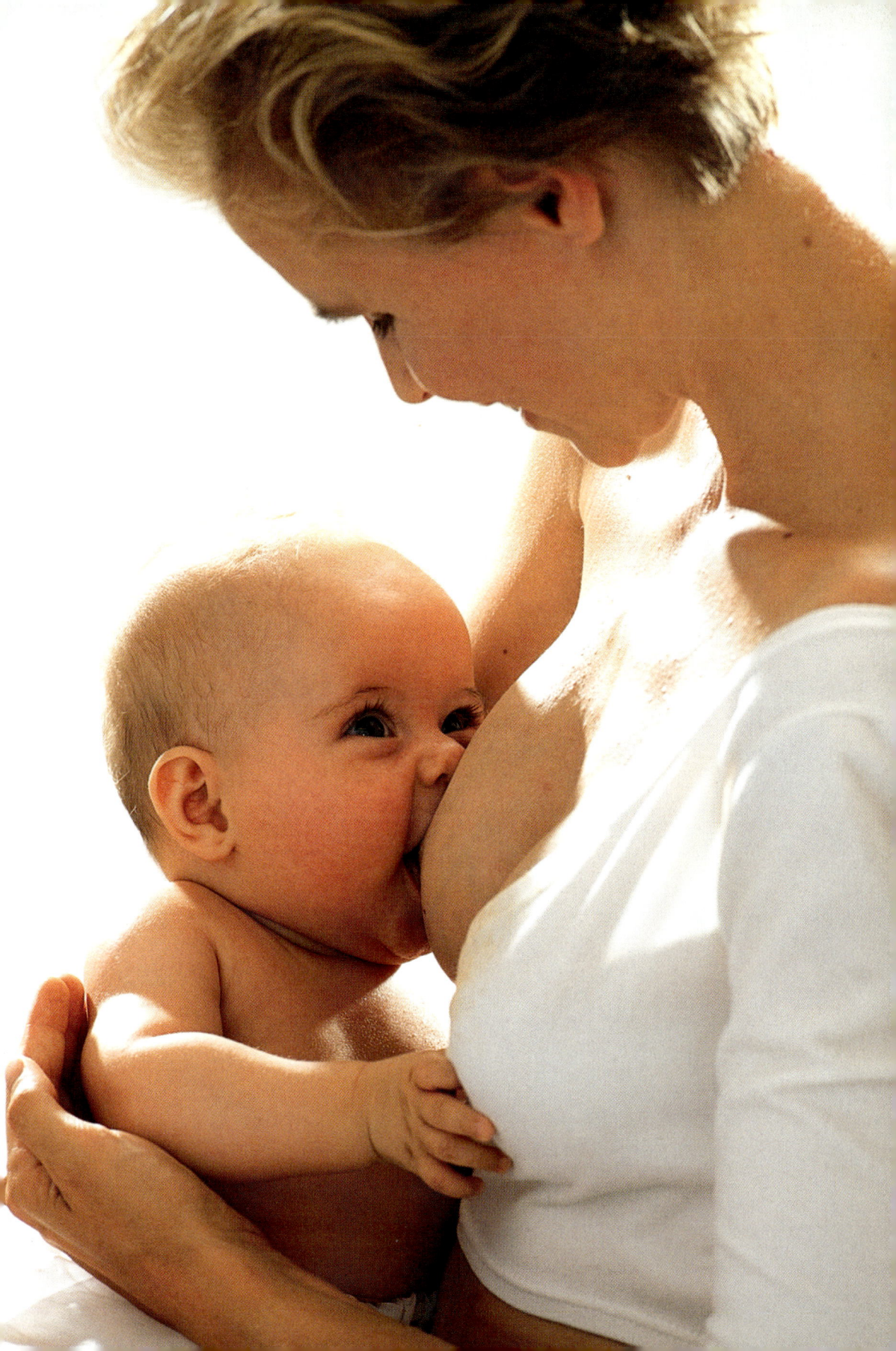

Mögliche Risiken: Unvorhersehbare Blutungen, schlechte Wundheilung, Thrombose und Schmerzen nach der Operation sind möglich. An der Gebärmutter bleibt eine Narbe, die spätere Geburten erschweren kann. Bei geplanten Kaiserschnitten ohne Hochrisikogeburten ist das Sterberisiko dreimal höher als bei vaginalen Geburten.

Bedenken? Einige Frauen glauben, keine gute Mutter zu sein, wenn sie ihr Baby »nur« mit Hilfe eines Kaiserschnitts bekommen können. Sie befürchten, allzu langsam eine emotionale Bindung zum Kind zu entwickeln, wenn sie keine »Geburtsarbeit« geleistet haben. Sprechen Sie mit anderen Müttern, Ihrem Partner, einer Hebamme oder einem Arzt über Ihre Bedenken – die Erfahrung zeigt, dass Kaiserschnittkinder ebenso glücklich und gesund sind wie Kinder, die durch eine vaginale Geburt auf die Welt kamen. Problematisch kann es lediglich bei Frühgeburten oder Notfällen während der »normalen« Geburt werden.

Kaiserschnitt auf Wunsch

Im März 1999 begann in Europa der Wettlauf um das termingerechte Jahrtausendbaby: In den Medien diskutierten Experten, Moderatoren und junge Paare, welches wohl der beste Zeugungstermin sei, damit das Baby genau in der Silvesternacht das Licht der Welt erblicken würde. Als der Tag der Tage dann immer näher rückte, erhielten viele Gynäkologen Anfragen, wie man dem Glück denn etwas nachhelfen könne. Seitdem ist das Thema »Kaiserschnitt auf Wunsch« in der öffentlichen Diskussion: Mittlerweile legen sich sechs bis acht Prozent aller werdenden Mütter freiwillig unters Messer. Einige haben Angst vor Wehenschmerzen und den Anstrengungen während der Geburtsphase, die anderen wollen einen bestimmten Wunschtermin einhalten oder ein »falsches« Sternzeichen vermeiden. Einige Frauen befürchten, nach einer vaginalen Geburt weniger Lust auf Sex zu haben, weil sich der Beckenboden senken kann und eine Harn- und Stuhlinkontinenz möglich ist.

Viele Frauenärzte lehnen einen »Kaiserschnitt auf Wunsch« ab, weil sie den natürlichen Fortgang der Schwangerschaft nicht unterbrechen wollen. Doch es gibt auch Gynäkologen und Kliniken, die Vorteile in einer solchen »individuellen« Medizin sehen: Der Eingriff sei lange im Voraus planbar und damit würden die üblichen Operationsrisiken so gering wie möglich gehalten. Befürworter schätzen, dass in etwa 50 Jahren die meisten Babys per Kaiserschnitt zur Welt kommen werden.

Schwangerschaftsabbruch

Wenn der Urintest zeigt, dass Sie ungewollt schwanger sind, drehen sich die Gedanken immer wieder im Kreise: Wie würde mein Leben weiter verlaufen, wenn ich das Kind doch bekommen würde? Was sagt mein Partner dazu? Könnte ich das Kind auch allein aufziehen?

So schwierig es auch ist: Wer sich zu einem Schwangerschaftsabbruch entschließt, muss sich innerhalb von wenigen Wochen informieren und letztlich dann auch handeln. Eine solche Situation bereitet vielen Frauen enormen Stress und viele schlaflose Nächte. Sprechen Sie deshalb mit Ihrem Partner und ausgewählten Freundinnen und bitten Sie sie um Unterstützung. In Deutschland ist ein Schwangerschaftsabbruch unter drei verschiedenen Bedingungen straffrei:

Beratungsregelung: Die Frau nimmt die gesetzlich vorgeschriebene Beratung in Anspruch. Die Mitarbeiterinnen der Beratungsstellen (zum Beispiel Pro Familia) unterliegen der Schweigepflicht und sollen die Frauen ermutigen, die Schwangerschaft fortzusetzen und Perspektiven für ein Leben mit dem Kind zu entwickeln. Doch keine Angst: Die Beraterinnen werden Sie weder belehren noch bevormunden. Nach dem kostenlosen Gespräch erhalten Sie einen Beratungsschein, der aber nichts darüber aussagt, über was Sie gesprochen haben. Der Eingriff kann frühestens nach vier Tagen Bedenkzeit erfolgen – und dann nur bis zur zwölften Schwangerschaftswoche nach der Befruchtung bzw. bis zur 14. Woche nach der letzten Menstruation. Erkundigen Sie sich, welche Ärzte und Praxen sich auf Schwangerschaftsabbrüche spezialisiert haben. Fragen Sie genau nach, wie der Eingriff abläuft und welche Risiken Sie eingehen. Die Kosten übernehmen die Bundesländer nur, wenn Ihr monatliches Nettoeinkommen unter 930 Euro plus 220 Euro für jedes unterhaltspflichtige Kind liegt (niedrigere Sätze in Ostdeutschland). Vor dem Eingriff brauchen Sie von Ihrer Krankenkasse die schriftliche Zusage für die Kostenübernahme. Selbstzahler kommen auf etwa 250 Euro für einen ambulanten Abbruch bei Lokalbetäubung, für einen Eingriff bei Vollnarkose zahlen Sie etwa 400 Euro. Ein medikamentöser Abbruch kostet rund 280 Euro.

Kriminologie Indikation: Wenn Sie durch eine Vergewaltigung schwanger geworden sind, ist der Abbruch bis zur zwölften Schwangerschaftswoche nach der Befruchtung straffrei.

> Wenn Sie einen Schwangerschaftsabbruch machen lassen wollen, müssen Sie die vorgeschriebenen Zeiträume genau einhalten. Wichtige Daten sind der Tag der letzten Menstruation bzw. der Tag der Befruchtung.

Medizinische Indikation: Eine gesetzliche Frist, bis wann der Eingriff erfolgen muss, gibt es bei der medizinischen Indikation nicht. Sie ist gegeben, wenn die Schwangerschaft Ihre körperliche oder seelische Gesundheit gefährdet oder wenn das Kind wahrscheinlich mit erheblichen gesundheitlichen Schäden auf die Welt kommen und Sie das nicht verkraften würden. Bei der kriminologischen und der medizinischen Indikation übernehmen die Krankenkassen in der Regel alle Kosten. Fragen Sie im Zweifelsfall Ihre Ärztin/Ihren Arzt um Rat.

Verschiedene Methoden möglich

Ein Schwangerschaftsabbruch kann operativ oder medikamentös erfolgen – für welche Methode Sie sich entscheiden, hängt davon ab, in welcher Woche der Eingriff erfolgen soll und was Sie glauben verkraften zu können:

Absaugmethode: Diese Vakuumextraktion oder Vakuumaspiration kommt für Frauen, die schon eine Geburt hatten, ab der sechsten Schwangerschaftswoche nach der letzten Menstruation in Frage. Die Risiken eines Abbruchs bei kinderlosen Frauen lassen sich durch eine Vorbehandlung durch Medikamente (Mifegyne, siehe unten) deutlich senken. Bei örtlicher Betäubung oder unter Vollnarkose wird der Muttermund auf etwa acht bis zwölf Millimeter geweitet. Mit Hilfe eines sterilen Plastikröhrchens, das am vorderen Ende seitlich durchlöchert ist, wird das Schwangerschaftsgewebe mit einer elektrischen Vakuumpumpe von der Gebärmutterwand abgesaugt. Mit einem löffelförmigen Instrument (Kürette) entfernt der Arzt das restliche an der Innenwand haftende Gewebe. Der Eingriff dauert etwa zehn Minuten. Zu stärkeren Nachblutungen kommt es meist nur dann, wenn Reste in der Gebärmutter verblieben sind oder sich die Gebärmutter nicht wieder richtig zusammenzieht. Entzündungen sind selten.

Ausschabung: Für eine Curettage schiebt der Arzt eine Kürette mehrmals durch den geweiteten Muttermund und schabt so das Schwangerschaftsgewebe Strich für Strich ab. Die unerwünschten Nebenwirkungen sind ähnlich wie bei der Absaugmethode.

Medikamentöser Abbruch: Seit Ende 1999 ist in Deutschland die Abtreibungspille Mifegyne zugelassen, sie enthält den Wirkstoff Mifepriston. Die Anwendung von Mifegyne ist nur bis zum 49. Tag nach dem Beginn der letzten Monatsblutung erlaubt, das ist der 35. Tag nach der Befruchtung. Die Frau muss dann innerhalb von zehn Tagen mindestens dreimal in die Praxis gehen: Beim ersten Termin nimmt sie unter ärztlicher Aufsicht drei Tabletten Mifegyne ein, der weitere Ablauf kann danach weder unterbrochen noch rückgängig gemacht werden. Das Medikament blockiert die Wirkung des körpereigenen Hormons Progesteron, sodass die Vorbereitungen für die Schwangerschaft unterbrochen werden. Nach ein bis zwei Tagen erfolgt in drei Prozent der Fälle von allein der Abgang: Der Körper stößt das Schwangerschaftsgewebe zusammen mit einer Blutung ab. In den meisten Fällen erfolgt der Abbruch jedoch nicht, dann nimmt die Frau 36 bis 48 Stunden nach der ersten Pilleneinnahme das Hormon Prostaglandin ein – in Form einer Tablette oder als Scheidenzäpfchen. Bei 75 Prozent Frauen kommt es in den folgenden drei Stunden zum Abgang.

Wenn sich das Gewebe nicht vollständig vom Mutterkuchen gelöst hat, kann der Arzt noch einmal Prostaglandin geben – die Reaktion erfolgt dann innerhalb von 24 Stunden. In 5 bis 30 Prozent der Fälle bleibt noch Restgewebe in der Gebärmutter, das dann abgesaugt werden muss.

Durch die Medikamente kommt es häufig zu Übelkeit und Erbrechen, auch starke Unterleibskrämpfe und -schmerzen sind möglich, die aber mit Medikamenten gedämpft werden können. Nach dem Abbruch kommt es durchschnittlich zwölf Tage lang zu Nachblutungen.

Kombinationsbehandlung: Bei kinderlosen Frauen ist der instrumentelle Eingriff mit einem höherem Risiko verbunden als bei Frauen, die schon eine Entbindung hatten: Der Arzt benötigt zum Dehnen des Gebärmutterhalses mehr Kraft, in wenigen Fällen bleiben Teile der Gebärmutterschleimhaut oder der Plazenta in der Gebärmutter zurück, und es kommt leichter zu Entzündungen. Diese Risiken lassen sich deutlich senken, wenn die Frau 24 bis 36 Stunden vor der Ausschabung drei Tabletten Mifegyne einnimmt. So löst sich die Ver-

Viele Frauen empfinden den medikamentösen Abbruch wie eine natürliche Fehlgeburt und leiden dementsprechend heftig darunter. Doch eine amerikanische Studie belegt, dass sich die meisten Frauen im Falle des Falles wieder für diese Methode entscheiden würden.

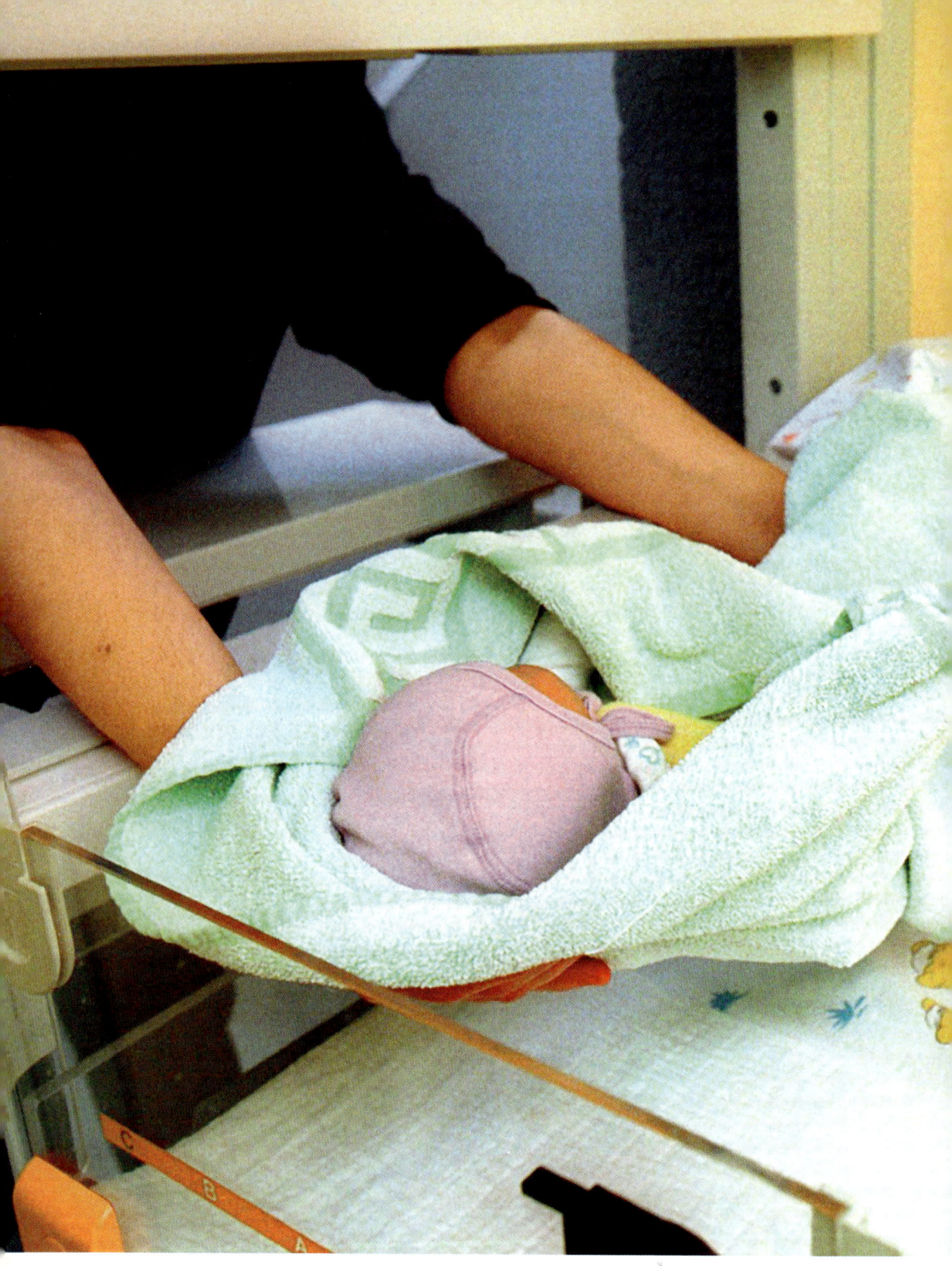

In einigen Städten ist es möglich, ein Neugeborenes anonym in einer Babyklappe abzugeben. Für verzweifelte Mütter ist diese Möglichkeit eine Alternative zum Schwangerschaftsabbruch.

bindung zwischen Schleimhaut und Plazenta und das Schwangerschaftsgewebe »schwimmt« in der Gebärmutter. Durch die eintretende leichte Blutung wandern weiße Blutkörperchen und Abwehrstoffe in die Gebärmutterwand, was die Entzündungsgefahr deutlich senkt. Der Gebärmutterhals öffnet sich weitgehend von allein, die Ausschabung dauert nicht so lange und ist weniger schmerzhaft.

Die Trauer verarbeiten

Viele Frauen schaffen es, aus der tiefen Krise, in die sie wegen der unerwünschten Schwangerschaft geraten sind, ohne schwere seelische Probleme wieder herauszukommen. Psychosomatisch ausgebildete Ärztinnen und Ärzte raten den Frauen dennoch, sich von allen Seiten Unterstützung zu holen und den Abbruch nicht allein mit sich selbst auszumachen. Denn ein Schwangerschaftsabbruch ruft in den meisten Fällen eine tiefe Trauer hervor, die sich selbst durch große innere Stärke nicht verdrängen lässt. Von dem Ungeborenen Abschied zu nehmen fällt häufig den Frauen besonders schwer, die im Grunde genommen gern Mutter geworden wären, die es sich nur zum jetzigen Zeitpunkt nicht vorstellen konnten. Wichtig bei der Verarbeitung ist es, der Trauer ein Ventil zu geben; so kann die Frau beispielsweise mit dem Embryo in einen inneren Dialog treten und ihn um Verständnis für den Abbruch bitten.

5

Liebe, Sex und Verhütung

Wer sich frisch verliebt hat, kann es manch-
mal gar nicht abwarten, mit dem Traum-
mann ins Bett zu gehen. Doch auch beim
One-Night-Stand kann Sex prickelnd und
spannend sein – jedem das, was ihm gefällt.
Wichtig: Informieren Sie sich genau über
die verschiedenen Verhütungsmittel – die
meisten Frauen probieren im Laufe der
Jahre mehrere Methoden aus. In Sachen
Anti-Baby-Pille gibt es Neuigkeiten: Wer die
Hormone durchgängig einnimmt, kann die
Abbruchblutung komplett unterbinden. Wir
stellen Ihnen das Konzept »Leben ohne
Menstruation« vor.

»Auf zu neuen Ufern!«

Mit ihrem Roman »Suche impotenten Mann fürs Leben« eroberte Gaby Hauptmann die Bestsellerlisten. Auch die folgenden Romane »Nur ein toter Mann
ist ein guter Mann«, »Eine Handvoll Männlichkeit«, »Die Meute der Erben«
und »Fünf-Sterne-Kerle inklusive« wurden große Erfolge. Gaby Hauptmann
arbeitet als freie Journalistin, Autorin und Filmemacherin in Allensbach am
Bodensee.

**Frau Hauptmann, Ihre Bücher haben mit Beziehungen zwischen Frau und Mann zu
tun. Auch in »Absolut Frau« geht es um die Liebe, um Sexualität und Partnerschaft. Wir
stellen fest: Die moderne Frau ist zwar emanzipiert, aber es gibt immer noch keinen
Liebesunterricht in den Schulen – wie soll das weitergehen? Was würden Sie Mädchen
und jungen Frauen raten?**

Gaby Hauptmann: Ich finde, dass das ein beidseitiges Problem ist – sowohl die
jungen Männer als auch die jungen Frauen sind unaufgeklärt im Umgang miteinander. Junge Männer finden es klasse, unter dem Slip ihrer Gespielinnen
herumzustöbern. Aber was sie da eigentlich tun sollen, ist ihnen unklar. Also
fingern sie – im guten Glauben, dass das für die Frau ganz toll sein muss – ein
bisschen in jede Richtung und vergessen dabei, dass das Mädchen diesen
Part viel geschickter allein übernehmen könnte. Und auch der Glaube, ein
junges Mädchen könne sich Reife bei einem älteren Mann holen, ist leider
falsch, denn viele ältere Männer haben genauso wenig Ahnung von den
Bedürfnissen und körperlichen Funktionen einer Frau wie die jungen. Die
haben nur schon öfters herumprobiert, und wenn sie Glück hatten, sind sie an
eine gute Lehrmeisterin geraten. Wenn nicht, praktizieren sie ihre Taktik –
aufgeschnappt in Sexfilmen oder im Gespräch mit anderen Männern – bis
zum Umfallen.

Was ich unserer Kultusministerin, egal ob sie Annette Schavan oder irgendwann anders heißt, vorschlagen möchte, ist Liebesunterricht an den Schulen.
Und zwar für die Mädchen mit einem Lehrer, und für die Jungs mit einer Leh-
rerin. Dabei sollte es nicht nur darum gehen, was die Frau, ich spreche jetzt
mal für den weiblichen Part, wirklich will, was ihr sexuell gut tut und wo und
auf was sie anspricht, sondern auch um die anderen Bedürfnisse. Frauen sind
nun mal anders, und Jungs lernen das nicht. Außer »Bäh, ein Mädchen!« wird
ihnen, bis sie zwölf sind, ja nichts beigebracht, und nun sollen sie auf einmal
wissen, wie das mit dem anderen Geschlecht überhaupt geht. Woher sollen

»Junge Männer finden
es klasse, unter dem
Slip ihrer Gespielinnen
herumzustöbern. Aber
was sie da eigentlich
tun sollen, ist ihnen
unklar. Also fingern sie
ein bisschen in jede
Richtung.«
Gaby Hauptmann

sie ihr Wissen beziehen? Bei den Eltern zuschauen, die sich fetzen und kurz vor der Scheidung stehen, oder aus dümmlichen Filmen und groß bebilderten Illustrierten? Oder durch Gespräche mit ebenso ratlosen Freunden, die sich aber groß tun? Nur eine Frau kann Jungs sagen, worauf es ankommt, was ihr gut tut, was richtig ist, wie ein Mädchen behandelt werden will, was für sie wichtig ist, wo ihre Schwerpunkte liegen, und zwar nicht nur sexuell, sondern auch im täglichen Umgang miteinander. Und genauso umgekehrt. Außer, dass ein Junge einen merkwürdigen Wurm in der Hose trägt, auf den er und seine Mutti mächtig stolz sind, kriegen ja auch die Mädchen vom anderen Ge-schlecht nichts mit. Doch – was fängt man jetzt mit so einem Ding an? Auf jeden Fall nicht nur das, was die Jungs momentan wohl unheimlich schick finden: sich oral bedienen lassen und dabei den großen Maxe spielen. Damit zeigen sie gleich, dass sie sonst nichts drauf haben, denn ein wirklicher Maxe weiß, dass es sehr viele Spielarten gibt, die *beiden* Spaß machen. Also, Frau Dr. Schavan ...

Es gibt Frauen, die ihren Körper, die Liebe und erfüllte Sexualität noch nie erlebt haben. Glauben Sie, dass man das auch noch in der Mitte des Lebens nachholen kann?

Gaby Hauptmann: Klar kann die Frau alles nachholen, aber wahrscheinlich muss sie den Partner wechseln, denn irgendwie scheint ja bisher alles schief gelaufen zu sein. Vielleicht hatte sie nie den Mut, sich selbst zu entdecken. Aber nur, wenn man den eigenen Körper mag und kennt, weiß man auch, was er will und was ihm gut tut. Man kann in einen Partner keine Erwartungen setzen, wenn man selbst nicht weiß, welche Erwartungen er eigentlich erfül-len soll, damit ist nun wirklich jeder überfordert.

Vielleicht sollte sie mal über sich nachdenken und darüber, wie sie ihren Part-ner eigentlich sieht. Wenn sie ihn als »Täter« und sich als »Opfer« – also aktiv gegen passiv – sieht, muss sie sich schnellstens ein Gegenmittel besorgen. Da würde ich ihr den Rat geben, mal loszuziehen, sich auf dem freien Markt einen Mann auszusuchen und ihn zu erobern. Flugs ist sie aus der Opferrolle in die »Täterrolle« geschlüpft und entwickelt auch in derselben Sekunde eine ganz andere Sexualität. Sie ist die Spielmacherin, also wird sie alle Register ziehen, deren sie mächtig ist, und ihrem Körper freien Lauf lassen.

Meiner Meinung nach ist eine Beziehung dann fragwürdig, wenn einer von beiden im Bett das Gefühl hat, er wird vom anderen missbraucht und ausge-nutzt. In einer solchen Verfassung sperrt sich der Geist und mit ihm der Kör-

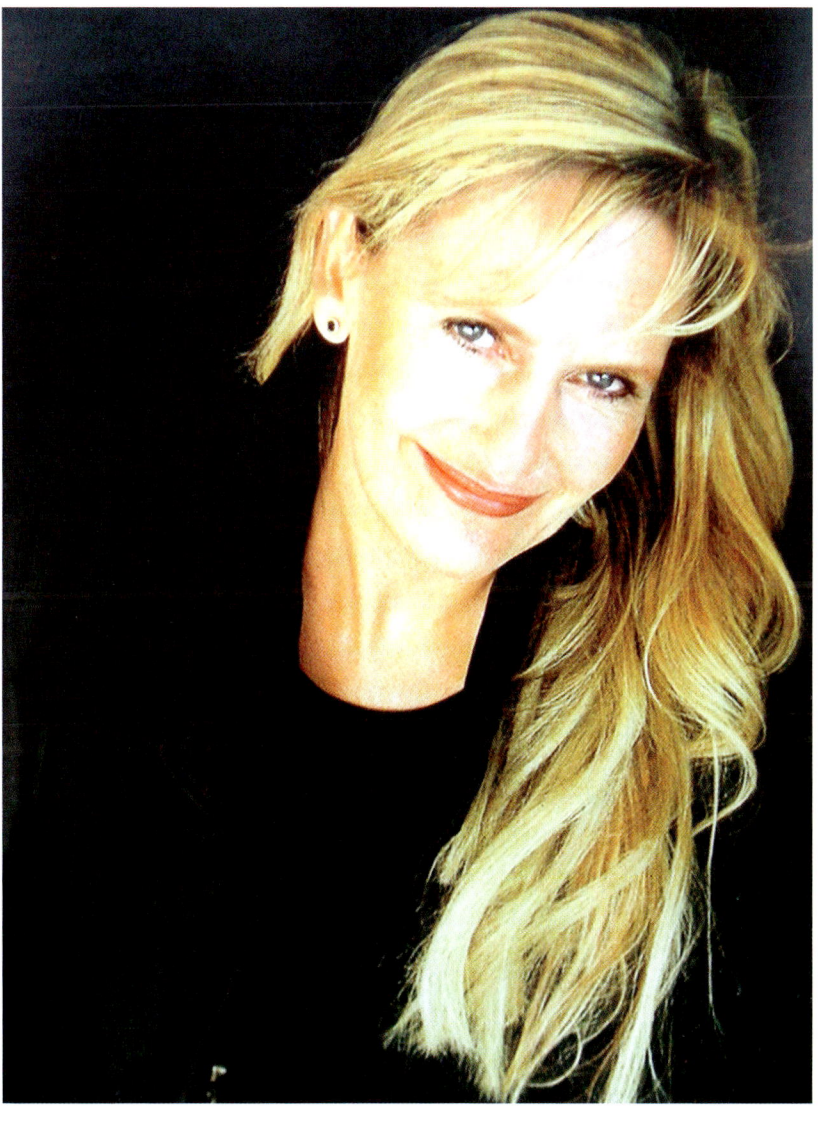

Gaby Hauptmann
arbeitet als freie Journalistin, Autorin und Filmemacherin. Ihr Buch »Suche
impotenten Mann fürs
Leben« wurde ein Best-
seller.

per, und außer dass man Widerwillen und Ekel empfindet, regen sich keine
Gefühle. Wer da ausharrt verpasst alles! Also weg von so einem Kerl, hin zu
neuen Ufern! Und vor allem: Hin zu sich selbst, dann weiß sie beim nächsten
Versuch auch, was sie will.

Umfragen haben ergeben, dass 60 Prozent der deutschen Frauen keinen Orgasmus beim Sex bekommen. Wenn diese Zahl wirklich stimmt, dann haben viele Frauen keinen wirklichen sexuellen Genuss, und dies wirkt sich auf die Lebensqualität und die Partnerschaft aus. Wie können Frauen und Männer lernen, eine gemeinsame glückliche Sexualität zu erleben?

Gaby Hauptmann: Das ist die Geschichte mit der Sprache. Vorausgesetzt, der Mann erregt die Frau wirklich, und sie will mit ihm schlafen, weil sie ihn riechen und schmecken und leiden kann, und nicht nur, weil ihr sein Umfeld passt. Und wenn er etwas falsch macht, muss sie den Mut aufbringen, ihm zu zeigen, wie es richtig geht. Und wenn er von ihr Dinge will, die sie nicht mag, muss sie das genauso zur Sprache bringen. Und wenn er ihr nicht ausreicht, muss sie ihre Finger mit zur Hilfe nehmen können, ohne dass er das Gefühl bekommt, er sei ein Versager. Das aber hat mit Kommunikation und Ehrlichkeit zu tun. Und im Übrigen – vielleicht schraubt sie ja auch schon seit Jahren an ihm herum und glaubt, seine Schreie seien die pure Lust …

Wie sieht Ihrer Meinung nach der »ideale« Mann für die selbstbewusste moderne Frau von heute aus?

Gaby Hauptmann: Allgemein gültige Kriterien gibt es in der Liebe nicht – wie denn auch? Jeder Mensch empfindet anders, sieht die Dinge anders, handelt anders. Eine selbstbewusste Frau, die sich ungern abhängig macht, hat mit ihrem Leben eigentlich wenig Probleme, denn sie wird einem Mann zwar mit Haut und Haaren verfallen, wenn sie ihn passend findet, aber nur so lange, wie es wirklich passt. Wenn sich Änderungen oder neue Erkenntnisse einschleichen, wenn die Beziehung sich festfährt, Verhältnisse nicht veränderbar sind, wenn der Topf der Liebe sich zu Ende neigt, kurz, wenn man plötzlich alle seine Fehler entdeckt und sich mit ihnen nicht arrangieren kann, wenn einen seine Argumente nerven und seine Art, sich zu räuspern oder den Wein zu trinken, dann ist Nachdenken angesagt. Ist er es wirklich? Lohnt es sich, um ihn zu kämpfen, mit ihm zu streiten, einen Weg zu finden? Und wenn man ihn hingebogen hat, wie man ihn will (was ja auf lange Sicht doch nicht gelingt), reizt er dann noch? Eigentlich sagt einem der Bauch, wann es Zeit für einen Wechsel ist. Wenn man allerdings in einem Abhängigkeitsverhältnis lebt, bedeutet ein Wechsel zunächst mal Verzicht und Kampf. Wenn man sich dem nicht stellen will und gegen besseres Wissen in der alten Beziehung ausharrt, macht einen das krank. Er war eine Zeitlang Mr. Right, aber für die Zukunft

> »Kein Mann kann es wert sein, sich die eigene Zukunft verbauen zu lassen, denn man hat nur ein Leben. Wenn keine Freude mehr dahinter steckt, wenn man dabei ist, seine Würde zu verlieren, dann weg. Egal wie.«
> *Gaby Hauptmann*

ist er Mr. Wrong. Was jetzt? Ich denke da rigoros, dass es kein Mann wert sein kann, sich die eigene Zukunft verbauen zu lassen, denn man hat nur ein Leben. Wenn keine Freude mehr dahinter steckt, wenn man dabei ist, seine Würde zu verlieren, dann weg. Egal wie. Auf eigene Beine stellen und sich morgens im Spiegel wieder anschauen können.

Der ideale Mann ist in meinen Augen einer, der wirklich Mann ist. Der stark genug ist, Schwächen zuzulassen, der wie ein Fels im Strom steht, ohne ein aufgesetztes Machogehabe an den Tag legen zu müssen, einer, der sich seine eigene Meinung bilden kann, egal ob über Politik, Sport oder Kunst, einer, der selbst hemmungslos genießen aber genauso Genuss schenken kann, einer, der seine zehn Zentimeter nicht für den Nabel der Welt hält, einer, der seine Ejakulation nicht mit sexueller Erfüllung verwechselt, einer, der morgens überraschend das Frühstück ans Bett bringt, einer, der einkaufen, putzen und bügeln kann. Der idealste Mann ist einer, der eigentlich keine Frau braucht, denn da läuft keine Frau Gefahr, in die Abteilung Dienstleistungsgewerbe gesteckt zu werden.

Wie sieht der Mann aus, mit dem Gaby Hauptmann glücklich ist?

Gaby Hauptmann: Ich könnte jetzt Name und Adresse nennen, tu ich aber nicht, denn in wenigen Ausnahmefällen bin auch ich ein totaler Egozentriker, und das ist so ein Fall. Sprich: Alles meins!

Küssen, kuscheln & Co.

Wenn die Schmetterlinge im Bauch umherschwirren, dann ist es wieder mal so weit: Wir sind verliebt! Manchmal passiert es gerade zur rechten Zeit und am rechten Ort, manchmal melden sich die Gefühle aber auch ganz unverhofft und bringen das Leben gehörig durcheinander. Wie dem auch sei: Verliebt zu sein ist wunderbar – es prickelt im ganzen Körper, die Phantasie ist auf vollen Touren, und ungeahnte Kräfte werden frei.

Wenn die Zuneigung dann auch noch auf Gegenliebe trifft, scheint das Glück perfekt zu sein. Schmusen, küssen, kuscheln – den Geliebten oder die Geliebte würden wir am liebsten mit Haut und Haaren fressen. Und dann ist es auch ganz natürlich, irgendwann Sex zu haben – was ungeheuer aufregend ist und rundum befriedigend sein kann. Sehr religiöse Frauen warten damit so lange, bis sie verheiratet sind. Doch die meisten Verliebten wollen die körper-

Tipp: Fragen Sie Ihren Partner, in welchem Moment er sich in Sie verliebt hat und wie er das empfunden hat. Es kann sein, dass Sie sich zu einem ganz anderen Zeitpunkt in ihn verguckt haben. Gespräche über das Verliebtsein können sehr anregend sein.

liche Nähe auch ohne Trauschein genießen. Sie sprechen selbstbewusst das Thema »Verhütung« an, um sich gemeinsam für die jeweils »richtige« Methode zu entscheiden (siehe Seite 106 ff.). Wer Sorge hat, sich mit dem HI-Virus infiziert zu haben, lässt beim Arzt oder beim Gesundheitsamt einen Aidstest machen.

Dass ältere Frauen nach einigen Jahren des Zusammenlebens keine Lust mehr auf Sex haben, ist ein Irrtum: Die amerikanische Anthropologin Helen Fisher fand heraus, dass sich das sexuelle Verlangen bei fast zwei Drittel der von ihr befragten verheirateten Schwedinnen kaum verändert hatte. Jede Zehnte sagte sogar, dass sie mehr Lust empfand als sechs Jahre zuvor. Nur 27 Prozent der Frauen berichteten, dass ihre Libido zurückgegangen sei. Ursache seien widrige Lebensumstände und eine schwierige Partnerschaft, aber nicht das Alter. Eine Umfrage der Aachener Uniklinik ergab, dass drei Viertel der befragten Frauen zwischen 60 und 90 Jahren erotische Träume haben und sich selbst streicheln. Liebe, Erotik und Sex begleiten uns also unser ganzes Leben lang – und es liegt an jeder Frau selbst, ob und wie sie sich ihre Bedürfnisse erfüllt.

Auch Frauen haben Lust auf One-Night-Stands

Liebe ohne Sex: Das ist möglich, aber sicherlich schwierig. Denn die große Liebe ist erst dann perfekt, wenn es auch im Bett klappt. Herrscht jedoch monatelang Flaute, ist das meist ein Zeichen dafür, dass einer der beiden Partner Probleme hat oder dass in der Beziehung etwas nicht stimmt.

Sex ohne Liebe: Auch das ist möglich, aber manchmal nicht so einfach. Denn wer Lust auf einen One-Night-Stand hat, sollte die Spielregeln beherrschen: Denn nach dem Bettgeflüster oder zumindest am nächsten Morgen heißt es Abschied zu nehmen, ohne den anderen unbedingt wieder sehen zu wollen. Wenn sich's wieder mal ergibt, ist es schön. Wenn nicht, sollte man das akzeptieren.

Das Problem: Einige Frauen glauben, dass ein guter Liebhaber automatisch auch ein guter Lebenspartner ist, und hängen dem Sexabenteuer allzu lange nach. Wenn aber Gefühle mit ins Spiel kommen, wird die Sache meist recht kompliziert. Wer dann an einen One-Night-Stand-Profi geraten ist, hat kaum Chancen auf ein Happy End. Was jedoch jeder Frau – mit oder ohne Liebe, mit oder ohne Sex – unbenommen bleibt, ist die Selbstliebe. Denn wer sich selbst mag und streichelt, lernt sich besser kennen und ist unabhängig von den Launen anderer. Und dann kann man dem Partner auch besser erklären, wie man's gern hätte – was alles auf lange Sicht viele Vorteile hat.

Erogene Zonen finden

Sicherlich kennen Sie zwei oder drei Stellen an Ihrem Körper, an denen Sie besonders empfindlich sind. Bei zärtlichen Berührungen läuft Ihnen dann ein wohliger Schauer über den Rücken, oder Sie bekommen eine Gänsehaut. Wie intensiv Ihre Gefühle sind, hängt natürlich auch davon ab, wer Sie an den erogenen Zonen berührt.

Wenn Sie Lust haben, weitere sensible Stellen zu finden, können Sie sich allein oder zusammen mit Ihrem Partner oder Ihrer Partnerin auf Erkundungstour begeben: Streicheln Sie die Haut mit den Fingern, einer Feder, einem weichen Tuch oder einem kalten Gegenstand, reiben Sie mal etwas fester und dann wieder mit etwas weniger Druck, benutzen Sie Ihre Lieblingscreme oder ein Massageöl, nehmen Sie den Wasserstrahl Ihrer Dusche zu Hilfe – je unterschiedlicher die Berührungen sind, desto eher spüren Sie, was Ihnen gefällt.

Sie können auch Ihren Partner oder Ihre Partnerin einbinden: Stellen Sie sich zum Beispiel vor, Ihr Körper sei eine wunderbare Landschaft, die es zu entdecken gilt. Malen Sie sich aus, was die einzelnen Körperpartien in diesem neuen Land darstellen und denken Sie sich phantasievolle Namen dafür aus. Erkunden Sie gemeinsam alle Kurven, Rundungen und Nischen und genießen Sie es, wenn Ihr Partner oder Ihre Partnerin Ihren Körper mit der Nase, den

---

Sensible Haut

Der Tastsinn des Menschen wird schon im Mutterleib ausgebildet, wenn das Ungeborene eine Größe von etwa 2,5 Zentimeter hat. Babys und Kleinkinder haben besonders viele Tastpunkte an den Lippen und auf der Zunge, Erwachsene können Gegenstände am besten mit den Fingerspitzen ertasten.

Aber auch an anderen Körperstellen nehmen wir wahr, wenn uns etwas berührt: Die Tastrezeptoren reagieren bereits auf Eindellungen der Haut ab 0,01 Millimeter und auf den Druck durch Gewichte ab vier Milligramm.

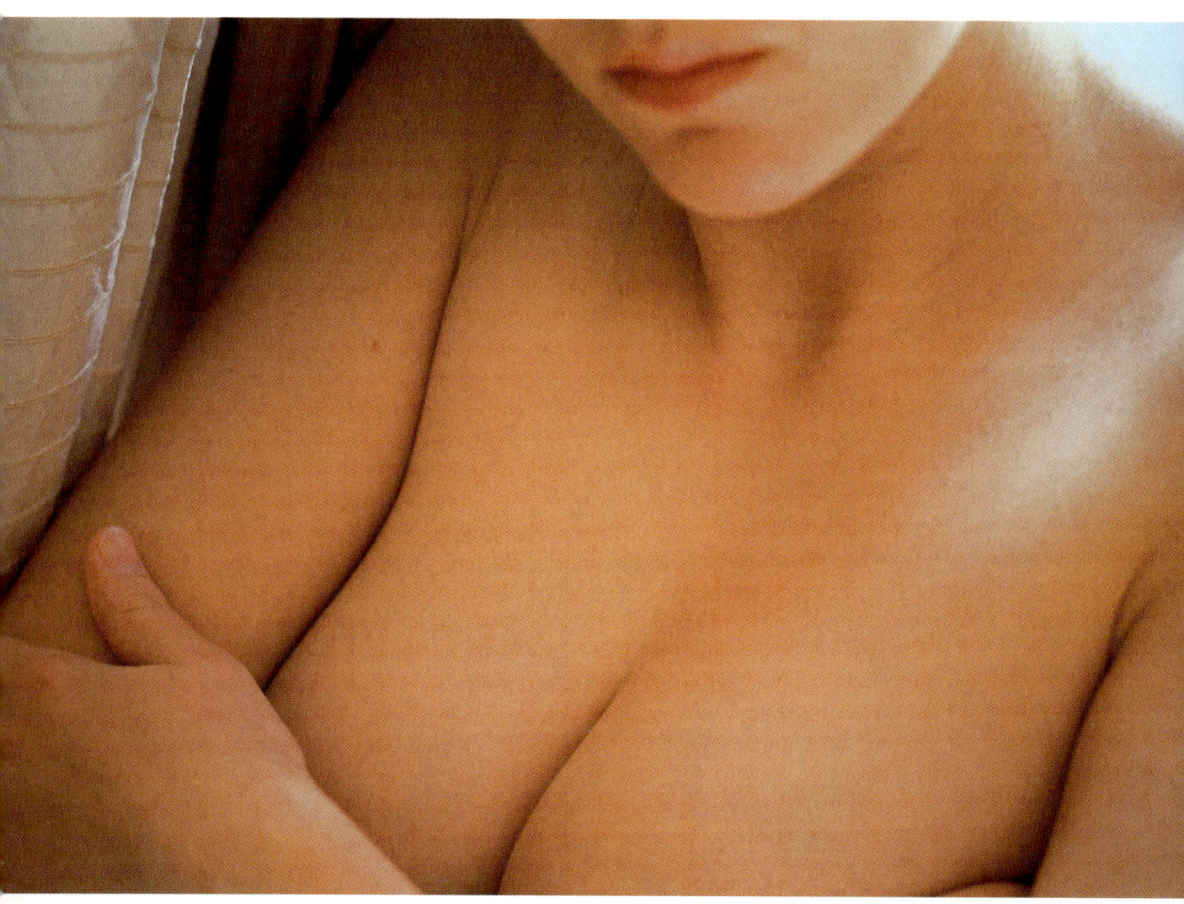

Die Haut ist sehr sensibel: Sie reagiert auf Berührungen sowie auf Wärme und Kälte. Ermutigen Sie Ihren Partner, all Ihre erogenen Zonen zu entdecken.

Lippen oder der Zunge erkundet. Schließen Sie am besten die Augen dabei: Ihre Haut reagiert auf Wärme und Kälte, Sie spüren Druck und Vibrationen, auch Schmerz kann Lust erzeugen.

Frau haben verschiedene erogene Zonen – pirschen Sie sich also langsam vor: vom Hals über den Nacken und die Ohrläppchen bis zu den Lippen, vom Dekolleté über die Brust bis zum Bauch, dann vielleicht vom Rücken bis zum Po. Auch ein »Umweg« über die Zehen und die Füße ist für viele Frauen verlockend. Besonders sensibel sind die Schenkel und die Vagina – dort gibt es einige Stellen zu entdecken, die Sie vielleicht bislang noch gar nicht so richtig kennen (G-Punkt, siehe Seite 98).

Schuld und Scham

Nicht jede Frau hat das Glück, ihren Körper und ihre Sexualität völlig frei von Scham- und Schuldgefühlen zu erleben. Häufig hatten die Erziehung und die Religion einen hemmenden Einfluss – und das selbst dann, wenn die Botschaften unterschwellig waren. Um Ihren Einstellungen, Gefühlen und Erfahrungen auf die Spur zu kommen, können Sie sich folgende Fragen stellen:

- **Welche Worte haben Sie als Kind** für die Scheide benutzt? Gab es überhaupt einen Begriff dafür oder hieß es nur »da unten«? Wer hat mit Ihnen darüber gesprochen? Was haben Sie dabei empfunden? Haben Sie zwischen den Zeilen etwas herausgehört? Welche Einstellung haben Sie heute dazu?

- **Mit wem haben Sie früher** über Ihren Körper, über Masturbation und Sex gesprochen? Von wem haben Sie am meisten Sachinformationen bekommen? Wen haben Sie selbst um Rat gefragt bzw. welche Literatur haben Sie sich gesucht? Wie haben Sie Ihren Körper und seine Veränderungen in der Pubertät erlebt? In welchen Situationen hatten Sie als Kind erotische Gefühle? Haben Sie sich in der Jugend selbst befriedigt? Welche Gefühle haben Sie dabei empfunden? Wie hat sich Ihre Einstellung im Laufe der Jahre verändert?

- **Wenn Sie mit Ihrer Sexualität** Schuld- und Schamgefühle verbinden: Wer hat versucht, solche Gefühle auf Sie zu übertragen? Wie haben Sie reagiert? Was ist daraufhin passiert? Welchen Einfluss haben die Medien auf Ihre Sexualität? Wie gut kommen Sie heute mit Ihren Schuld- und Schamgefühlen zurecht? Mit wem sprechen Sie darüber? Was hilft Ihnen, um Ihre Sexualität frei und sorglos zu genießen?

> **Wenn** Schuld- und Schamgefühle mit im Spiel sind, ist das laute Aussprechen der für Sie »heiklen« Themen meist schon der erste Schritt, um die Ängste langsam abzubauen. Damit der Knoten endgültig platzt, ist es sicherlich hilfreich, wenn Sie Ihren Körper liebevoll erkunden und so die eigenen Wohlgefühle (wieder) entdecken.

Sich selbst lieben

Im Deutschen gibt es leider keine schönen Worte für die sexuelle Selbstliebe: Vor hundert Jahren schrieb Mary Wood-Allen in ihrem Buch »Was ein junges Mädchen wissen muss« von der »Selbstbefleckung«, die von angenehmen Empfindungen begleitet werde, aber »höchst unheilvolle Folgen« haben solle. Glücklicherweise sind die Zeiten längst vorbei, in denen jungen Frauen eingeredet wurde, dass die »Selbstbefleckung« Energie- und Gedächtnisschwund, unreinen Teint und trübe Augen zur Folge habe und sogar zum Wahnsinn führen könne.

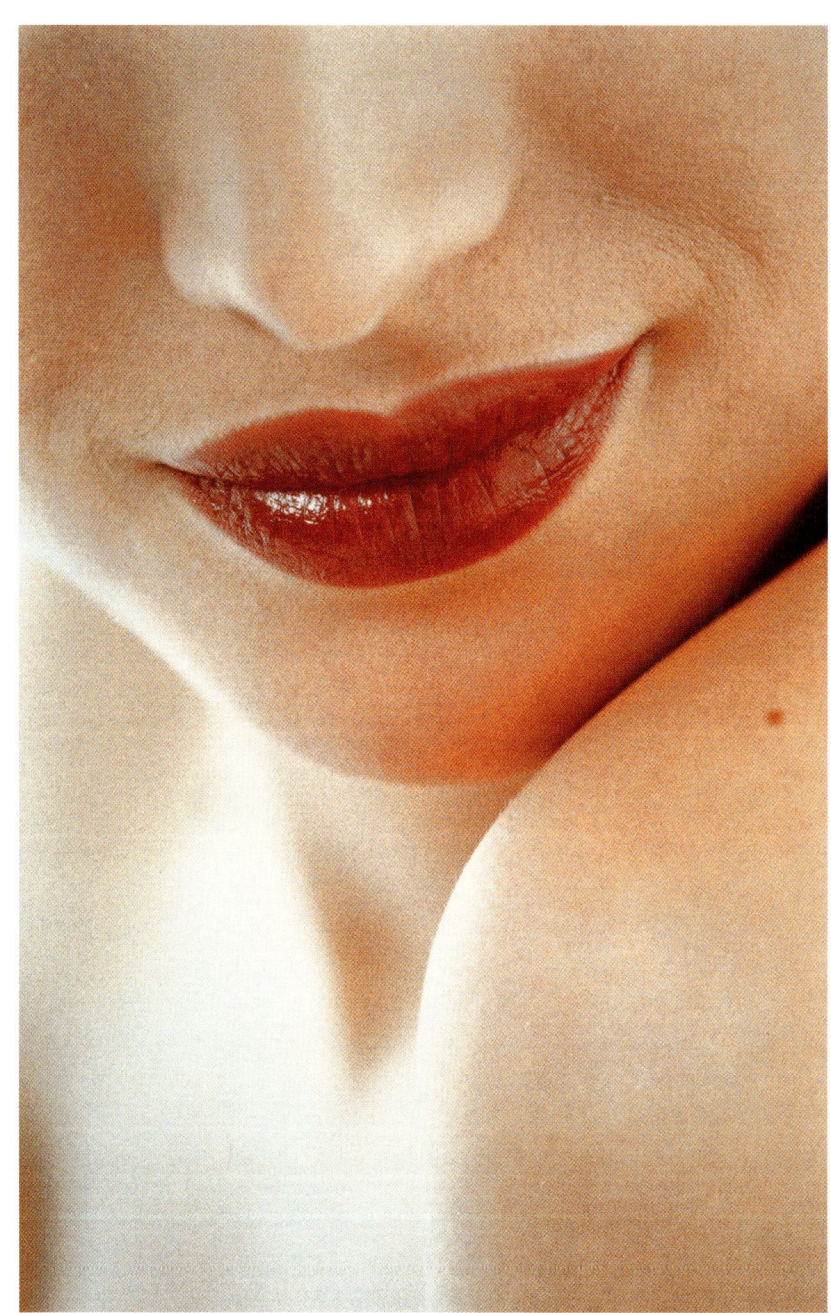

Viele Frauen lieben es, von ihrem Partner an allen Stellen ihres Körpers berührt zu werden. Vor allem beim Küssen kommen die meisten auf Hochtouren.

Die jungen Frauen von heute sind sexuell wesentlich aufgeschlossener als früher – doch auch die Worte »Selbstbefriedigung« und »Masturbation« drücken immer noch eine gewisse Distanz aus. Die Schweizer Sexualtherapeutin und Tantralehrerin Doris Christinger weist darauf hin, dass mit »Masturbation« eher eine Spannungsentladung gemeint sei, die ihre Berechtigung habe und auch Spaß machen könne. Die Tantra-Expertin spricht lieber von der »Selbstliebe«, denn: »Wir kommen mit uns selbst in Kontakt, wir berühren uns sexuell, lieben uns körperlich und geben uns das, was wir in der Regel anderen geben – Liebe.«

Mit der Selbstliebe hapert es bei einigen Frauen immer noch, denn ihnen scheint das Glück der anderen wichtiger zu sein als das eigene. Für eine erfüllte Sexualität ist es jedoch sehr wichtig, immer wieder wohlwollend und liebevoll mit sich selbst umzugehen – denn dann kann sich jede Frau unabhängig von einem Partner oder einer Partnerin ihre ganz eigene erotische Welt schaffen.

Schritt für Schritt zum Höhepunkt

Vor allem Frauen, die noch nie einen Orgasmus hatten oder die Probleme haben, mit ihrem Partner oder ihrer Partnerin zum Höhepunkt zu kommen, wird von Sexualtherapeuten empfohlen, den eigenen Körper Schritt für Schritt zu erkunden.

Wichtig dabei ist, alles langsam und behutsam angehen zu lassen. Denn wer sich gleich zu Anfang überfordert, ist schnell frustriert. Um ein besseres Körpergefühl zu bekommen und Ihre ruhenden Sexualenergien wieder zu wecken, sollten Sie mindestens einmal pro Woche Zeit für sich selbst reservieren:

- **Entspannen können Sie sich** in der Badewanne oder beim ausgiebigen Duschen. Schauen Sie Ihren Körper an, während Sie sich einseifen. Spüren Sie bewusst die Berührungen. Wie fühlt sich Ihre Haut an, wenn Sie sie mit den Händen oder den Fingerspitzen streicheln und wenn Sie einen Lappen, einen Schwamm oder einen Saunahandschuh benutzen? Hüllen Sie sich nach dem kalten Abduschen in ein vorgewärmtes Badehandtuch ein.
- **Wenn Sie vollkommen entspannt** sind, können Sie Ihren Körper mit dem Handspiegel erkunden: Heizen Sie das Schlafzimmer ein, ziehen Sie die Vorhänge zu und schalten Sie die Nachttischlampe ein. Legen Sie eine CD

mit romantischer Musik auf, zünden Sie Kerzen an, bauschen Sie ein paar Kissen am Kopfende des Bettes auf und setzen Sie sich gemütlich hin. Nehmen Sie den Spiegel und schauen Sie sich ganz genau Ihren Schambereich und Ihre Scheide an. Wenn Sie merken, dass Sie sich unwohl fühlen, legen Sie eine Pause ein. Denken Sie an etwas Schönes, hören Sie der Musik zu, träumen Sie einfach vor sich hin. Niemand drängelt Sie. Erst wenn Sie sich wieder entspannt haben, machen Sie weiter. Wenn Sie genug haben, hören Sie einfach auf. Vielleicht haben Sie an einem anderen Tag ja noch mal Lust, die Übung fortzuführen.

■ **Überlegen Sie,** welche sexuellen Phantasien und Träume Sie manchmal haben. Malen Sie sich alles ganz genau aus. Keiner weiß davon, Sie brauchen niemandem etwas zu erzählen. Wenn Sie Lust haben, können Sie sich Sze-

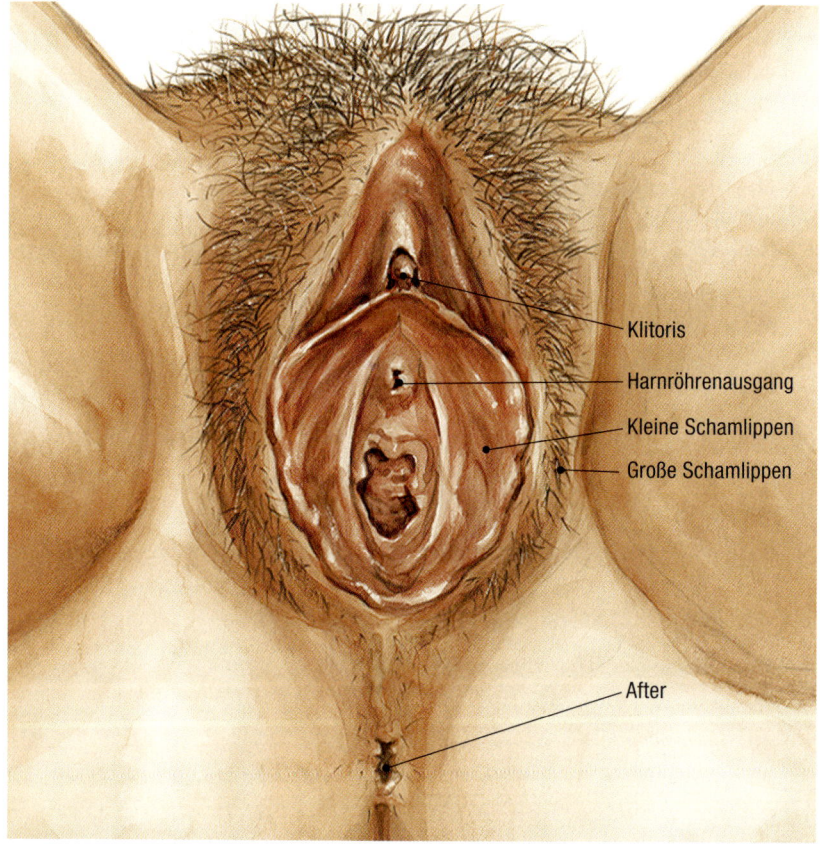

Klitoris

Harnröhrenausgang

Kleine Schamlippen

Große Schamlippen

After

Die Klitoris versteckt sich unter einer Haube, die sich bei sexueller Erregung zurückzieht. Nach innen setzt sie sich in Form einer Stimmgabel fort: Der etwa drei Zentimeter lange Schaft teilt sich auf in zwei etwa neun Zentimeter lange Stränge, die entlang der äußeren Schamlippen nach unten und innen verlaufen.

Die Klitoris ist das einzige Organ, das nur der Lust dient. Der äußere Teil, den man auch Glans, Kitzler, Krone oder Perle nennt, befindet sich dort, wo die inneren Schamlippen vorn zusammenkommen. Er ist bedeckt von einer mehr oder weniger großen Haube (Kapitell, Köpfchen, Kapuze). Was viele Frauen nicht wissen: Die Klitoris setzt sich innerhalb des Körpers fort: Der innen liegende Teil besteht aus einem etwa drei Zentimeter langen Schaft und zwei Ausläufern, die entlang der äußeren Schamlippen nach unten und innen verlaufen und etwa neun Zentimeter lang sind. In der gesamten Klitoris sind etwa 8000 Nervenfasern gebündelt. Sie sind mit weiteren 15000 Nervenfasern verbunden, die den unteren Beckenraum versorgen.

Wenn die Klitoris stimuliert wird, sammelt sich das Blut im Schaft. Dadurch vergrößert sie sich auf das Doppelte, und mit ihr wächst auch die Perle. Kurz vor dem Orgasmus wird die Perle wieder etwas kleiner und zieht sich zurück. Wahrscheinlich kann man den Schaft und die Ausläufer vom Inneren der Scheide aus stimulieren, was wiederum die Existenz des G-Punktes erklären würde. Auch wenn die Klitoris noch nicht besonders gut erforscht ist, wissen viele Frauen aus Erfahrung, dass sie launisch ist: Sie lässt sich zwar schnell erregen, verweigert sich aber sofort, wenn man sie drängt, verschreckt oder belästigt. Gehen Sie also liebevoll mit ihr um!

Die Klitoris setzt sich nach innen fort

nen, Bilder und Handlungen ausdenken und Ihre Geschichten aufschreiben. Anregungen finden Sie zum Beispiel in dem Buch von Nancy Friday: »Befreiung zur Lust. Frauen und ihre sexuellen Phantasien«.

- **Vielleicht haben Sie ja auch Lust,** etwas Anregendes zu kaufen, was Sie ganz für sich allein behalten? Wie wär's mit aufregenden Dessous, mit einem erotischen Roman, einem Vibrator oder einem Porno? Trauen Sie sich doch mal was!

- **Wenn Sie in Stimmung sind,** ölen Sie sich am ganzen Körper ein und benutzen für Ihre Scheide eine Gleitcreme. Wenn Sie leicht frieren, können Sie auch halbnackt bleiben – alles ist erlaubt und hat seine eigenen Reize. Denken Sie sich Ihr eigenes Selbstliebe-Ritual aus: Was auch immer Ihnen einfällt, probieren Sie es. Es gibt kein Richtig oder Falsch. Wichtig ist nur, dass Sie sich wohl fühlen. Entdecken Sie Ihren Körper mit beiden Händen, streicheln Sie sich liebevoll selbst oder nehmen Sie einen Vibrator zu Hilfe. Stimulieren Sie Ihre Klitoris auf alle erdenklichen Arten, die meisten Frauen kommen so zum Höhepunkt. Versuchen Sie aber nicht, gezielt einen Orgasmus hervorzurufen – unter Erfolgsdruck passiert meist gar nichts. Wenn Sie merken, dass Ihre Gedanken abwandern oder dass Sie keine Lust mehr haben, gönnen Sie sich eine Pause. Sie allein bestimmen, ob und wann Sie wieder anfangen sich zu streicheln.

- **Wichtig:** Es kann ein paar Monate dauern, bis Sie Ihre sexuelle Energie aus dem Dornröschenschlaf erwecken. Wenn Sie jedoch regelmäßig »üben« und sich viel Zeit geben, können Sie sich recht sicher sein, dass Sie irgendwann einen Orgasmus erleben werden.

Der Orgasmus

Jede Frau empfindet ihre Orgasmen anders, und sie wird auch ihre ganz eigenen Worte wählen, um zu beschreiben, was sie dabei empfindet. Medizinisch gesehen ist der Orgasmus ein Reflex, der durch intensive Stimulationen ausgelöst wird. Wissenschaftlich messen und vergleichen kann man nur die Dauer der orgiastischen Entladung, die etwa 20 Sekunden anhält. Wie intensiv eine Frau den Höhepunkt erlebt, kann nur sie selbst beurteilen – und das ist vielleicht auch ganz gut so. Denn wichtig ist nur, dass es ihr gefällt und dass sie dabei und danach zufrieden und glücklich ist.

Heiß diskutiert wird immer wieder, was denn nun besser, schöner oder intensiver sei – ein klitoraler oder ein vaginaler Orgasmus? Jede Frau muss selbst

Der G-Punkt Wahrscheinlich gibt es sie, diese erogene Zone, die nach dem deutschen Gynäkologen Ernst Gräfenberg benannt wurde und manchmal auch als weibliche Prostata bezeichnet wird. Der G-Punkt befindet sich gleich vorn am Scheideneingang, er kann aber auch bis zu fünf Zentimeter tief in der Scheide liegen. Um ihn zu ertasten, stimulieren Sie mit dem Finger die innere Vorderwand der Scheide. Das geriffelte Gewebe füllt sich allmählich mit Blut und schwillt zu einem Pölsterchen an. Schließlich fühlt es sich wie eine raue Zunge an.

Tipp Gehen Sie immer wieder mal auf Erkundungstour, dann finden Sie den G-Punkt vielleicht und entdecken eine ganz neue Form des Lustgewinns.

Etwa jede dritte Frau sondert während des Orgasmus eine Flüssigkeit ab, die aus den so genannten Skene'schen Drüsen stammt. Diese kleinen Gefäße befinden sich dort, wo die Blase in die Harnröhre mündet. Wenn eine Frau das erste Mal ejakuliert, erschrickt sie meist, weil sie Sorge hat, aus Versehen gepinkelt zu haben. Doch es handelt sich dabei nicht um Urin, sondern um eine »Fontäne der Lust«.

Legen Sie sich für den Fall der Fälle ein Handtuch unter die Hüften und freuen Sie sich, wenn's passiert.

Auch Frauen können eine Eja-kulation haben

herausfinden, was ihr am meisten Spaß macht. Vielleicht haben Sie ja das Glück und können es mal so und mal so erleben. Doch lassen Sie sich nichts einreden, wenn Sie vielleicht »nur« durch das Streicheln und Reiben der Klitoris einen Orgasmus erleben können – Sie sind dann in bester Gesellschaft: Etwa zwei Drittel der Frauen benötigen die direkte Stimulation der Klitoris, nur 28 Prozent »schaffen« es auch ohne. Das ergab eine Online-Umfrage der Zeitschrift Glamour unter 1500 Frauen.

Medizinisch lässt sich leicht erklären, warum es am ehesten mit dem klitoralen Orgasmus klappt: Die Klitoris ist nämlich dichter mit Nervenenden besetzt als die Vagina. Mit der Stimulation des Kitzlers kommen Frauen deshalb schneller und sicherer zum Ziel. Warum die Vagina nicht ganz so empfindsam ist, hängt damit zusammen, dass sie auch als Geburtskanal dient – eine extreme Sensibilität an dieser Stelle würde bei der Geburt wahrscheinlich nicht sonderlich angenehm sein.

Ein anderer Mythos rankt sich um die Frage, ob alle Frauen zu multiplen Orgasmen fähig sind. Wissenschaftlich beantworten lässt sich das (bislang) nicht. Tantra-Expertinnen wie Doris Christinger aus Zürich leiten interessierte Frauen erfolgreich an, wie sie von einem zum anderen Orgasmus schwimmen können.

Die amerikanische Anthropologin Helen Fisher fand heraus, dass vor allem solche Frauen mehrere Orgasmen bekommen können, die sich sehr intensiv mit ihrem Körper und ihrer Sexualität beschäftigen: Sie haben vieles ausprobiert und wissen, welches Ambiente, welche Stellung, welche Berührungen und welche Rhythmen sie bevorzugen. Um zu bekommen, was sie wirklich wollen, scheuen sie sich auch nicht, beim Sex die Regie zu übernehmen.

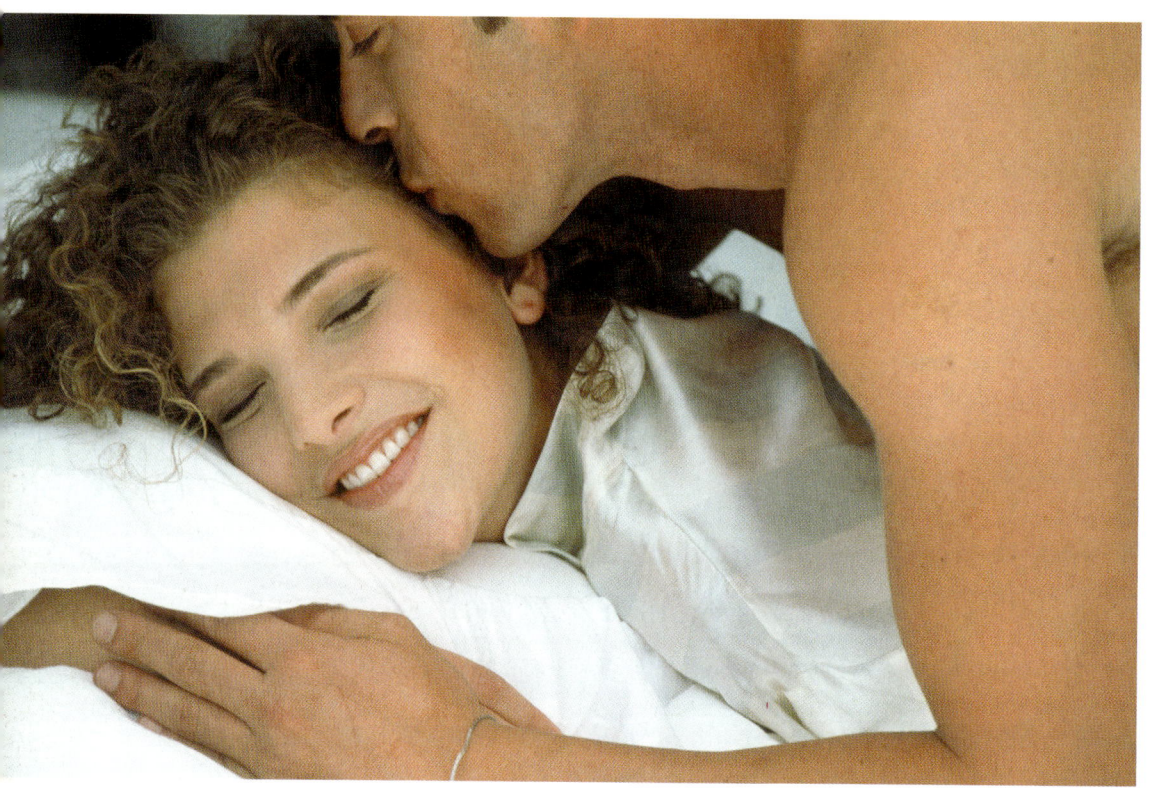

Jede zweite Frau hat schon mal einen Orgasmus vorgetäuscht. Doch auf lange Sicht macht das Schummeln niemanden glücklich. Besser wäre es, das Thema zu passender Gelegenheit anzusprechen und die eigenen Wünsche zu äußern.

Gemeinsam zum Höhepunkt?

In jedem guten Kinofilm gibt es mindestens eine Bettszene: Da liegt der Mann auf der Frau oder sie sitzt auf ihm, und nach ein paar Minuten bekommen beide zugleich einen Orgasmus. Andere Varianten des Liebesspiels werden aus dramaturgischen Gründen nur selten gezeigt.

Die Realität sieht jedoch etwas anders aus: 38 Prozent der Frauen sagen, dass »jemand Hand anlegen« muss, damit sie zum Höhepunkt kommen. 28 Prozent erklären, dass der Geschlechtsverkehr allein nicht ausreicht. Und drei Prozent kommen nur mit einem Vibrator zum Orgasmus – das ergab eine Online-Umfrage der Zeitschrift Glamour unter 1500 Frauen.

In Kinofilmen sieht das alles so einfach aus: Eine Frau braucht »nur« den richtigen Liebhaber zu finden, dann klappt's auch im Bett. Im wahren Leben scheinen diese einfühlsamen Männer jedoch rar gesät zu sein, denn nur jede

Sie stöhnen und keuchen, doch es ist alles nur Fake: 55 Prozent aller Frauen täuschen zumindest gelegentlich einen Orgasmus vor. In Ausnahmefällen mag es ja in Ordnung sein, wenn eine Frau so tut »als ob«. Doch wenn sie nur selten oder nie zum Höhepunkt kommt, wird sie durch das vorgetäuschte Stöhnen auch nicht glücklicher. Denn wie soll der Mann dann ahnen, dass sie nicht in Stimmung ist, dass sie für das Liebespiel noch etwas mehr Zeit braucht oder auf eine ganz andere Art verwöhnt werden möchte?

Es macht wenig Sinn, das Thema kurz vor oder nach dem Sex anzuschneiden. Warten Sie lieber auf eine Gelegenheit, wo Sie entspannt zusammensitzen und sich in Ruhe unterhalten können. Erklären Sie Ihrem Partner, dass es Ihnen wichtig ist, sexuell befriedigt zu sein, und bitten Sie ihn, Ihnen zu helfen. Überlegen Sie gemeinsam, was Ihnen gut tun könnte.

Vielleicht wirkt es ja entspannend auf Sie, wenn Ihr Partner beim nächsten Mal Ihnen zuliebe seinen eigenen Orgasmus zurückstellt? Oder Sie streicheln sich selbst bis kurz vor den Höhepunkt und bitten ihn dann weiterzumachen?

Wenn alles nichts hilft und Sie weiterhin mit Ihrem Partner glücklich sind, können Sie allein oder zusammen eine Sexualtherapie beginnen. Wenn Ihre Beziehung aber schon zerrüttet ist und Sie keine Lust mehr auf Sex haben, sollten Sie ernsthaft überlegen, sich zu trennen – mit einem liebevollen und einfühlsamen Partner kann es unter Umständen viel einfacher »klappen«.

zweite Frau sagt, dass sie beim Sex häufig, meistens oder fast immer einen Orgasmus hat. Doch ob diese Frauen es schaffen, jedes Mal zugleich mit ihrem Partner zu kommen, darf bezweifelt werden. Denn solche Momente sind selten – nehmen Sie sie also als ein besonderes Geschenk und lassen Sie sich von niemandem einreden, dass erst ein gemeinsamer Höhepunkt den Sex perfekt macht. Sprechen Sie in einer ruhigen Minute mit Ihrem Partner darüber. Vielleicht kommen Sie ja beide darauf, dass Ihnen andere Dinge viel wichtiger sind.

Wenn Ihnen das gemeinsame sexuelle Erleben sehr wichtig ist, können Sie überlegen, ein Tantra-Seminar zu belegen: Dort erfahren Sie in Theorie und Praxis Spannendes über den tantrischen Lebensweg und das Zusammenspiel der weiblichen und männlichen Sexualenergie. Die Übungen können Sie allein oder mit Ihrem Partner machen.

Sexuelle Probleme lassen sich meist lösen

Leider können nicht alle Frauen eine erfüllte Sexualität erleben: Die einen haben nur selten Lust auf Sex und fühlen sich von ihrem Partner oder ihrer Partnerin häufig bedrängt. Andere bedauern, dass der Sex im Laufe der Zeit immer langweiliger geworden ist und dass sie nicht richtig auf Touren kommen. Und wieder andere sind traurig darüber, dass sie nicht zum Höhepunkt kommen oder nur selten Orgasmen erleben.

Mediziner und Sexualwissenschaftler sprechen von sexuellen »Störungen«, wenn es im Bett nicht so klappt, wie es sollte. Doch lassen Sie sich von niemandem einreden, dass Sie »gestört« sind – Sie haben vielleicht kleine oder größere Probleme mit Ihrer Sexualität, aber die lassen sich in den meisten Fällen lösen. Seien Sie zuversichtlich und wenden Sie sich an eine Ärztin oder an eine Psychotherapeutin, die sich auf sexuelle Themen spezialisiert hat. Wichtig: Eine Therapie hat nur dann Aussicht auf Erfolg, wenn die Frau bzw. beide Partner ernsthaft daran interessiert sind, dass sich die Situation verbessert.

Eine Sexualtherapie basiert auf den Methoden der Verhaltenstherapie und der Paartherapie. Hinzu kommen spezielle Techniken der Gesprächsführung, da viele Paare verlernt haben, aufeinander einzugehen und genau zu sagen, was sie sich vom anderen wünschen und was sie nicht so gern mögen.

Wenn Frauen keine Lust auf Sex haben...

In Ihre Praxis kommen hin und wieder auch Frauen, die keinen Spaß am Sex haben. Was raten sie diesen Frauen?

Professor Hesch: Mein Fachgebiet ist die Endokrinologie, also die Lehre der Hormone und Drüsen. Als Arzt kümmere ich mich natürlich vor allem darum, organische Ursachen zu finden. Im Gespräch mit der Patientin versuche ich aber auch immer, das Thema Sex direkt anzusprechen: Welche Beziehung haben Sie zu Ihrem Körper? Wie haben Sie sich während der Pubertät gefühlt? Wie war Ihre erste Liebe? Warum haben Sie jetzt keine Lust auf Sex? Seit wann ist das so? Gab es ein einschneidendes Erlebnis, das Ihre Sexualität beeinträchtigt hat? Wie halten Sie es mit der Selbstbefriedigung? Wie einfühlsam ist Ihr Partner? Hatten Sie mit einem früheren Partner mehr Spaß im Bett?

Solche Gespräche gehen weit über das hinaus, was man von einem Endokrinologen erwartet. Geben Sie auch konkrete Tipps, was die Frau tun kann, damit es im Bett besser läuft?

Professor Hesch: Viele Frauen haben kein Zutrauen in ihren Körper und ihre Sexualität. Dann hilft es auch nicht viel, wenn sie ihre Probleme vom Kopf her verstehen. Viel wichtiger ist es, die Frauen zu ermutigen, die uneingeschränkte Lust am eigenen Körper wieder genießen zu wollen. Ich gebe ihnen Beispiele und erkläre Übungen. Zudem verweise ich auf das Buch von Lou Paget, in dem erklärt wird, wie lustvoll Frauen die Selbstbefriedigung entdecken. Ich bin überzeugt davon, dass nur derjenige, der sich selbst zum Orgasmus bringen kann, diesen auch in der Partnerschaft erleben kann. Eine gekonnte Masturbation ist also immer der erste Schritt zum Glück zu zweit.

Welche Rolle spielen die Männer, wenn es im Bett nicht richtig klappt?

Professor Hesch: Jeder Mann muss lernen, dass es einer tiefen Verletzung der Frau gleichkommt, wenn er nicht darauf achtet, ob sie mit ihm gemeinsam zum Orgasmus kommt. Wenn sie nur »hinhält«, sollte sich der Mann ernsthaft fragen, was das mit ihm zu tun hat. Ein Mann, der sich liebevoll emotional und vor allen Dingen körperlich seiner Partnerin zuwendet, kann ihre gestörte körperliche Biographie »heilen«. Aber welcher Mann hat das schon gelernt und welcher Mann kann das? Eine »Liebeserziehung« gibt es nicht. Und so kommen zwei Menschen zusammen, die nur selten eine Naturbegabung zur Liebe haben, die sich ihre Sexualität meist mühevoll erworben haben oder die niemals so richtig glücklich beim Sex sind. Vieles würde besser, konfliktloser und harmonischer ablaufen, wenn unsere Gesellschaft Wert darauf legen würde, dass die Menschen eine erfüllte und aggressionslose Sexualität leben könnten. Auch einfühlsame Anleitungen würden jungen Leuten sicherlich helfen.

Was passiert, wenn eine Frau über Jahre hinweg keinen Spaß im Bett hat oder keinen Orgasmus erleben kann?

Professor Hesch: Die »unbefriedigte Frau« ist auch immer eine »unzufriedene Frau«. Da das wertvollste und befriedigendste sinnliche und körperliche Erlebnis nicht erreicht werden kann, beginnt die Flucht in Ersatz, in Konsum, in Ansprüchlichkeit, in enttäuschte Aggression, in Rauchen, Alkohol und teure Ausstattung. Unzufriedene Frauen machen also dasselbe wie erektionsgestörte Männer: Sie fliehen, und zwar auf ihre ganz eigene Art.

»Eine gekonnte Masturbation ist immer der erste Schritt für das Glück zu zweit.«
Rolf-Dieter Hesch

Doch eine Flucht kann den wahren Verlust nicht ersetzen, die Frau bleibt weiterhin unglücklich. Die Partnerschaft leidet und wird gelegentlich nur noch durch Wirtschaftsinteressen und Konsum zusammengehalten. Kinder aus einer solchen Beziehung kennen keine Liebe, keine Grenzen und keine Leitlinien, für die es sich lohnen würde sich zu engagieren - ein Symbol der gegenwärtigen westlichen Gesellschaft.

Viele Frauen, die Zyklusstörungen haben oder ungewollt kinderlos sind, haben keine große Lust am Sex. Was empfehlen Sie diesen Frauen?

Professor Hesch: Natürlich ist der Orgasmus nicht unbedingt erforderlich, um schwanger zu werden. Aber es fällt tatsächlich auf, dass immer mehr Frauen mit Zyklusstörungen und fehlendem Orgasmus kinderlos bleiben (siehe auch »Ungewolle Kinderlosigkeit«, Seite 143 ff.).

Bedürfnis nach lustvoller Liebe

Viele Frauen erleben zu Anfang und in der Mitte der Wechseljahre fast noch einmal so etwas wie einen Schub an erotischen und sexuellen Bedürfnissen. Wenn sie diese Wünsche zulassen und das Liebesleben genießen können, erleben viele Frauen zum ersten Mal einen wirklichen Orgasmus.

Einige Frauen entscheiden sich in dieser Phase, einen jungen Lebenspartner zu suchen, um mit ihm ein intensives Sexualleben zu haben. Die meisten Frauen wissen, dass diese Phase recht kurz ist, doch das bedauern sie nicht. Ihnen geht es weniger um das, was wir »Liebe« nennen, sondern um Erotik und pure Lust. Jede Frau sollte sich diesen Genuss leisten, wenn die sonstigen Randbedingungen dies zulassen.

Eine Liebesgeschichte, die auf einer solch lustvollen Sexualität basiert, beschreibt die Autorin Maria Norovska einfühlsam in ihrem jüngsten Roman »Der russische Geliebte«.

In den Wechseljahren haben einige Frauen das Bedürfnis, mit ihrem Lebenspartner eine erfüllende Sexualität zu haben. In dieser Lebensphase sind Offenheit und ehrlicher Genuss auf beiden Seiten die Voraussetzung für eine glückliche und erfüllte Partnerschaft. Einige Frauen haben das Glück, einen Partner zu haben, der es gelernt hat, ihren Orgasmus zu begleiten. Schwieriger wird es, wenn der ältere Mann Erektionsprobleme hat – aber auch dann lassen sich Lösungen finden.

Sprechen Sie mit Ihrem Partner über Ihre Sorgen und Wünsche. Ob die sexuelle Lust aufgrund der Hormonveränderungen schwindet, konnten Studien übrigens bislang nicht beweisen.

Der Pubococcygeus-Muskel (kurz PC-Muskel) ist eine Muskelschicht, die wie eine Hängematte im Beckenraum liegt und ihn im Schritt nach unten hin abschließt. Der Muskel wird von der Harnröhre, der Scheide und dem After durchdrungen. Wo er genau sitzt, können Frauen spüren, wenn Sie beim Harnlassen kurz anhalten. Vor allem bei Harninkontinenz wird empfohlen, den Beckenbodenmuskel gezielt zu trainieren. Die so genannten Kegel-Übungen, die nach dem deutschen Arzt Arnold Kegel benannt wurden, können aber auch das Lustempfinden steigern und die Orgasmen intensivieren. Denn je mehr sich der Muskel anspannt, desto fester kann er die Scheide (und den Penis) umschließen. Die dortigen Nervenenden regen das Gehirn an, sexuelle Lust zu entwickeln.

Die Übung: Atmen Sie ein und ziehen Sie den Beckenbodenmuskel dabei zusammen. Halten Sie die Spannung und zählen Sie bis drei. Lassen Sie den Muskel mit der Ausatmung wieder los. Versuchen Sie, nur den Beckenbodenmuskel anzuspannen, aber nicht die Gesäßmuskeln. Nach einigen Wiederholungen wird Ihre Scheide warm, weil sie gut durchblutet ist. Wenn Sie täglich üben, können Sie die Anzahl der Kontraktionen allmählich auf 20 bis 50 steigern – der Muskelkater ist dann aber vorprogrammiert. Wenn Sie die Beckenbodenmuskeln beim Sex anspannen und entspannen, werden Sie merken, dass die Bewegungen Ihre Scheide und den Penis Ihres Partners stimulieren.

So trainieren Sie Ihren Liebesmuskel

Manchmal ist aber auch die partnerschaftliche Beziehung schlichtweg »verbraucht«, dann leidet auch der Sex darunter. In einigen Fällen hilft ein ehrliches Gespräch, damit der Mann nicht glaubt, er sei definitiv impotent geworden, und sich die Frau nicht einbildet, dass sie ihren Mann zu wenig sexuell stimuliert. Vorwürfe dieser Art rufen nur unnötige Versagensängste hervor. Wenn die Liebe noch zusammenhält, können Paare aber auch ohne Sex noch viele Jahre glücklich zusammenleben.

Nicht selten verschwindet aus einer ansonsten guten Paarbeziehung auch die Liebe – jene tiefe Zuneigung, mit dem anderen zu einem gemeinsamen Leben zu verschmelzen. Dann bleibt oft nur noch die Vernunft, die beide zusammenhält – aber dies ist nicht die schlechteste Basis für eine andauernde gute Beziehung, weil ja immer noch die Erinnerung an die schönen Zeiten bleibt. Sollte diese Lebensphase getragen werden von Missverständnissen und unterschiedlichen Lebenskonzepten mit täglichen Vorwürfen, mürrischem Schweigen oder Beleidigungen, sollte man auch im Alter den Mut haben, eine solche Beziehung noch zu beenden – vielleicht ergeben sich ja daraus ganz neue Chancen.

Verhütungsmethoden

Viele Paare finden es lästig, über das Thema »Verhütung« zu sprechen – vor allem, wenn sie frisch verliebt sind, können solche Gespräche schon mal ein Lustkiller sein. Doch es hilft alles nichts: Wer Sex hat, aber (zurzeit) keine Kinder will, kommt nicht drumherum, sich über die Verhütung Gedanken zu machen.

Bislang gibt es nur wenige Möglichkeiten, die für den Mann in Frage kommen (siehe Seite 120). Deshalb ist es vor allem Sache der Frau zu entscheiden, mit welcher Methode sie sich zurzeit am wohlsten fühlt. Grundsätzlich gibt es kein Verhütungsmittel (Kontrazeptivum, Mehrzahl: Kontrazeptiva), das alle Bedürfnisse erfüllt. Welche Methode zum jetzigen Zeitpunkt die richtige für Sie ist, hängt von vielen Faktoren ab: von Ihrem Sicherheitsbedürfnis, von Ihrer privaten, beruflichen und finanziellen Situation, von Ihrem Alter – und natürlich auch von Ihrem Partner.

Verhütung mit Hormonen
Die Kombinationspille mit Östrogen und Gestagenen

Wie funktioniert's? Die Kombinationspille enthält Östrogen und Gestagene. Die Dosis der Mikropille liegt unter 50 Mikrogramm Östrogen pro Tag. Die Art der Hormone und die Tages- bzw. Monatsdosis können unterschiedlich sein, niedrig dosierte Hormone können auch kontinuierlich eingenommen werden, man geht dann von 28 statt 21 Tagen aus (siehe Seite 132 ff.).

Wirkung: Östrogen und Gestagene verhindern den Eisprung, verdichten den Schleimpfropf im Muttermund und tragen dazu bei, dass sich die Gebärmutterschleimhaut nicht aufbaut; bei der Langzeitpille kommt es nicht mehr zur Abbruchblutung.

Pearl-Index: sicher (PI 0,2 bis 0,5).

Für wen geeignet? Vor allem für junge Frauen; Langzeitpille geeignet für Frauen, die keine Abbruchblutung bekommen wollen.

Der Statistiker Raimund Pearl erfand 1932 eine Rechenmethode, um die Versager-quote eines Verhütungsmittels angeben zu können. Der Pearl-Index (PI) gibt an, wie wirksam das Mittel selbst ist und wie häufig Herstellungsfehler vorkommen. Es bezieht aber auch mit ein, wie oft Frauen und Männer das Mittel falsch anwenden. Die in den verschiedenen Quellen angegebenen Zahlen sind oft unterschiedlich, weil die Umfragen unter verschiedenen Bedingungen zustande kommen.

Der Pearl-Index

Berechnung: Der Pearl-Index gibt die Anzahl der Schwangerschaften an, die bei 100 Frauen auftreten, wenn sie ein Jahr lang mit ihrem Partner eine bestimmte Ver-hütungsmethode anwenden. Je niedriger also die Versagerquote ist, desto sicherer ist das Verhütungsmittel. Ein Pearl-Index kleiner als 5 bedeutet, dass die Verhütungs-methode sicher bzw. relativ sicher ist. Bei einem Pearl-Index zwischen 5 und 30 gel-ten die Methoden als mittel zuverlässig bis vollkommen unzuverlässig.

Berechnung

Beispiel: Ein Pearl-Index von 2 bedeutet: Wenn 100 Paare ein Jahr lang dieses Ver-hütungsmittel benutzen, treten durchschnittlich zwei Schwangerschaften ein.

Beispiel

Vorteile: macht spontanen Sex möglich; bessert Akne und unregelmäßige oder besonders schmerzhafte Monatsblutungen, schwächere oder keine Blutung; nach dem Absetzen der Pille kann schon im darauf folgenden Zyklus wieder ein Eisprung stattfinden.

Nachteile: Die Pille muss vom Arzt alle drei Monate verordnet werden, eine fal-sche Dosierung erhöht das Risiko von Bluthochdruck und Thrombose; bei zu hoch dosierten Kombi-Pillen sind Übelkeit, Migräne, Kopfschmerzen, Ge-wichtszunahme, Brustspannen und Zwischenblutungen möglich.

Kosten: Mikropille: 6 bis 12 Euro pro Zyklus; Langzeitpille: 8 bis 16 Euro pro Monat.

Die Minipille aus Gestagen

Wie funktioniert 's? Die Minipille enthält nur Gestagen. Bei den Standardprä-paraten setzt nach 21 Tagen eine Abbruchblutung ein, in 20 Prozent der Fälle bleibt sie aus.

Wirkung: Reine Gestagen-Pillen verdicken den Muttermundschleim, die Pille aus Desogestrel oder Levonorgestrel verhindert zudem den Eisprung, was die Verhütung sicherer macht.

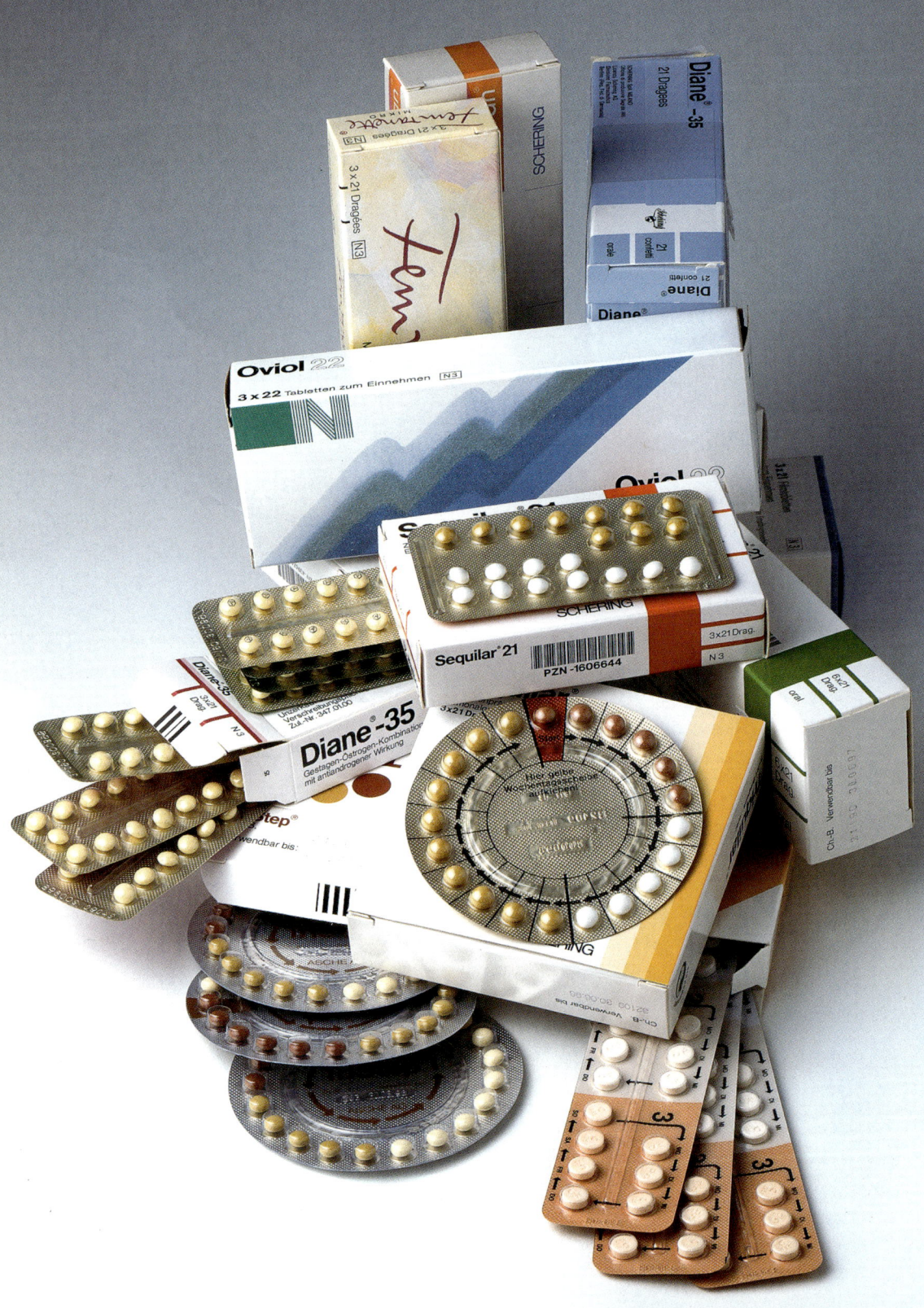

Pearl-Index: relativ sicher (PI 0,2 bis 2,6).

Für wen geeignet? Für Frauen, die die Kombi-Pille nicht vertragen oder nicht nehmen dürfen, zum Beispiel Raucherinnen; nicht geeignet für Frauen mit Neigung zur Unpünktlichkeit.

Vorteile: macht spontanen Sex möglich; nach dem Absetzen der Pille kann schon im darauf folgenden Zyklus wieder ein Eisprung stattfinden.

Nachteile: muss vom Arzt alle drei Monate verordnet werden, kann Östrogenmangel hervorrufen und daher Akne verschlechtern, muss immer zur gleichen Uhrzeit genommen werden, was problematisch bei Fernreisen sein kann; Brustspannen und Migräne treten seltener auf als bei Kombi-Pillen, möglich sind lang anhaltende Schmierblutungen durch den Östrogenmangel, Gewichtszunahme und Akne.

Kosten: 9 Euro pro Zyklus.

Pille vergessen

Wenn Sie versehentlich eine Pille ausgelassen haben, sollten Sie das möglichst innerhalb von sechs bzw. zwölf Stunden nachholen (siehe Beipackzettel des Präparates). Auch sonst nehmen Sie die restlichen Pillen wie vorgesehen weiter. Falls Sie diese Frist überschritten haben, können Sie sich vom Arzt eine »Pille danach« verordnen lassen (siehe Seite 122). Falls Sie Sorge haben, schwanger geworden zu sein, sollten Sie sich so bald wie möglich an Ihre Ärztin oder Ihren Arzt wenden.

Höheres Krebsrisiko?

Immer wieder wird diskutiert, ob die Pille das Risiko erhöht, an Krebs zu erkranken. Vor allem das Thema »Brustkrebs« steht im Mittelpunkt der Forschung, da Brustkrebs nicht nur die häufigste Krebsform bei Frauen ist, sondern auch die Liste der Todesfälle anführt.

Abbildung links:
Wenn Sie mit der Pille verhüten wollen, haben Sie verschiedene Produkte zur Auswahl: Die Mikropille enthält Östrogen und Gestagene, die Minipille besteht aus Gestagen. Die Tagesdosis ist geringer, wenn die Frau die Pille ohne Unterbrechung nimmt.

Vaginalring gibt drei Wochen lang Hormone ab	Der Vaginalring, der im Februar 2003 auf den deutschen Markt kam, ist ein biegsamer, 4 mm dicker Ring mit einem Außendurchmesser von 54 Millimetern. Er enthält zwei Depots, aus denen kontinuierlich Östrogen und Gestagene frei gesetzt werden. Der Vaginalring wird am ersten Zyklustag mit der Hand tief in die Scheide eingeführt und nach drei Wochen wieder entfernt und entsorgt.
Pearl-Index	sicher (PI 0,65).
Für wen geeignet?	Er ist geeignet für Frauen, die nicht jeden Tag an die Pilleneinnahme denken wollen; nicht geeignet für Raucherinnen, kritisch bei Übergewicht, hohem Blutdruck, Herzrhythmusstörungen, Krampfadern, Migräne und Neigung zu Thrombosen; während der Stillzeit nicht empfohlen.
Vorteile	Spontane Sexualität ist möglich, muss nicht vom Arzt angepasst werden.
Nachteile	Kopfschmerzen, Entzündungen der Scheide und weißlicher Scheidenausfluss bei jeweils fünf bis sechs Prozent der Frauen, möglich sind Gewichtszunahme, Übelkeit, Bauchschmerzen, Brustschmerzen, depressive Verstimmungen, Menstruationsstörungen, Akne, verminderte sexuelle Lust, Migräne, Gefühl eines Fremdkörpers.
Kosten	30 Euro pro Stück.

Brustkrebs: 1998 erkrankten 46 295 Frauen in Deutschland an Brustkrebs, im selben Jahr starben 17 616 Frauen daran – die meisten Frauen waren über 60 Jahre alt.

Welche Wirkung die Pille auf das Brustkrebsrisiko hat, wurde bei einer so genannten Reanalyse der bis 1996 weltweit veröffentlichten Untersuchungen ermittelt. Die Studie umfasste mehr als 50 000 Brustkrebsfälle und mehr als 100 000 Kontrollen. Das Ergebnis: In dem Zeitraum, in dem die Frauen die Pille nehmen und bis zu zehn Jahre danach, ist das Risiko, an Brustkrebs zu erkranken, geringfügig erhöht. Danach ist es ebenso groß wie bei Frauen, die niemals die Pille genommen haben. Wenn bei Pillennutzerinnen Brustkrebs festgestellt wurde, war die Erkrankung nicht so weit fortgeschritten wie bei Frauen, die niemals die Pille genommen hatten.

Für eine amerikanische Studie (Juni 2002) wurden 4 575 Frauen im Alter zwischen 35 und 64 Jahren interviewt, die Brustkrebs bekommen hatten. In der

Vergleichsgruppe waren 4682 gesunde Frauen. Ganz gleich, ob die Frauen die Pille derzeit einnahmen oder früher eingenommen hatten: Deren Brustkrebsrisiko war nicht signifikant erhöht.

Gebärmutter- und Eierstockkrebs: Viel seltener als Brustkrebs sind Gebärmutterkrebs (1998: 10138 Neuerkrankungen, 2824 Sterbefälle) und Eierstockkrebs (7437 bzw. 5847). Studien ergaben, dass die Pille das Risiko für Eierstock- und Gebärmutterkrebs deutlich senkt.

Gebärmutterhalskrebs: 1998 erkrankten 7017 Frauen an Gebärmutterhalskrebs, 2020 starben daran. Bei einem Gebärmutterhalsabstrich können jedoch selbst früheste Krebsformen erkannt werden. Leider nimmt höchstens die Hälfte aller berechtigten Frauen an der regelmäßigen Krebsvorsorge teil. Die Todesfälle beziehen sich also wahrscheinlich auf die Frauen, die nicht regelmäßig zur Krebsvorsorge gegangen sind.

Brustkrebs durch Hormongaben?

Viele Frauen, die die Pille nehmen, befürchten ein höheres Brustkrebsrisiko. Welche Meinung haben Sie dazu?

Professor Hesch: Es dauert meist 10 bis 15 Jahre, bis ein Brustkrebs entdeckt wird. Demzufolge kann man auch nicht argumentieren, dass unter einer fünf Jahre dauernden Hormonbehandlung Brustkrebs entstanden sein soll. Es kann höchstens sein, dass das bösartige Gewebe durch die Hormonbehandlung rascher gewachsen ist und aufgrund seiner Größe früher entdeckt wurde. Entstanden kann der Krebs aber durch eine solche Behandlung nicht sein.

Sie empfehlen Frauen, die Pille bis zu den Wechseljahren zu nehmen. Erhöht sich dann das Risiko nicht?

Professor Hesch: Moderne niedrig dosierte Pillen erhöhen das Brustkrebsrisiko nicht. Es gibt sogar Hinweise darauf, dass sie das Risiko senken können.

Depotspritze

Achtung: In Deutschland gibt es eine Zulassungsbeschränkung. Die Anwendung ist auf Frauen begrenzt, die einen »normalen« Zyklus haben und andere Verhütungsmethoden nicht vertragen.

Wie funktioniert's? Die Flüssigkeit enthält Gestagene in hoch dosierter Form und wird in den Gesäßmuskel gespritzt. In den folgenden drei Monaten wer-

Verhütungsmethoden

den die Gestagene im Gewebe freigesetzt. 50 bis 60 Prozent der Anwenderinnen haben keine Blutung mehr. Zwei Präparate stehen zur Verfügung: Medroxyprogesteronacetat (MPA) und Norethisteronenantat.

Wirkung: Gestagene verhindern den Eisprung und verdicken den Muttermundschleim.

Pearl-Index: sicher (PI 0,2 bis 2,6 je nach Präparat).

Vorteile: keine Einnahmefehler möglich.

Nachteile: Vor der Anwendung ist ein Abstrich vom Muttermund notwendig (Krebsvorsorge), Kontrolluntersuchungen mindestens einmal pro Jahr; anfangs hohe Hormondosis, langfristig zu starker Östrogenmangel, Zwischenblutungen möglich; häufig starke unerwünschte Nebenwirkungen wie Übelkeit, Kopfschmerzen, Sehstörungen, Schwindel, Blähungen, Nervosität, Depressionen, zu starke, zu häufige oder völlig unregelmäßige Blutungen, Brustspannen, Migräne, Pigmentveränderungen der Haut, Gewichtszunahme, kaum Lust auf Sex; bei Langzeitanwendung ist nicht auszuschließen, dass der Aufbau der Knochenmasse beeinträchtigt wird; vorzeitiges Absetzen nicht möglich, Wirkung kann mehrere Monate nach der letzten Spritze anhalten.

Fazit: Injektionen sind wegen der vielen Nachteile nicht empfehlenswert.

Kosten: 26 bis 30 Euro für die Dreimonatsspritze.

> Die Depotspritze ist nicht empfehlenswert, da sie zu viele Nachteile hat. Überlegen Sie, welche Alternative für Sie in Frage kommt.

Hormonimplantat

Wie funktioniert 's? Implanon ist seit Juni 2000 in Deutschland auf dem Markt; das weiche, 4 cm lange und 2 mm dicke Kunststoff-Stäbchen enthält das Gestagen Etonogestrel. Es wird meist auf der Innenseite des weniger aktiven Oberarms etwa sechs bis acht Zentimeter oberhalb der Ellenbogenbeuge bei örtlicher Betäubung eingesetzt. Dafür bringt der Arzt das Stäbchen mit Hilfe einer Spritze direkt unter die Haut ein. Wenn die Betäubung eingesetzt hat, dauert der Eingriff etwa drei Minuten.

Wirkung: In den ersten sechs Wochen gibt das Stäbchen täglich 60 bis 70 Mikrogramm Etonogestrel in den Blutkreislauf ab, am Ende des ersten Jahres sind es 35 bis 40 Mikrogramm, im zweiten Jahr 30 bis 40 Mikrogramm, im dritten Jahr 25 bis 30 Mikrogramm. Das Gestagen verhindert den Eisprung und verdickt den Muttermundschleim. Bei jeder fünften Anwenderin bleibt die Abbruchblutung aus.

Pearl-Index: sicher (PI 0,0 bis 0,08).

Vorteile: Langzeitwirkung von drei Jahren, keine Einnahmefehler möglich.

Nachteile: alle drei Jahre Operation unter örtlicher Narkose, vorübergehende Rötung oder leichte Schwellung möglich, Fremdkörper im Arm, oft Zwischenblutungen vor allem in den ersten Monaten nach dem Einsetzen, möglich sind erstmalige Akne, Kopfschmerzen, Gewichtszunahme, Schmierblutungen, längere Blutung als zuvor; bei unerwünschten Nebenwirkungen kein spontanes Absetzen möglich. Bei Entnahme des Stäbchens kann es in seltenen Fällen zu Gefäß- oder Nervenverletzungen kommen, eine kleine Narbe ist möglich.

Fazit: Hormonimplantate sind nicht zu empfehlen, da sie anfangs zu viele Hormone abgeben und langfristig zu einem Östrogenmangel führen. In Ausnahmefällen können sie sinnvoll sein, wenn die Frau eine niedrig dosierte individuell angepasste Pille nicht verträgt.

Kosten: 294 Euro zuzüglich Arztkosten für das Einsetzen und Entfernen; Haltbarkeit: drei Jahre.

> Hormonimplantate geben im ersten und zweiten Jahr sehr viele Hormone ab. Dadurch kommt es häufig zu unerwünschten Nebenwirkungen. Für einige Frauen können Hormonimplantate jedoch durchaus sinnvoll sein.

Gestagenspirale

Wie funktioniert's? Mirena, die seit 1997 auf dem deutschen Markt ist, enthält in einer Art Plastikkapsel das Gestagen Levonorgestrel, das kontinuierlich in die Gebärmutter abgegeben wird. Mit Hilfe eines dünnen Röhrchens setzt die Ärztin oder der Arzt die Spirale durch die Scheide in die Gebärmutterhöhle ein. Die Plastikarme entfalten sich, die Rückholfäden ragen aus dem Gebärmutterhals heraus.

Wirkung: Gestagene verdicken den Muttermundschleim und unterdrücken das Wachstum der Gebärmutterschleimhaut.

Pearl-Index: sicher (PI 0,1 bis 0,2).

Für wen geeignet? Für Frauen, die schon Kinder geboren haben; in der Stillzeit möglich; bei jungen Frauen ist der Muttermund oftmals zu eng zum Einsetzen; für Frauen mit starker und schmerzhafter Regelblutung.

Vorteile: Verhütung funktioniert »selbsttätig«, Langzeitwirkung, spontaner Sex möglich; kürzere, schwächere und weniger schmerzhafte Regelblutungen, 20 bis 30 Prozent der Anwenderinnen haben keine Blutungen mehr.

Nachteile: vor dem ersten Einsetzen Abstrich des Muttermunds (Krebsvorsorge), Kontrolluntersuchungen mittels Ultraschall alle sechs Monate; kurz nach dem Einlegen Schmerzen und unregelmäßige Blutungen möglich; selten Bauch- oder Rückenprobleme, Kopfschmerzen, Akne, Brustspannen.

Kosten: 181 Euro, fünf Jahre haltbar, zusätzlich für das Einlegen rund 120 Euro; Entfernung kostet 45 Euro; bei vorzeitiger Entfernung werden die Anschaffungskosten nicht zurückerstattet.

Barrieremethoden
Kondome

Wie funktioniert's? Kondome werden aus Latex, Polyurethan oder aus dem Blinddarm von Schafen hergestellt, für Allergiker gibt es Kondome aus Kunststoff. Das Verfallsdatum steht auf der Siegelfolie. EU-Norm-Kondom: 17 Zentimeter lang, Durchmesser 44 bis 56 Millimeter. Wichtig: Das Kondom rechtzeitig – also vor dem Verkehr – benutzen, dafür Vorhaut des erigierten Gliedes zurückziehen, Reservoir zwischen Daumen und Zeigefinger nehmen, mit der Wulst nach außen auf die Eichel aufsetzen, sodass kein Luftpolster entsteht, Kondom abrollen, nach dem Samenerguss das Kondom am Penisansatz festhalten, das Glied herausziehen, nach Gebrauch Kondom verknoten und in die Mülltonne geben. Bei Latexkondomen auf das Prüfsiegel CE (europäische Norm) achten, nur wasserlösliche Gleitmittel und keine Schaumovula verwenden. Das *Frauenkondom* besteht aus einem Latexschlauch, der an beiden Seiten einen flexiblen Ring besitzt, die geschlossene Seite wölbt sich über den Muttermund, die offene Seite liegt an der Außenseite des Scheideneingangs. Vor dem Sex muss die Frau ein Gleitmittel einführen.

Wirkung: Kondome halten Spermien zurück.

Pearl-Index: relativ sicher (Kondom: PI 3 bis 5, bei unerfahrenen Paaren 7 bis 23), Frauenkondom: unzuverlässig (PI 13,5).

Für wen geeignet? Für Frauen, die häufig den Partner wechseln und sich vor Infektionen schützen wollen; Frauenkondom für Frauen, die ihrem Partner nicht zutrauen oder zumuten wollen, ein Kondom zu benutzen.

> Kondome schützen als einziges Verhütungsmittel vor sexuell übertragbaren Krankheiten wie Hepatitis und Aids.

Vorteile: Kondome werden nur bei Bedarf benutzt, sind überall erhältlich, schützen als einziges Mittel vor sexuell übertragbaren Krankheiten wie Hepatitis und Aids und haben keine Nebenwirkungen. Beide Partner übernehmen Verantwortung. Kondome können lustvoll in das Liebesspiel einbezogen werden.

Nachteile: hohe Versagerquote vor allem durch falsche Anwendung, Einreißen sowie zu spätes oder falsches Überziehen. Latexkondome können Allergien hervorrufen, Hautkondome schützen nicht vor Virusinfektionen (zum Bei-

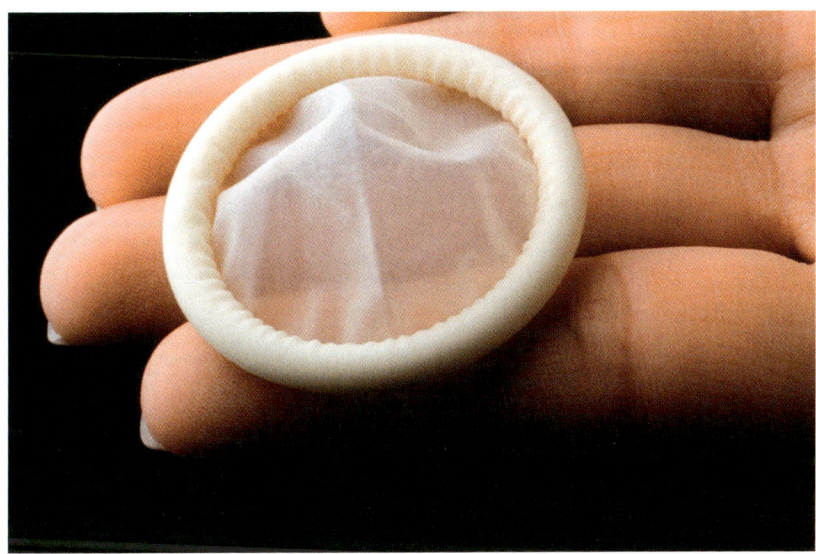

Kondome gibt es in verschiedenen Ausführungen. Vorsicht bei »lustigen« Modellen: Wenn sie kein Prüfsiegel haben, sind sie nicht empfehlenswert.

spiel Papillomaviren), Kondome in Form von Teufelchen, Boxhandschuhen oder Osterhasen sind nur Scherzartikel. Der äußere Teil des Frauenkondoms kann beim Sex stören.

Kosten: Kondome: 5 bis 10 Euro für 10 Stück; Frauenkondom: 4 Euro für drei Stück.

Diaphragma

Wie funktioniert's? Das *Diaphragma* (Scheidenpessar) ist eine kleine Gummimembran aus Latex oder aus Silikon mit einem Durchmesser von 70 bis 90 Millimeter, die optimale Größe bestimmt die Ärztin oder der Arzt. Das Diaphragma wird kurz vor dem Sex mit der Hand oder einem speziellen Führungsstab in die Scheide eingeführt, wo es sich über den Gebärmutterhals stülpt, aber nicht festsaugt. Zum besseren Schutz sollten Sie vor dem Einsetzen eine Spermien abtötende Creme oder das so genannte »holländische« Gel in die Mitte geben. Die Entnahme ist nach frühestens acht Stunden möglich. Das *Verhütungskissen* besteht aus Silikon und ist so groß wie ein Hühnerei. Es wird mit der Hand vor den Muttermund geschoben, wo es sich durch leichten Unterdruck festsaugt. Es kann bis zu 48 Stunden im Körper bleiben. *Vaginalschwämme* bestehen aus Polyurethanschaum; sie werden mit einem Samen abtötenden Mittel getränkt und vor dem Geschlechtsverkehr in die Scheide eingeführt. Der Schutz hält 24 Stunden vor. Die *Portiokappe* ist nicht mehr im Handel.

Wirkung: Die Barriere versperrt den Weg durch den Muttermund; Verhütungskissen wirken zwei bis drei Tage lang.

Pearl-Index: relativ sicher (Diaphragma: PI 3 bis 4; Verhütungskissen: 2,5 bis 3,7), Vaginalschwamm: noch keine gesicherten Erkenntnisse.

Für wen geeignet? Diaphragma für Frauen mit einem guten Körpergefühl, die nur bei Bedarf verhüten wollen; Verhütungskissen: wegen der Größe nur für Frauen, die schon geboren haben.

Vorteile: keine Gesundheitsschäden, Verhütungskissen muss nicht vom Arzt angepasst werden.

Nachteile: regelmäßige Pflege mit Wasser und milder Seife, optimale Größe von Diaphragma muss vom Arzt bestimmt werden, Einführen mit der Hand nicht ganz einfach, Verhütungskissen ist häufig für den Partner spürbar.

Kosten: Diaphragma: 25 bis 44 Euro zuzüglich Einführungshilfe und Creme, ein bis zwei Jahre haltbar; Verhütungskissen: 50 Euro, etwa ein Jahr haltbar; Vaginalschwamm: 30 bis 40 Euro für sechs Stück.

Chemische Mittel

Wie funktioniert 's? Scheidenzäpfchen, Tabletten, Spray, Gel oder Creme kann die Frau kurz vor dem Geschlechtsverkehr direkt in die Scheide einführen. Besserer Verhütungsschutz: Die Creme in die Mitte des Diaphragmas streichen und dann einführen. Achtung: Einige Produkte sind nicht für die Kombination mit Kondom und Diaphragma geeignet.

Wirkung: Inhaltsstoffe töten Spermien ab.

Pearl-Index: mittel zuverlässig bis unzuverlässig (PI 5 bis 25 bei alleiniger Anwendung).

Für wen geeignet? Für Frauen, die ein Diaphragma verwenden und den Schutz verbessern wollen.

Vorteile: rezeptfrei in Apotheken und Drogerien erhältlich, chemische Mittel erhöhen die Sicherheit der anderen Barrieremethoden.

Nachteile: Flüssigkeiten »kleckern« leicht, Ausfluss auch noch Stunden später möglich, Scheidenreizungen möglich.

Kosten: 12 Euro für 4 Zäpfchen; Gel: 9 Euro für 55 Gramm.

> Chemische Mittel eignen sich dazu, den Verhütungsschutz eines Kondoms bzw. eines Diaphragma zu erhöhen. Schauen Sie auf die Packungsbeilage, ob sich die Mittel mit Latex, Gummi bzw. Silikon »vertragen«.

Zwei Prozent der Mütter, die ihr Baby nur durch regelmäßiges Stillen ernähren und glauben, auf diese Weise verhüten zu können, werden innerhalb der ersten sechs bis zwölf Monate schwanger. Die Wahrscheinlichkeit erhöht sich, wenn die Mütter zusätzlich zum Stillen hinzufüttern.

Stillen ist keine Verhütungsmethode

Kupferhaltige Spirale

Sonstige Begriffe: Gebärmutterpessar, Intra-Uterin-Pessar (IUP, lateinisch intrauterin = innerhalb der Gebärmutter, griechisch pessos = Spielstein), Intra-Uterin-System (IUS).

Wie funktioniert 's? Die Spirale ist zwei bis vier Zentimeter groß und in verschiedenen Formen erhältlich, um die beste Passform zu finden (offener Ring, T-Form, Schleife, wie eine Sieben). Am langen Ende ist sie mit feinstem Kupferdraht umwickelt. Der operative Eingriff erfolgt manchmal unter örtlicher Betäubung. Die Spirale wird durch eine Kunststoffhülse in die Gebärmutter geschoben, sie entfaltet sich beim Zurückziehen der Hülse. Der Kontrollfaden wird auf zwei Zentimeter gekürzt.

Wirkung: Durch die kontinuierliche Abgabe von Kupferionen in die Gebärmutter werden die Samenzellen gelähmt und schließlich abgetötet, die Gebärmutterschleimhaut baut sich nicht vollständig auf.

Pearl-Index: sicher (PI 0,5).

Für wen geeignet? Für Frauen, die schon Kinder geboren haben; bei jungen Frauen ist der Muttermund oftmals zu eng zum Einsetzen; ungeeignet bei Endometriose und bei einigen Myomen.

Vorteile: Verhütung funktioniert »selbsttätig«, Langzeitwirkung, spontaner Sex möglich.

Nachteile: längere und stärkere Blutungen, schmerzhafte Reaktionen auf Fremdkörper in der Gebärmutter, unregelmäßige Blutungen und bakterieller Ausfluss möglich, Kontrolle mit Hilfe von Ultraschall alle drei bis sechs Monate, selten Unterleibsentzündungen mit Folge der Unfruchtbarkeit; bei Schwangerschaft kann das Ziehen der Spirale zu einer Fehlgeburt führen.

Kosten: 25 Euro plus Kosten für das Einlegen und Entfernen, bis fünf Jahre haltbar.

Hinweis: Informationen über die Gestagenspirale finden Sie auf Seite 113.

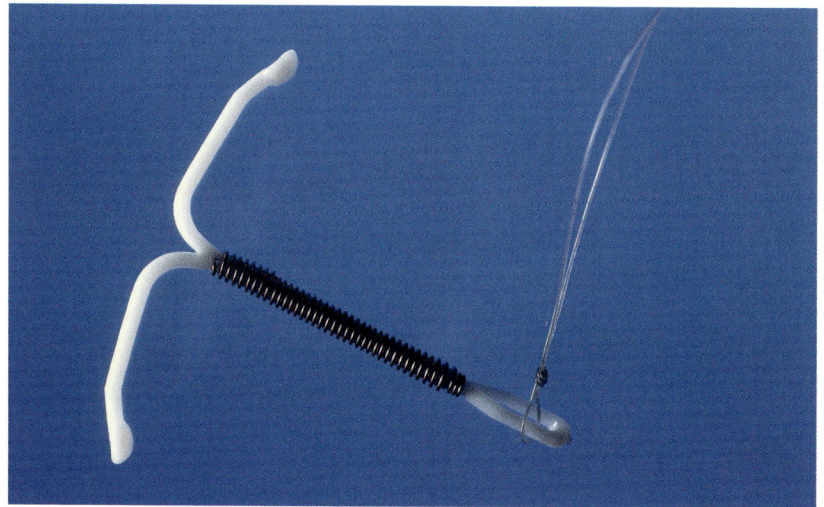

Spiralen gibt es in verschiedenen Formen. Kupferspiralen sind am langen Ende mit einem feinen Kupferdraht umwickelt. Der Faden wird nach dem Einlegen kurz abgeschnitten, er wird zum Entfernen der Spirale gebraucht.

Natürliche Empfängnisverhütung
Kombinationsmethode

Wie funktioniert 's? Die Basaltemperatur (basal = Basis, Grund) morgens vor dem Aufstehen unter der Zunge oder im After messen, Werte in einer Tabelle notieren und zu einer Kurve verbinden. Den Muttermundschleim mit dem Mittelfinger aus der Scheide holen, Mittelfinger und Daumen auseinander ziehen und die Beschaffenheit des Schleims in eine Tabelle eintragen. Zum Erlernen der Methode wird ein Kursus empfohlen.

Pearl-Index: relativ sicher (PI 0,5 bis 2, je nach Genauigkeit der Anwendung).

Für wen geeignet? Für Frauen, die ihren Körper und ihren Partner gut kennen bzw. noch besser kennenlernen wollen; nicht geeignet für Frauen mit unregelmäßigem Lebensrhythmus, mit wenig Schleimabsonderung und mit regelmäßigem Ausfluss.

Vorteile: kein Eingriff in die körperlichen Vorgänge, nicht gesundheitsschädlich, beide Partner übernehmen Verantwortung.

Nachteile: fast tägliche Tests und Notizen, intensive Auseinandersetzung mit dem Thema »Fruchtbarkeit«; Aufregung, Krankheit und Klimawechsel beeinflussen die Körpertemperatur; die Schleimveränderung ist nicht immer leicht zu beurteilen; relativ lange »fruchtbare« Phase, bei alleiniger Anwendung ist an einigen Tagen sexuelle Enthaltsamkeit notwendig.

Kosten: digitales Thermometer: 5 bis 10 Euro; Spezial-Thermometer: 9 bis 15 Euro; Kurvenblätter: 1,50 Euro; Fertility-Tester: 35 Euro; zuzüglich Kosten für den Einführungskursus.

Weitere Informationen zum Thema »Natürliche Empfängnisverhütung« finden Sie im Internet unter www.natuerliche-familienplanung.de.

Minicomputer (nur Temperatur)

Wie funktioniert 's? Basaltemperatur morgens vor dem Aufstehen messen, Daten in den Minicomputer eingeben, das Gerät berechnet die »kritischen« Tage, an denen Sie fruchtbar sind.

Pearl-Index: relativ sicher (PI 0,5 bis 2).

Für wen geeignet? Für Frauen, die natürlich verhüten wollen, aber keine Lust aufs Rechnen und Ausfüllen von Tabellen haben.

Vorteile: korrekte Berechnung der kritischen Tage.

Nachteile: relativ lange kritische Phase.

Kosten: digitales Thermometer: 5 bis 10 Euro; Spezial-Thermometer: 9 bis 15 Euro; Minicomputer: 160 bis 745 Euro, zuzüglich Teststreifen 35 Euro für fünf Stück plus Kosten für Verhütung an den fruchtbaren Tagen.

Verhütungscomputer mit Hormonmessung

Wie funktioniert 's? Das Datum des ersten Zyklustages eingeben. Der Computer berechnet die »kritischen« Tage, an denen die Frau zusätzlich mit einem Schnelltest-Streifen die Menge an Hormonen im Urin testet. Die Ergebnisse werden gespeichert und fortwährend optimiert.

Pearl-Index: mittel zuverlässig (PI: größer als 6).

Für wen geeignet? Für Frauen, die natürlich verhüten wollen, aber keine Lust haben, jeden Morgen die Temperatur zu messen und den Muttermundschleim zu testen.

Vorteile: unkomplizierte Berechnung.

Nachteile: als alleiniges Verhütungsmittel nicht geeignet.

Kosten: 100 Euro für das Startset; 14,50 Euro pro Uriinteststreifen (monatlicher Verbrauch: acht Stück); Kosten für Verhütung an den fruchtbaren Tagen.

Sterilisation

Wie funktioniert 's? Der operative Eingriff erfolgt unter Vollnarkose in der Regel durch die Bauchdecke, dafür sind ein oder zwei kleine Einschnitte nötig.

Verhütungs- methoden für den Mann

In Sachen Verhütung werden nur etwa zehn Prozent der Forschungsgelder für die Entwicklung von Methoden ausgegeben, die der Mann anwenden kann. Deshalb ist es auch kein Wunder, dass es bislang eigentlich nur drei Möglichkeiten für den Mann gibt, seinen Part bei der Verhütung zu übernehmen:

Kondome

Die ersten Kondome gab es schon vor mehr als 3000 Jahren, die heutigen Präservative aus Latex oder aus Blinddarm sind relativ sicher und schützen vor Infektionen (siehe Seite 114).

Coitus interruptus

Der unterbrochene Geschlechtsverkehr hat eine Versagerquote von bis zu 36 Prozent – jeder dritte Versuch geht also »schief«. Der Grund: Schon vor dem Samenerguss tritt Sperma aus dem Penis aus (so genannter Lusttropfen). Für einen »Rückzieher« ist es dann zu spät, außerdem verdirbt diese Methode meist den Spaß.

Sterilisation

Eine Vasektomie bietet sich nur für Männer an, die auf keinen Fall Kinder zeugen wollen. In Deutschland unterziehen sich jedes Jahr mehr als 30 000 Männer einem solchen Eingriff. Die Sterilisation des Mannes ist technisch wesentlich einfacher als die der Frau: Die Operation wird ambulant und unter örtlicher Betäubung durchgeführt und dauert etwa 20 Minuten. Nach dem Eingriff produzieren die Hoden weiterhin Spermien, sie können aber beim Orgasmus nur bis zur Verschlussstelle schwimmen und werden dann vom Körper abgebaut. Beim Orgasmus erfolgt weiterhin ein Erguss, Spermien sind darin jedoch nicht enthalten.

Die Pille für den Mann?

Mittlerweile haben Forscher mehrere Stoffe entdeckt, die das Heranreifen von Samenzellen verhindern. Zurzeit ist ein Medikament in der Diskussion, das bereits für die Therapie der seltenen vererbbaren Gaucher-Krankheit zugelassen ist. Denkbar ist auch, Kontrazeptiva für den Mann in Form von Pillen oder als Depotspritze zu entwickeln, die Testosteron und Progesteron enthalten. Da die Hoden täglich mehrere Millionen von Samenzellen bilden und diese etwa drei Monate lang heranreifen, würde der Verhütungsschutz erst danach gegeben sein.

Kritiker wenden ein, dass es schwierig sein wird, Männer von solchen Verhütungsmethoden zu überzeugen. Zurzeit ist eine »Pille für den Mann« in der zweiten von insgesamt drei notwendigen Studienphasen. Mit der Zulassung rechnen die beiden deutschen Hersteller in fünf bis sieben Jahren.

Durch eines der Löcher wird eine spezielle Zange eingeführt, die die Eileiter umfasst und das Gewebe mit Hilfe eines Stromstoßes verschmilzt. Möglich, aber nicht so sicher: Die Eileiter werden mit Kunststoffclips zusammengekniffen. Nach dem Eingriff: Die Bauchdecke wird mit kleinen Stichen vernäht, die Fäden werden einige Tage später gezogen.

Wirkung: Der Eisprung findet weiterhin statt, die Eileiter sind jedoch undurchgängig, sodass Ei und Spermien sich nicht treffen können. Die Menstruation tritt weiterhin ein.

Pearl-Index: sicher (PI 0,1).

Für wen geeignet? Für Frauen, die die Familienplanung abgeschlossen haben.

Vorteile: sehr sicher, dauerhafte Verhütung.

Nachteile: operativer Eingriff, Entzündungen und Blutergüsse möglich, die Sterilisation lässt sich nur mit großem Aufwand rückgängig machen, eventuell auftretende Probleme haben häufig psychische Ursachen.

Kosten: Gesetzliche Krankenkassen übernehmen in der Regel die Kosten für die ambulante Operation.

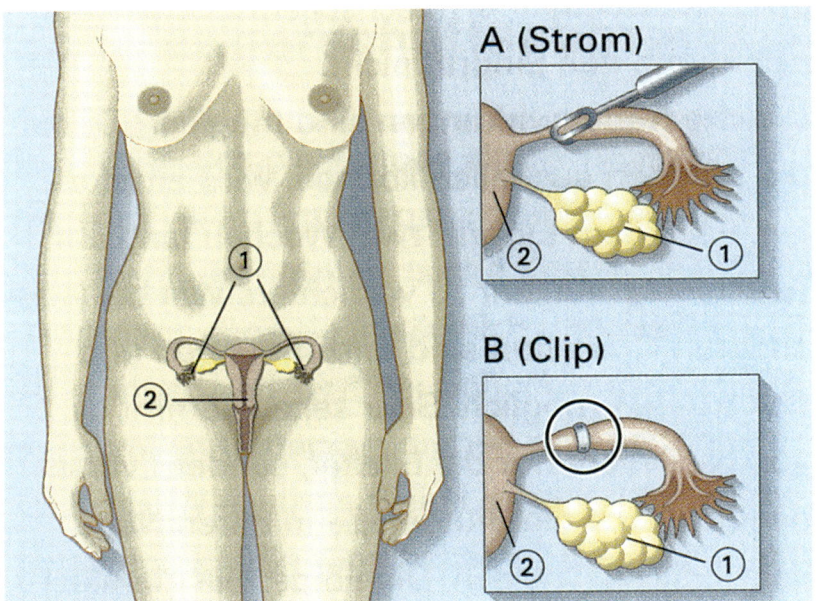

Bei der Sterilisation können die Eileiter mit Hilfe eines Stromstoßes (A) verschmolzen oder mit einem Clip (B) verschlossen werden. Ein Eisprung findet weiterhin statt, doch der Weg zur Gebärmutter ist für die Eizelle nicht mehr durchlässig.
① Eierstock
② Gebärmutter

Die Pille danach	Wenn Sie Sorge haben, ungewollt schwanger geworden zu sein, sollten Sie versuchen, die Ruhe zu bewahren. Sie haben einige Stunden Zeit, sich Gedanken zu machen, ob Sie das Kind nicht doch bekommen wollen. Wenn Sie sich eindeutig dagegen entscheiden, sollten Sie so schnell wie möglich Ihre Frauenärztin oder Ihren Frauenarzt um Rat fragen. Am Wochenende und abends können Sie auch den ärztlichen Notdienst oder den Bereitschaftsdienst einer Klinik aufsuchen. In der Regel wird Ihnen die »Pille danach« empfohlen – sie enthält entweder eine Kombination aus Östrogen und Gestagenen oder nur Gestagene. Die erste Dosis des Medikaments nehmen Sie am besten innerhalb von 24 Stunden, spätestens aber innerhalb von 72 Stunden nach dem Geschlechtsverkehr ein. Die zweite Dosis müssen Sie nach weiteren 12 Stunden (Kombinationspräparate) bzw. nach weiteren 12 bis 24 Stunden (Monopräparate) einnehmen.
Wirkung	Durch die Hormone kann sich die Eizelle in 95 Prozent der Fälle nicht in der Gebärmutter einnisten. Mögliche Nebenwirkungen sind Erbrechen oder Übelkeit. Monopräparate sind wirksamer als Kombinationspräparate und besser verträglich.
Kosten	11 bzw. 13 Euro.
Moralische Bedenken?	Einige Frauen möchten die »Pille danach« nicht nehmen, weil sie glauben, damit ein Ungeborenes zu töten. Für Mediziner und Juristen gilt diese Methode jedoch nicht als Schwangerschaftsabbruch.

Leben ohne Menstruation

In der Frühzeit der Menschheit lag das mittlere Lebensalter der Frau bei etwa 28 Jahren. Heutzutage werden Frauen mit durchschnittlich 28 Jahren das erste Mal schwanger, doch das wäre vor einigen Jahrhunderten »zu spät« gewesen. Viele Kinder hätten dann ohne Mütter aufwachsen müssen.

Bis Ende des 19. Jahrhunderts verlängerte sich die mittlere Lebensdauer auf 48 Jahre. Meist bekamen die Frauen mit Anfang 20 oder teilweise auch früher ihre Kinder. In einzelnen Fällen wurden die Mädchen sogar schon bei ihrem ersten Eisprung »geschwängert« – also noch vor dem Einsetzen ihrer ersten Menstruation, was als große Schande galt: Die jungen Mütter wurden meist aus der Gesellschaft ausgestoßen und mussten ihre »Bastarde« oftmals ganz allein durchbringen.

Jahrhundertelang bestand die Lebensaufgabe vieler Frauen darin, Kinder zu gebären und sie aufzuziehen. Mütter aus der Unterschicht stillten fast ihr ganzes Leben lang, die einzelnen Phasen begannen mit der Entbindung und endeten mit der nächsten Schwangerschaft. Besser gestellte Frauen konnten sich eine Amme leisten, die das Stillen der Kinder für sie übernahm. Eine regelmäßige Menstruation hatten früher also nur wenige Frauen – was sich auch heute noch bei Volksstämmen in Afrika, Australien und Südamerika beobachten lässt, die völlig im Einklang mit der Natur leben.

Der Preis für den gesellschaftlichen Fortschritt

In der westlichen Gesellschaft bekommen immer weniger Frauen immer weniger Kinder – in Deutschland liegt die Quote bei durchschnittlich 1,3 Kindern pro Frau (die Nicht-Mütter sind in diese Berechnung mit einbezogen). Da die Mütter ihre Babys meist nicht länger als sechs Monate stillen, menstruiert die moderne Frau bis zu 520 Mal in ihrem Leben. Die Anzahl verringert sich, wenn sie zwischendurch schwanger wird oder mit Hilfe von Hormonen verhütet. Dann aber blutet sie auch monatlich. Durch diese Rechnung wird deutlich, dass die Frau heutzutage wesentlich häufiger menstruiert als noch vor 100 Jahren. Das Fazit: Die moderne Medizin und der gesellschaftliche Fortschritt haben die Frau aus einem Leben »befreit«, das vor allem auf die Reproduktion ausgerichtet war. Das hat viele Vorteile, bringt aber mit sich, dass sich der weibliche Körper nun auf eine regelmäßige Menstruation einstellen muss.

Die Geschichte der Menstruation

Bevor die Menschen mit Beginn der griechischen Philosophie über sich nachdachten, also etwa bis 400 vor Christus, weiß man aus Überlieferungen der Kulturen im Zweistromland, dass junge Mädchen gleich nach ihrer ersten Menstruation an einen Mann übergeben wurden, der sie »schwängern« musste. Zu Zeiten der persischen Herrschaft wurden die Mädchen zum Menstruieren in bestimmte Räume gebracht, weil das Blut als unrein galt. Wenn die jungen Frauen durch den Beischlaf nicht schwanger wurden, gab es Schläge. Die Bestrafung steigerte sich von Monat zu Monat, es wird von bis zu

400 Peitschenhieben berichtet. Wenn sie trotz allem nicht schwanger wurden, stieß man sie aus der Gesellschaft aus. Noch heute lebt diese Gewohnheit bei den Dogo in Afrika fort – aber auch im Hochadel gilt es als Makel, wenn eine Frau keine Kinder bekommen kann.

Menstruation als »natürliche Reinigung«

Es ist nicht übertrieben, dieses Schicksal der Frauen mit dem von Haustieren zu vergleichen. Aus dieser willenlosen biologischen Auslieferung der Frau und dem Fortpflanzungstrieb des Mannes entwickelte sich schon um 400 vor Christus die weltanschauliche Überzeugung, dass die Frau dem Manne untergeben sein soll. Die ersten Gedanken dazu formulierten Philosophen wie Pythagoras, Sokrates, Plato und Aristoteles; sie begründeten und rechtfertigten die Aggression und Gewaltbereitschaft des Mannes – die logische Folge davon war die Ansicht, dass es rechtens sei, die Frau in ihrer Entwicklung, ihrer Entscheidungskraft und ihrer Freiheit zu unterdrücken. Der Arzt Hippokrates (460–377 v. Chr.) übernahm das Denken seiner philosophischen Freunde und entwickelte das Konzept, dass die Menstruation natürlich sei und bei der nicht schwangeren Frau dazu diene, sie von schlechten Säften und Giften, die ihr im Unterschied zum Mann eigen seien, reinigen müsse. Das, was wir heute als krankmachende Begleitsymptome der Menstruation verstehen, wurde seinerzeit als »Stau des Bösen« in jeder Frau verstanden, denn Frauen galten von Natur aus als unrein und minderwertig und mussten sich deshalb alle 4 Wochen reinigen. Diese von Hippokrates begründete »Reinigungslehre« führte dazu, dass Mediziner Jahrhunderte lang den so genannten Aderlass bei Frauen und Männern anwendeten – mit dem Ziel, das Blut zu verdünnen und zu reinigen. Im Glauben, die Patienten damit heilen zu können, bedienten sich die Ärzte dieser Methode bis Anfang des 20. Jahrhunderts, obwohl viele Menschen dadurch starben. Erst die moderne Medizin erkannte den Aderlass als Irrlehre. Unter dem mächtigen Einfluss des berühmten Arztes William Osler kostete der Aderlass vielen Menschen das Leben – darunter auch George Washington.

Die von Hippokrates begründete Reinigungslehre führte zu der unsinnigen Methode des »Aderlasses«, dem viele Menschen zum Opfer fielen.

Die Stellung der Frau wird festgelegt

Zur Zeit des römischen Imperiums war es vor allem der Arzt Galen (130–190 n. Chr.) , dessen Lehrmeinung die Medizin prägte. Sein Einfluss währte über 1000 Jahre. Jesus und seine Jünger favorisierten die Monogamie, und die

katholische Heilslehre bestimmte, dass Sexualität nur von Ehepaaren ausge-
übt werden solle, und auch nur zum Zwecke der Fortpflanzung. Während der
Menstruation, in der Schwangerschaft und Stillzeit musste die Frau keusch
bleiben – alles in allem hatte sie dem Manne untertan zu sein. Das Konzil von
Soisson besiegelte die gesellschaftliche Position der Frau endgültig: Sie sei
»menschlich minderwertig«, ihre Unterdrückung durch den Mann sei »von Gott
gewollt«. Das sexuelle Vergnügen wurde dem Volk sogar offiziell verboten.

Die Frauen kannten schon immer Methoden, wie sie eine ungewollte Schwangerschaft verhüten konnten: Sie führten Läppchen und Zäpfchen, die mit
pflanzlichen Substanzen vermischt waren, in die Scheide ein. Auch Kondome,
die aus Därmen und Blasen von Tieren hergestellt wurden, gab es schon vor
3 000 Jahren. Doch die katholische Kirche kontrollierte das Leben der Menschen immer mehr, sodass das Wissen der Kräuter kundigen Frauen allmählich in Vergessenheit geriet.

Selbst die letzte Enzyklika »De humanae vitae« (1968) von Papst Paul VI. bezeichnet moderne Verhütungsmethoden, eine frei ausgelebte Sexualität und
den Schwangerschaftsabbruch als »Sünde«. Sie ist ein ungeheures Dokument
darüber, wie Männer versuchen, das Leben von Frauen zu beeinflussen –
Männer zumal, die aufgrund ihrer homosexuellen Neigung bzw. wegen des
Zölibats keine Erfahrung mit der heterosexuellen Lebensweise haben. Rückblickend ist es kaum zu fassen, warum sich die Menschen die Bevormundung
durch die Kirche so lange gefallen ließen – Mädchen und Frauen, die streng
katholisch erzogen wurden, spüren diesen Einfluss sogar auch heute noch.

Die katholische Kirche verliert zwar langsam ihre Allmacht, zu einem grundsätzlichen demokratischen Wandel ist sie jedoch unfähig. Der Papst bietet
kein christliches Lebenskonzept für die selbstbestimmte, emanzipierte Frau
an, er beharrt – vor allem in den armen Ländern der Welt – auf einem fundamentalistischen System, das die Frauen unterdrückt. Die Menstruation ist dabei das Symbol dieses Unterdrückungsmechanismus.

Kondome als Mittel zur Schwangerschaftsverhütung sind seit mehr als 3000 Jahren bekannt.

Aus Angst vor dem Versagen

Wie erklären Sie sich, dass Männer Jahrhunderte lang die Frauen unterdrückt haben?

Professor Hesch: Männer haben eine »Urangst« vor dem Weiblichen. Ich gehe
davon aus, dass dies mit ihrer Angst vor dem Versagen zu tun hat – und zwar

mit dem Versagen der Erektion. Weil er sich damit aber nicht abfinden konnte, kompensierte der Mann seine Angst und zwang mit Gewalt die von Natur aus angeblich »wehrlose« Frau, sich ihm sexuell zu unterwerfen. Die Geschichte der Menschheit ist somit auch eine Geschichte der Frauen, die unter der Gewalt der Männer und unzähligen erzwungenen Schwangerschaften litten. Alle Religionen, alle Weltanschauungen und alle Gesellschaftsmodelle haben Männer ersonnen, um ihre Angst zu verbergen: Sie versuchten sich gesellschaftlich zu überhöhen, ihre Gewalt zu rechtfertigen und die Frau zu unterdrücken – und waren damit mehr oder weniger erfolgreich. Mit der Erfindung der Verhütungspille konnte sich die Frau erstmals vom Mann befreien (siehe auch »Kulturgeschichte der männlichen Sexualität« unter www.hommage.de).

> »Mit der Erfindung der Verhütungspille konnte sich die Frau erstmals vom Mann befreien. Jetzt entscheidet sie selbst, ob und von wem sie schwanger werden will.«
> *Rolf-Dieter Hesch*

Inwieweit hat die Pille zur Selbstbestimmung der Frau beigetragen?

Professor Hesch: Seit 1960 hat ein säkularer Wandel in der Geschichte der Menschheit begonnen: Die Frau entscheidet zum ersten Mal selbst, ob sie schwanger werden will, von wem sie schwanger werden will und wer der Partner für unterschiedlich geplante Lebensabschnitte sein soll. All das war bis vor 40 Jahren – und man muss sich vorstellen für einen Zeitraum von mehr als 2000 bis 5000 Jahren – nicht möglich. Deswegen wundert es auch nicht, dass die Befreiung der Frau aus ihrem alten biologischen, religiösen und gesellschaftlichen Zwängen in 40 Jahren nicht zu Ende gekommen ist und dass wir mitten in diesem säkularen Wandlungsprozess stehen.

Aber nicht nur die Entscheidung der Fruchtbarkeit wird in die Hand der Frau gegeben, wir erleben in diesen Tagen, dass die Frau auch darüber entscheiden kann, ob sie eine Monatsblutung, eine Menstruation, haben will oder nicht. Ohne Zyklus aber gehört der Zyklus dem Mann, mit Pille gibt es ihn nicht, dies muss jede Frau wissen, wenn sie ihre Entscheidung treffen wird. Ich befürworte, dass Frauen keine Menstruation und keine Abbruchblutung benötigen, wenn sie nicht schwanger werden wollen.

Die westlich geprägten Demokratien scheinen diesen Wandel zunehmend zu ertragen. Die katholische Kirche verliert ihren Einfluss, ist aber zu einem grundsätzlichen demokratischen Wandel unfähig; sie ist nicht offen für die selbstbestimmte, emanzipierte Frau, denn ein christliches Lebenskonzept kann sie derzeit für die moderne Frau nicht anbieten. Sie beharrt vor allem in den armen Ländern der Welt auf ihrem fundamentalistischen Einfluss mit unlauteren Heilsversprechungen nach dem irdischen Leben.

80 Prozent der Frauen sind der Meinung, dass sie die Menstruation hinnehmen müssen. Zwei Drittel würden aber am liebsten darauf verzichten – vorausgesetzt, dass die Gesundheit nicht darunter leidet. Das ist das Ergebnis einer repräsentativen Umfrage von Beate Schultz-Zehden von der Berliner Charité. Die Psychologin interviewte 531 Frauen im Alter zwischen 28 und 38 Jahren: Nur sieben Prozent haben eine positive Einstellung zur Menstruation, fast ein Drittel erlebt die Regelblutung meist als negativ, jede vierte Frau fühlt sich dabei unrein.
Bei der Auswertung der Fragebögen stellte Barbara Schultz-Zehden fest, dass sich die Frauen in vier Typen einteilen lassen:

Die Beeinträchtigte: Frauen dieses Typs empfinden die Menstruation eher als lästig, während der Regel fühlen sie sich in ihrer Sexualität stark eingeschränkt. Über ihre Gefühle und Gedanken zur Menstruation reden die Frauen jedoch nicht gern. 72 Prozent der Befragten gehörten zu dieser Gruppe, mehr als die Hälfte der »Beeinträchtigten« nehmen die Pille – das ist im Vergleich zu den anderen Gruppen der größte Anteil.

Die Unbeschwerte: Diese Frauen fühlen sich durch die Menstruation weder im Alltag noch in der Sexualität eingeschränkt. Überraschenderweise sprechen die »Unbeschwerten« aber am häufigsten mit dem Arzt, dem Partner oder den Freundinnen über das Thema, sie haben auch keine grundsätzlich positive Einstellung dazu. In der Umfrage gehörten 13 Prozent zu diesem Typ, es sind überdurchschnittlich viele Frauen dabei, die Abitur haben und ganztags berufstätig sind. 13 Prozent der »Unbeschwerten« sind sterilisiert – das ist vergleichsweise der höchste Anteil.

Die Leidende: Frauen dieses Typs sind sehr körperbewusst und leiden unter den mit der Menstruation verbundenen Beschwerden. In dieser Gruppe sind 11 Prozent der Befragten. Auffallend hoch ist der Anteil der Frauen, die sich eine Spirale einsetzen lassen (17 Prozent) und die gar nicht verhüten (23 Prozent).

Die Verdrängende: Diese Frauen haben nur wenig Interesse an ihrem eigenen Körper. Sie berichten zwar davon, dass sie manchmal Beschwerden während der Menstruation haben. Doch dass sie körperlich und seelisch darauf reagieren, verdrängen sie am liebsten. In dieser Gruppe gibt es den größten Anteil von Frauen, die Kondome zur Verhütung bevorzugen. Zu 81 Prozent handelt es sich um verheiratete Frauen.

Ambivalente Einstellung zur Menstruation

Die Beeinträchtigte

Die Unbeschwerte

Die Leidende

Die Verdrängende

Die katholische Kirche hat 2000 Jahre lang dazu beigetragen, dass unverheiratete Frauen ein schlechtes Gewissen hatten, wenn sie aus purer Lust Sex hatten, wenn sie keine Kinder haben wollten oder wenn sie einen Schwangerschaftsabbruch machen ließen. Wie viel Einfluss hat Ihrer Meinung nach der Islam auf das Leben der Frau?

Professor Hesch: Die arabische Medizin entwickelte sich weitgehend aus der Heilslehre von Galen, dessen Werke – vor allem unter Harun al Raschid (786 bis 809) und dessen Nachfolger – ins Arabische übersetzt wurden. Das islamische Lebenskonzept und die islamische Medizin präsentieren gegenwärtig in der Welt die intensivste Unterdrückung der Frau. Der Islam ist eine fundamentalistische Religion, die nicht bereit ist, der Frau ein freies und emanzipiertes Leben zu gewähren und dieses Konzept mit extremer Gewalt und Unterdrückung durchsetzt. Ein Extremfall war Afghanistan, wo die herrschenden Taliban die Frauen zwangen, sich in der Öffentlichkeit von Kopf bis Fuß zu verschleiern. Die Frauen waren ans Haus gebunden, sie durften nicht studieren und konnten ihren Lebenspartner nicht frei wählen. Falls die Haut einer Frau zu sehen war, durfte sie zu Tode gesteinigt werden. Alle Beteuerungen, dass der Islam eine friedfertige Religion sei, sind unglaubwürdig, solange ihre Anhänger ihren allein seelig machenden Anspruch laut Koran mit Gewalt durchsetzen dürfen. Erst wenn der Islam bereit ist, die Freiheit der Frau zu gewähren, wird sich meine Meinung über diese Religion ändern. Solange dies nicht geschieht, sind ein Dialog und eine demokratische Koexistenz mit dieser Religion nicht möglich. Was wir derzeit mit dem fundamentalistischen Islam und dem modernen Terrorismus erleben, ist der letzte Kampf des Mannes gegen die Frau – vorgetragen von den letzten Fanatikern einer Religion, die für sich ebenso wie die katholische Kirche den weltweit richtigen Glauben einfordert und dafür nach einem eigenen Selbstverständnis auch Gewalt anwenden darf und muss.

Keine Blutung mehr mit der Pille?

Im Jahre 1960 kam die Pille in den USA auf den Markt, seit 1962 gibt es sie in Deutschland. Seit dieser Zeit kann die Frau so selbstbewusst wie noch nie über ihre Sexualität entscheiden. Damit beginnt die Befreiung der Frau aus ihren biologischen Zwängen und aus der Gewalt des Mannes: Sie kann mit großer Sicherheit selbst bestimmen, ob und wann sie schwanger werden will.

Darüber hinaus hat sie es auch weitgehend in der Hand, von wem sie schwanger werden will.

Seit 40 Jahren ist die Pille also wortwörtlich in aller Munde – eine ausreichend lange Zeit, in der Mediziner, Wissenschaftler und zwei Frauen-Generationen positive und negative Erfahrungen mit dieser Verhütungsmethode sammeln konnten. Und da war es abzusehen, dass irgendwann auch die Gretchenfrage wieder gestellt wird: »Ist die Abbruchblutung nicht eigentlich überflüssig?«

In den 60er Jahren, als die Antibabypille auf den Markt kam, wagte niemand, ein solch heikles Thema überhaupt anzusprechen – denn schon die neue Macht der Frauen über ihre Fruchtbarkeit kam einer sexuellen Revolution gleich. Wenn die Mediziner schon damals mit Nachdruck darauf hingewiesen hätten, dass Pillen-Frauen keine Menstruationsblutung haben, sondern »nur« eine medikamentös hervorgerufene Abbruchblutung, und dass man darauf eigentlich auch ganz verzichten könnte, hätten sie vielleicht auch die mutigsten Frauen verschreckt – so tief saß über Jahrhunderte die Vorstellung, dass eine »richtige« Frau einmal im Monat zu bluten hat.

Um einen weiteren Aufruhr in der Bevölkerung zu vermeiden, sprachen die Ärzte in den vergangenen Jahren davon, dass die Pille eine »Regulierung der natürlichen Blutung« hervorrufe. Moralisch unterstützt wurden die Mediziner durch die katholische Kirche: Denn Papst Pius XII. beharrte 1956 darauf, dass er die Einführung der Antibabypille in den USA nur dann dulde, wenn die Frauen weiterhin alle vier Wochen bluten – eine Vereinbarung zwischen Vatikan und amerikanischem Parlament, die bis heute weitreichende Folgen hat.

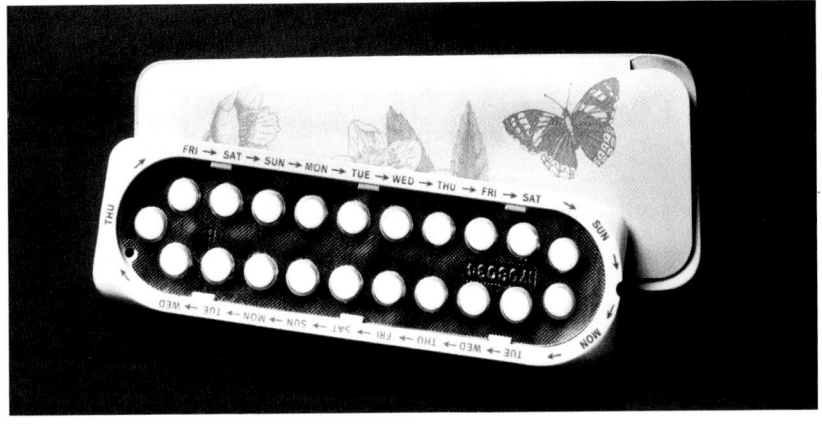

Die Pille ist heute vor allem für junge Frauen das Verhütungsmittel erster Wahl, weil sie sehr sicher vor ungewollter Schwangerschaft schützt.

Was passiert bei einer Abbruchblutung?

Wenn die Frau die Anti-Baby-Pille nimmt, führt sie ihrem Körper Gestagene zu, die wesentlich wirksamer sind als das natürliche Progesteron. Ebenso wie beim normalen Menstruationszyklus baut sich die Gebärmutterschleimhaut in der ersten Zyklushälfte unter dem Einfluss des Östrogens auf, in der zweiten Zyklushälfte wandelt das Gestagen dann die Schleimhaut um, damit sie in der sieben Tage dauernden Pillenpause unter dem Gestagenentzug abgebaut wird. Es kommt dann zu einer Abbruchblutung. Der Unterschied: Sie enthält nicht so viele Schleimhautreste wie eine Menstruationsblutung.

Welchen Sinn hat die Menstruation?

Zurzeit wird heiß darüber diskutiert, warum Frauen von Natur aus eine Menstruation haben. Was meinen Sie: Ist die Menstruation überhaupt notwendig?

Professor Hesch: Nur eine Menstruation, die der Schwangerschaft dient, ist »natürlich«. Ansonsten ist es im wahrsten Sinne des Wortes »unnatürlich« und auch überflüssig, jeden Monat zu bluten. Außerdem gibt es im Zusammenhang mit der Menstruation verschiedene Krankheiten, zu denen es gar nicht kommen müsste: Dazu gehören Blutarmut, Endometriose, Zysten, Migräne, schmerzhafte oder starke Blutungen, Leibschmerzen, Ödeme, Übelkeit, Schwindel, Stimmungsschwankungen, Aggression und Depression.

Selbstverständlich muss jede Frau selbst entscheiden, wie sie mit der Menstruation umgehen will. Wenn eine Frau allerdings beschließt, nicht schwanger werden zu wollen, braucht sie weder eine Menstruation noch eine Abbruchblutung. Es gibt ansonsten keinen weltanschaulichen, gesellschaftlichen oder gesundheitlich zu rechtfertigenden Grund, dass Frauen gleich welchen Alters alle vier Wochen menstruieren oder eine Abbruchblutung erleben, letztere ist eigentlich »unsinnig«.

> »Wenn eine Frau beschließt, nicht schwanger werden zu wollen, braucht sie weder eine Menstruation noch eine Abbruchblutung. Es gibt dann keinen Grund, dass sie alle vier Wochen menstruiert.«
> Rolf-Dieter Hesch

Nicht alle Frauen wollen mit Hormonen verhüten. Was raten Sie dann?

Professor Hesch: Ich spreche mit den Frauen über ihre Bedenken. Oft schlage ich einen Test über drei Monate vor und verschreibe eine individuell zusammengestellte Pille. Die Frau soll dann die Wirkungen und Nebenwirkungen beobachten. Daraus lerne ich, was sie verträgt und was nicht, und kann die Dosis anpassen. Wenn die Frau grundsätzlich gegen Hormone ist, respektiere ich das und empfehle dann die klassischen Verhütungsmethoden.

Pille ist nicht gleich Pille

Der in Wien geborene Chemiker Carl Djerassi stellte Ende der 1950er Jahre ein Gelbkörperhormon chemisch dar, das der Biologe Gregory Pincus 1960 zum ersten Mal in der amerikanischen Verhütungspille Enovid anwendete. Ein Jahr später brachte die deutsche Firma Schering das Medikament Anovlar auf den Markt. Diese Pillen enthielten auch Östrogen – und zwar Ethinylestradiol, das »Pillenöstrogen«.

In beiden Pillen waren 150 Mikrogramm Ethinylestradiol enthalten, eine extrem hohe Dosis, die bei vielen Frauen nur zu einem »Austausch« von Beschwerden führte – aber in den 1960er Jahren galt diese Dosis als »wissenschaftlich richtig«. Die hohe Estradioldosis war wohl auch verantwortlich für das erhöhte Brustkrebsrisiko, über das die Wissenschaftler in den Studien der damaligen Zeit und zuletzt noch in der großen »Collaborative Study« von 1996 berichteten. Durch die überhöhte Hormonkonzentration bekamen viele Mädchen und jungen Frauen in den folgenden Jahren größere Brüste – nachzuvollziehen ist diese Entwicklung anhand der Büstenhaltergrößen von damals und heute.

Anfang der 70er Jahre erkannten die Mediziner, dass die Antibabypille auch mit weniger Hormonen zuverlässig wirkt. 1973 waren es beispielsweise »nur« noch 30 Mikrogramm Ethinylestradiol in der ersten Mikropille. Bei jedem weiteren Schritt nach unten erklärten die Forscher und Pharmafirmen, dass die Dosis jetzt »richtig« sei – was die Gynäkologen und auch die Frauen über Jahre unnötig verunsicherte.

Heute enthalten die meisten Mikropillen weniger als 50 Mikrogramm Ethinylestradiol, aber auch eine Tagesdosis von 30, 20 und neuerdings auch 15 Mikrogramm ist möglich. Somit hat sich die Menge mittlerweile auf ein Zehntel der ursprünglichen Östrogen-Dosis reduziert – mit der Folge, dass die Frauen die moderne Pille viel besser vertragen als früher.

Was ist eine »ideale« Pille?

Wenn sich eine Frau für die Pille entscheidet, sollte sie mit ihrem Arzt oder ihrer Ärztin darüber sprechen, welche Pille für sie und ihre Bedürfnisse so ideal wie möglich ist. Wichtig sind folgende Kriterien:

- Die Frau sollte eine Pille wählen, mit der sie so sicher wie möglich eine Schwangerschaft verhüten kann.

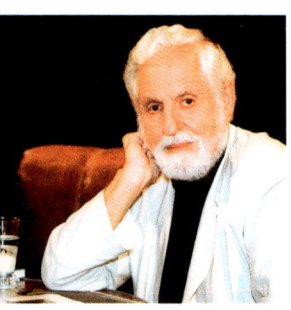

Der Chemiker Carl Djerassi gilt als »Vater der Antibaby-pille«: Er untersuchte verschiedene Gelbkörperhor-mone, die dann später im Labor nachgebaut werden konnten.

- Die Pille sollte das Wohlbefinden der Frau gewährleisten bzw. nicht einschränken.
- Die enthaltenen Hormone sollten so niedrig wie möglich dosiert sein. Die Menge ist zu gering, wenn sich durch die Pilleneinnahme das Risiko erhöht, dass die Frau an Eierstockzysten oder an einer Osteoporose erkrankt. Auch die sexuelle Lust sollte nicht nachlassen.
- Die Pille sollte keine unerwünschten Nebenwirkungen wie Brustspannen, Brustkrebs, Gewichtszunahme, Thrombose und Venenbeschwerden hervorrufen.
- Frauen mit prämenstruellem Syndrom oder menstruationsbedingter Migräne sollten durch die Pilleneinnahme weniger Beschwerden haben.
- Die Pille sollte keine Krankheiten hervorrufen.
- Die Pille sollte nicht dazu führen, dass der Frau mehr Haare am Körper und im Gesicht wachsen bzw. dass sie unter Haarausfall leidet. Ödeme sollten auch nicht auftreten.

Mittlerweile gibt es so viele Standardpräparate und Einzelkomponenten von Ethinylestradiol und Gestagenen, dass jeder Arzt die individuell »richtige« Pille verordnen oder zusammenstellen kann. Wissenschaftler arbeiten auch schon an Pillen, die auf das jeweilige Krankheitsrisiko der Frau abgestimmt sind. Eine Frau, die ein hohes Risiko für Brustkrebs hat, bekommt dann in Zukunft eine andere Hormonkombination verschrieben als eine Frau mit erhöhtem Osteoporose- bzw. Bluthochdruck-Risiko.

Wann ist das »Pillenöstrogen« richtig dosiert?

Die meisten Wissenschaftler und Mediziner sprechen von der Tagesdosis an Östrogen, die eine Frau mitsamt der Pille aufnimmt. Um zu berechnen, mit wie viel Östrogen der Körper – speziell die Brust – belastet wird, kann man von der Monatsdosis ausgehen: Die Hormonmenge über eine Zykluslänge hinweg ergibt sich in der Regel aus der Summe der Inhaltsstoffe von 21 Pillen pro Monat, weil danach eine Pause von sieben Tagen eingelegt wird. Wer die Pille ohne Unterbrechung 28 Tage lang einnimmt, kommt dementsprechend auf eine Summe von 28 Tagesdosen pro Monat. Die Monatsdosis ergibt sich aber auch abhängig davon, ob die Pille 30, 20, 15 oder gar nur 10 Mikrogramm Ethinylestradiol enthält (siehe Tabelle).

Mittlerweile weiß man, dass die ideale Verhütungspille mit einer Dosis von 300 bis 450 Mikrogramm Pillenöstrogen pro Monat auskommt. Welche Menge für die Frau die richtige ist, muss jede für sich selbst herausfinden – ihr Gynäkologe kann die Dosis Schritt für Schritt so lange reduzieren, wie sie es wünscht. Ein Hinweis darauf, dass der Körper zu wenig Ethinylestradiol bekommt, wären zum Beispiel Zwischenblutungen.

Vor allem bei besonders niedrig dosierten Östrogenpillen, die 21 Tage lang genommen werden, kommt es vor, dass die Frau in der sieben Tage dauernden Einnahmepause Beschwerden hat, die durch den Hormonentzug hervorgerufen werden. Viele Frauen berichten über Migräne, Stimmungsschwankungen, Schlafstörungen sowie über Probleme bei der Sexualität.

Wenn sich eine Frau entscheidet, die Pille nicht 21 Tage, sondern ununterbrochen zu nehmen, bekommt sie keine Abbruchblutung. Um die gleiche Monatsdosis von 300 bis 450 Mikrogramm Ethinylestradiol zu gewährleisten, ist bei der kontinuierlichen Einnahme eine Tagesdosis von nur 15 und sogar 10 Mikrogramm möglich – die Tageszufuhr lässt sich auf diese Weise also um ein Drittel reduzieren. Der positive Effekt: Die Frauen spüren im Allgemeinen weniger Nebenwirkungen.

Zu Beginn der kontinuierlichen Pilleneinnahme kann es zu Zwischenblutungen kommen. Um diese zu vermeiden, kann die Frau drei Monate lang eine klassische Pille einnehmen, die 30 Mikrogramm Ethinylestradiol und 120 Mikrogramm Levonorgestrel als Gestagen enthält. Ab dem vierten Monat beginnt die blutungslose Phase: Die Dosis wird dann reduziert auf täglich 20 Mikrogramm Ethinylestradiol bzw. 100 Mikrogramm Levonorgestrel ohne Unterbrechung. Problemlos scheinen auch Versuche mit 15 Mikrogramm Pillenöstrogen zu sein. Wenn die Dosis zu gering ist, wird die Gebärmutterschleimhaut instabil – Zwischenblutungen sind dann die Folge.

So berechnen Sie die Monatsdosis

Ethinylestradiol	21 Tage Pilleneinnahme	28 Tage Pilleneinnahme
30 µg	630 µg/Monat	840 µg/Monat
20 µg	420 µg/Monat	560 µg/Monat
15 µg	315 µg/Monat	420 µg/Monat
10 µg		280 µg/Monat

Zur Tabelle: Da Frauen die Pille 21, aber auch 28 Tage lang einnehmen können, lässt sich die Dosis besser vergleichen, wenn man den ganzen Monat betrachtet (µg = Mikrogramm).

Das Gelbkörperhormon (Gestagen)

Während es nur »ein« Pillenöstrogen – nämlich Ethinylestradiol – gibt, bieten sich bei den Gestagenen mehrere Möglichkeiten an:

Levonorgestrel ist heute das klassische Pillengestagen. Bei einer Pilleneinnahme von 21 Tagen enthalten Monopräparate (Mikropille) 30 Mikrogramm pro Tag, also 630 Mikrogramm pro Monat. Bei Kombinationspräparaten sind es meist 125 Mikrogramm pro Tag, die Monatsdosis beträgt also 2625 Mikrogramm. Wenn die Frau kontinuierlich – also 28 Tage lang – eine kombinierte Pille einnimmt, beträgt die tägliche Levonorgestrel-Dosis 60 bis 100 Mikrogramm, also 1680 bis maximal 2800 Mikrogramm pro Monat. Die Belastung durch Gestagene kann also bei Dauereinnahme geringer werden, wenn man die Dosis so reduziert, dass keine Blutungen auftreten.

Cyproteronacetat bzw. Chlormadinonacetat in Kombination mit dem Pillenöstrogen bieten sich an, wenn eine Frau Probleme mit Haarausfall und vermehrter Körperbehaarung, Akne und unreiner Haut hat. Cyproteronacetat kann jedoch die Libido und die Sexualität negativ beeinflussen, weshalb Frauen dieses Gestagen mit großer Vorsicht einnehmen sollten.

Die folgenden beiden Gestagene wurden erst vor kurzem entwickelt. Sie werden in klassischen Pillenpräparaten eingesetzt, können aber auch kontinuierlich genommen werden. Frauen, die Kombinationspillen mit dem einen oder dem anderen Gestagen ohne Unterbrechung einnehmen, kommen jedoch auf eine erhöhte Monatsdosis, sodass individuelle Nebenwirkungen möglich sind. Sobald beide Gestagene auch als Monopräparate zur Verfügung stehen, lässt sich die Dosis frei festlegen:

Dienogest ist gut verträglich und wirkt mäßig antiandrogen, also gegen Haarausfall und vermehrte Behaarung.

Dihydrospirenon eignet sich vor allem für Frauen, die zu Gewichtszunahme, Ödemen und Hochdruck neigen.

Die maßgeschneiderte Pille

Welche Vorteile hat es, eine individuell zusammengesetzte Pille ohne Unterbrechung einzunehmen?

Professor Hesch: Jede Frau ist anders, deshalb gibt es kein ideales Verhütungsmittel für alle. Es ist aber wichtig, die individuellen Bedürfnisse zu berücksichtigen, denn sonst kann es zu unerwünschten Nebenwirkungen kommen. Die Ärztin oder der Arzt sollte deshalb eine maßgeschneiderte Pille anbieten, die die Frau kontinuierlich einnimmt. Wenn die Werte optimal ermittelt wurden, gibt es idealerweise keine Monatsblutung, keine Blutungsstörungen, kein prämenstruelles Syndrom, keine Endometriosebeschwerden, keine Gewichtszunahme, keine Brustbeschwerden, keine zyklusabhängige Migräne und keine Anämie. Mit einer solchen maßgeschneiderten Pille kann die Frau aber nicht nur verhüten, sondern es lassen sich damit auch Zyklusunregelmäßigkeiten behandeln.

Wie lange dauert es, bis Sie die optimale Zusammensetzung der Pille herausgefunden haben?

Professor Hesch: Nach der Einführungsphase von drei Monaten kann es manchmal noch weitere drei bis sechs Monate dauern, bis der Arzt die richtige Dosierung ermittelt hat. Die Frau muss bereit sein, ihren Körper einige Monate lang genau zu beobachten und ihrem Arzt davon zu berichten. In den Gesprächen geht es auch um die Auswahl der Präparate. In der Regel ist die »richtige« Pille nach neun Monaten gefunden, Art und Dosis der Hormone ändern sich im Laufe der Jahre kaum noch.

Mit welchen Nachteilen muss eine Frau rechnen, wenn sie die Pille kontinuierlich einnimmt?

Professor Hesch: Zunächst einmal hat die kontinuierliche Einnahme all die Nachteile, die 21-Tage-Pillen auch haben, da die Monatsdosis gleich ist. Ohne die siebentägige Pillenpause bleibt die Blutung aus, Zwischenblutungen sind jedoch möglich. Organisch gibt es einen wesentlichen Unterschied, denn die Gebärmutterschleimhaut wird nicht alle vier Wochen ausgeschieden. Sie ist nicht besonders dick, aber trotzdem sollte man sie mit Ultraschall sorgfältig überwachen. Langzeituntersuchungen gibt es noch nicht, aber Einzeluntersuchungen weisen darauf hin, dass der Körper mit einer dünnen Schleimhaut zurecht kommt.

Es dauert drei bis sechs Monate, um die »ideale« Pille für eine Frau zu finden. Die Dosierung hängt von den individuellen Bedürfnissen ab. Unerwünschte Nebenwirkungen sollten nicht auftreten.

6

Körperliche und seelische Probleme der Frau

Ob eine Frau gesund ist oder krank wird, hängt vor allem von den Regulationsvorgängen im Gehirn ab. Denn die zentrale Schaltstelle unseres Lebens sitzt im Hypothalamus: Dort gehen alle Informationen über unseren körperlichen und seelischen Zustand ein, dort werden sie auch verarbeitet (siehe Biologie, Seite 60). Medizinisch lassen sich die typischen Frauenkrankheiten einteilen in organische Probleme und Probleme, die im Laufe der Biographie einer Frau entstehen.

Körperliche Probleme

Viele Frauen gehen seit der Pubertät regelmäßig zum Frauenarzt: Empfohlen wird ein Arztbesuch pro Jahr, um alle notwendigen Kontrolluntersuchungen machen zu lassen. Die wichtigsten Themen sind Empfängnisverhütung, Krebsvorsorge und gegebenenfalls Gespräche und Untersuchungen in Sachen Schwangerschaftsberatung, ungewollter Kinderlosigkeit und Schwangerschaftsabbruch.

Im Folgenden erfahren Sie, wie Sie Ihr persönliches Risiko einschätzen können, wie Sie selbst dazu beitragen können, um Krankheiten zu vermeiden, und was sie im Falle des Falles tun können.

Erkrankungen der Eierstöcke

Es kommt vor, dass die Hirnanhangsdrüse mehr luteinisierendes Hormon (LH) als Follikel stimulierendes Hormon (FSH) ausschüttet. Auf dieses veränderte Pulsmuster reagieren die Eierstöcke damit, dass sie Zysten bilden. Bei einer Ultraschalluntersuchung erkennt man diese *Polyzystischen Ovarien* daran, dass sich die Geschwülste wie ein Wagenrad im Eierstock anordnen. In den Zystenwänden bildet sich oftmals vermehrt männliches Hormon. Mögliche Folgen sind Geheimratsecken, Akne und eine verstärkte Behaarung an Armen und Beinen, im Gesicht und auch zwischen den Brüsten.

Die meisten Ärzte verschreiben in diesem Fall die Antibabypille, aber dadurch wird die Störung nur »zugedeckt«. Nach dem Absetzen des Medikaments ist alles wieder beim Alten. Hormonspezialisten (Endokrinologen) versuchen das System so weit herunter zu regeln, dass die Zysten verschwinden, aber der eigene Zyklus wieder in Gang kommt. Doch leider gelingt das nicht immer.

Eine Sonderform dieser Erkrankung hat erbliche Grundlagen, sie ist leider noch schwieriger zu behandeln: Die Frauen neigen zu Übergewicht, vorzeitiger Arteriosklerose und Diabetes, weil ihre Muskulatur nur schlecht auf Insulin anspricht; einige haben vermehrt bösartige Tumoren.

Erkrankungen der Gebärmuttermuskulatur

Bei jeder dritten oder vierten Frau im Alter zwischen 30 und 40 entwickeln sich aus der Muskelschicht der Gebärmutter kleine, harmlose Geschwülste: so genannte Myome. Der Arzt kann sie bei einer Tast- oder Ultraschalluntersu-

Die inneren weiblichen Geschlechtsorgane

Die Gebärmutter (Uterus) ist ein birnengroßer Hohlmuskel, der sich vom Körperinneren zur Scheide hin verjüngt. Innen ist die Gebärmutter mit einer Schleimhaut ausgekleidet, die bis zum Eisprung auf eine Stärke von etwa neun Millimetern anwächst. Wenn die Frau nicht schwanger geworden ist, stirbt das überflüssige Gewebe ab und wird zusammen mit dem Menstruationsblut durch den Muttermund (Zervix) und die Scheide (Vagina) nach außen geschwemmt.

Aus der Gebärmutter ragt links und rechts oben jeweils ein Eileiter, das ist ein 10 bis 15 cm langer elastischer Muskel. Er endet frei über beweglichen Trichtern (Fimbrien), die sich über die pflaumengroßen Eierstöcke wölben. Unten ist die Gebärmutter mit Hilfe des Muttermundes verschlossen.

Im normalen Zustand können nur Flüssigkeiten und Sperma die etwa 2 mm große Öffnung durchdringen, bei einer Geburt kann sich der Muttermund auf einen Durchmesser von 10 bis 12 Zentimetern erweitern.

chung entdecken. Einige Frauen haben davon bislang noch gar nichts bemerkt, andere bekommen lange und starke Blutungen oder leiden unter schmerzhaften Krämpfen – doch dann sind die Myome meist schon gewachsen oder es haben sich an mehreren Stellen Geschwülste gebildet. Sarkome, so genannte bösartige Geschwülste der Muskulatur, sind selten.

Warum sich Myome entwickeln, weiß man noch nicht genau. Sicherlich spielen Hormone eine Rolle, die das Wachstum der Zellen anregen – vor allem Östrogene scheinen einen Einfluss zu haben. Aber auch lokale genetische Faktoren der Wachstumskontrolle bestimmen, ob und wann sich ein Myom entwickelt.

Myome können durch Gelbkörperhormonbehandlung (Gestagene) gelegentlich verkleinert werden. Daher muss ein medikamentöser Behandlungsversuch von Myomen immer gestagenbetont sein. Eine kontinuierliche Behandlung mit Gestagen ohne Auslösung einer Blutung wirkt sich günstig aus, wenn es nicht zu Zwischenblutungen kommt.

Wenn die Myome direkt unter der Schleimhaut liegen, ist es recht wahrscheinlich, dass die direkt darüber liegende Schleimhaut instabil ist und mit Hilfe von Zwischenblutungen ausgeschwemmt wird. Ein befruchtetes Ei kann sich dann nur schwerlich einnisten.

Wenn die Myome durch Medikamente nicht kleiner werden, wenn die Frau ihre Zwischenblutungen als allzu störend empfindet oder wenn sie schwanger werden will, gibt es auch die Möglichkeit, die Geschwulst mit Hilfe einer Schlüsselloch-Operation zu entfernen, die kaum Narben hinterlässt (minimal invasive Operation).

Frauen mit größeren Myomen empfahlen einige Ärzte früher, gleich die ganze Gebärmutter entfernen zu lassen. Doch mittlerweile hält man eine solche Totaloperation nicht mehr für sinnvoll – weder bei jungen noch bei älteren Frauen. Denn die Gebärmutter erfüllt wichtige Aufgaben im Körper: Sie kann den Beckenboden stabil halten, für viele Frauen mit hohem G-Punkt ist sie auch für die Sexualität wichtig.

Nur wenige Frauen berichten nach der Entfernung ihrer Gebärmutter, dass sie sich wie befreit fühlen. Viele bedauern, von nun an endgültig keine Kinder mehr bekommen zu können. Deshalb plädieren heutzutage viele Mediziner dafür, die Gebärmutter so lange wie möglich zu erhalten und Myome minimal invasiv zu entfernen.

In einigen Fällen entwickelt sich inmitten des Hohlmuskels eine große einzelne Geschwulst, die gelegentlich von kleineren Geschwülsten umgeben ist. Diese Myome können so groß werden, dass sie Unterleibsschmerzen hervorrufen. Wenn sich der Beckenboden senkt, kann es zu Problemen beim Wasserlassen, beim Stuhlgang oder auch bei der Sexualität kommen. Wenn solch große Myome entfernt werden müssen, kann man die Gebärmutter dabei oft nicht mehr erhalten.

> Früher rieten etliche Mediziner dazu, die Gebärmutter gleich ganz zu entfernen, wenn sich Myome gebildet hatten. Heutzutage versuchen die Ärzte, die Gebärmutter bei einer Operation so weit wie möglich zu erhalten. Im Zweifelsfall können Sie eine Zweitmeinung einholen.

Erkrankungen der Gebärmutterschleimhaut

Jeder Zyklus der Frau wird durch das Zusammenspiel verschiedener Hormone geregelt, die Schleimhaut macht alle hormonalen Veränderungen mit. Der Effekt: Die Gebärmutterschleimhaut baut sich im Laufe der ersten Zyklushälfte so weit auf, dass sich ein befruchtetes Ei einnisten könnte. Bei »falschem Alarm« wird die dicke Schleimhaut jedoch überflüssig: Die Muskulatur der Gebärmutter zieht sich rhythmisch zusammen, sodass die Blutgefäße verkrampfen. Die Zellen der äußeren Schleimhautschicht werden nicht mehr genug durchblutet und sterben ab. Auch die Blutgefäße zerfallen, sie werden zusammen mit dem Gewebe ausgeschieden. Dieser Zyklus wiederholt sich alle 26 bis 36 Tage.

Endometriose – Schmerzen im Bauch

Nicht immer funktioniert die ständige Veränderung der Gebärmutterschleimhaut ohne Probleme: Es kann sich zum Beispiel eine *Endometriose* entwickeln (Endometrium ist der lateinische Begriff für Gebärmutterschleimhaut). In Deutschland leiden rund zwei Millionen Frauen unter 50 Jahren daran.

Eine Endometriose entsteht dadurch, dass Teile der Schleimhaut während der Menstruation durch »undichte« Eileitermündungen in den Bauchraum gedrückt werden, sich auf dem Bauchfell festsetzen und sich dort einnisten. Wenn die Schleimhaut dann in der ersten Zyklusphase wächst, schwellen diese Herde im Bauchfell an, was recht schmerzhaft sein kann. In der zweiten Zyklushälfte können solche Herde gelegentlich aufbrechen und in den Bauchraum bluten. Dann kommt es zu einem Wundschmerz und zu Blutansammlungen im Bauchraum, was die starken Menstruationsbeschwerden erklärt.

Die Endometriose kann eine schwere Erkrankung mit starken Schmerzen, dramatischen Beschwerden und andauerndem Leid sein. Einige Frauen nehmen Schmerzmittel bis hin zu Opiaten. Zum Glück ist dieser schwere Verlauf der Endometriose heute seltener geworden, da man die Krankheit recht gut medikamentös und wenn nötig auch in Kombination mit einer Operation behandeln kann. Mit einer kontinuierlich kombinierten Hormonbehandlung – sowohl als Antibabypille als auch beim Hormonersatz – kann eine Endometriose bei der überwiegenden Mehrzahl von Frauen komplett unterdrückt werden. Bisweilen empfiehlt es sich, zu Beginn der Behandlung das hypothalamisch-hypophysäre System für drei Monate lang mit einem zentralen Hormonblocker »herunterzufahren«. Die Frau erhält alle vier Wochen eine Depotinjektion, welche die Hirnanhangsdrüse für die Hormone des Zwischenhirns blockiert.

Die sich anschließende Hormonbehandlung sollte so viel Östrogen wie nötig, aber so wenig wie möglich enthalten. Eine individuell zusammengestellte Pille kann enthalten: 10 Mikrogramm Ethinylestradiol, 1 Milligramm Estriol, eine Tagesdosis Desogestrel oder 60 bis 90 Mikrogramm Levonorgestrel. Für den Hormonersatz kommen in Frage: 0,5 Milligramm Estradiol, 1 Milligramm Estriol und 5 Milligramm Medrogestron, 60 Mikrogramm Levonorgestrel oder auch Lynestrenol.

Wenn nötig kann man das entzündete Endometriosegewebe bei einer Bauchspiegelung auch mit Hilfe von Laserstrahlen zerstören. Eine etwas ältere und nicht ganz so exakte Methode ist die so genannte Elektrokoagulation.

Eine Endometriose kann sehr schmerzhaft sein. Leider müssen einige Frauen von einem Arzt zum anderen gehen, bis die richtige Diagnose endlich gefunden wird.

Abbildung rechts: Marilyn Monroe nahm starke Schmerzmittel, weil sie unter einer Endometriose litt. Sie starb schließlich an den Nebenwirkungen der Schmerzmittel.

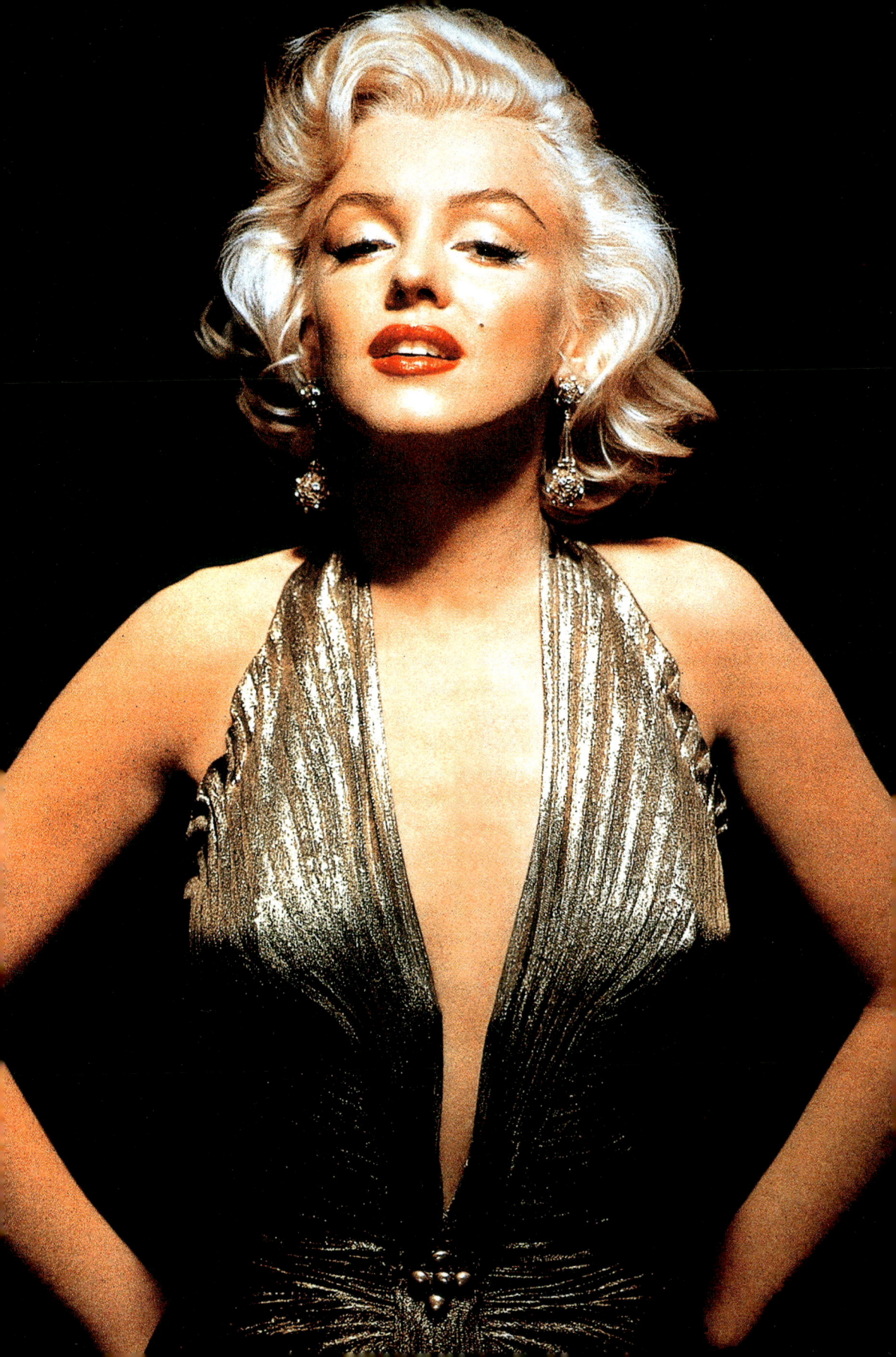

Endometriumkarzinom – Ursache ungeklärt

Bei einigen Frauen entwickelt sich eine bösartige Neubildung der Gebärmutterschleimhaut: Dieses so genannte *Endometriumkarzinom* wird häufig bei der Krebsvorsorge frühzeitig entdeckt und kann erfolgreich behandelt werden. Alle Frauen, die Zwischenblutungen oder besonders starke bzw. lang andauernde Blutungen haben, sollten den Frauenarzt darauf aufmerksam. Denn durch einen Abstrich und eine Laboruntersuchung lässt sich ausschließen, dass die Ursache ein Tumor ist. Bei positivem Befund wird die Gebärmutter in der Regel komplett entfernt. Eine gestagenbetonte Hormonersatzbehandlung ist danach möglich. Warum sich Endometriumkarzinome bilden, ist bislang noch nicht eindeutig geklärt. Frauen, die die Pille oder einen Hormonersatz nehmen, sind jedoch seltener betroffen.

Gebärmutterhalskrebs durch Papillomaviren

Ein bösartiger Tumor kann auch am Muttermund der Gebärmutter entstehen, Mediziner nennen diesen *Gebärmutterhalskrebs* Zervixkarzinom. In Deutschland erkranken jedes Jahr etwa 7000 Frauen daran. Hinzu kommen rund 6700 Frauen, bei denen eine Krebsvorstufe (Carcinoma in situ) festgestellt wurde.

Die Krankheit kann bei der Krebsvorsorge durch einen Abstrich – dem so genannten Pap-Test – frühzeitig erkannt werden: Die Abkürzung »Pap« verweist auf George Papanicolaou, der die Gewebeveränderungen in fünf Stadien einteilte.

Ursache für einen Gebärmutterhalskrebs sind in mehr als 90 Prozent der Fälle so genannte Humane Papillomaviren (HPV), sie verursachen meist gutartige Hautwucherungen: Insgesamt gibt es etwa 100 verschiedene dieser Warzenviren, rund ein Dutzend gelten als krebserregend. Papillomaviren sind sexuell übertragbar, Kondome schützen nicht ausreichend dagegen. Nach einem Abstrich kann man die Menge der hoch infektiösen Warzenviren im Labor bestimmen – die Kosten dafür muss jede Frau jedoch selbst tragen, denn es handelt sich um eine so genannte IGeL-Leistung (individuelle Gesundheitsleistung). Je nach Schweregrad wird der Muttermund in unterschiedlichem Ausmaß entfernt. Eine Impfung gegen Papillomaviren ist zurzeit in der wissenschaftlichen Erprobung.

Ungewollte Kinderlosigkeit

Etwa zwei Millionen Paare in Deutschland versuchen vergeblich, ein Kind zu bekommen. Das ist für viele frustrierend und belastet die Partnerschaft ebenso wie das Sexualleben. Viele Frauen nehmen an, dass sie allein »schuld« daran sind, dass es nicht klappt. Doch Wissenschaftler haben herausgefunden, dass die nachweisbaren Ursachen für eine ungewollte Kinderlosigkeit nur zu 25 Prozent allein bei der Frau liegen. Bei 30 Prozent der Paare hängt die Unfruchtbarkeit mit der Gesundheit des Mannes zusammen, in 40 Prozent der Fälle gibt es zwischen Ei und Sperma Abstoßungsreaktionen – beide Partner haben also einen Anteil. Bei fünf Prozent der Paare lässt sich keine konkrete Ursache feststellen.

Als Gründe für eine ungewollte Kinderlosigkeit kommen in Betracht:

Später Kinderwunsch: Immer mehr Frauen wollen sich zunächst beruflich verwirklichen und erst dann Mutter werden. Je älter eine Frau aber ist, desto schwieriger wird es für sie, schwanger zu werden und ein gesundes Kind zur Welt zu bringen.

Hormonelle Ursachen bei der Frau: Es kann sein, dass der Hormonhaushalt gestört ist, unter Umständen funktioniert die Schilddrüse nicht richtig. Möglicherweise kommt es gar nicht zum Eisprung oder das Ei reift nur unvollkommen heran. Mitunter baut sich auch die Gebärmutterschleimhaut nicht genügend auf.

Organische Ursachen bei der Frau: In einigen Fällen sind die Eileiter verschlossen oder unbeweglich, selten fehlen sie auch ganz. Wenn es kleine Geschwülste in der Gebärmutter gibt, kann es sein, dass sich das befruchtete Ei nicht einnisten kann (Myome, siehe Seite 137). Frauen mit einer Endometriose haben häufig Probleme, schwanger zu werden (siehe Seite 140).

Genetische Schäden können in vielen Fällen zu Unfruchtbarkeit führen, die Frucht geht dann früh ab. Immerhin werden weniger als 10% der menschlichen Embryonen von Natur aus wirklich als reife Kinder geboren, über 90% gehen spontan ab. Die Natur kontrolliert geschädigte Kinder also extrem effizient, die spontane Fruchtbarkeit ist beim Menschen recht gering.

Antikörper oder Bakterien: Mitunter bildet der weibliche Körper Antikörper gegen das Sperma des Mannes, die eine Befruchtung oder das Einnisten des Eis verhindern. Beim Sex können Chlamydien übertragen werden, diese Bakterien führen zu Entzündungen der Eileiter oder der Nebenhoden.

Wenden Sie sich an Ihren Frauenarzt oder erkundigen Sie sich nach Kliniken, die sich auf die Fortpflanzungsmedizin spezialisiert haben. Adressen finden Sie beim Bundesverband Reproduktionsmedizinischer Zentren Deutschlands. Ihr Partner sollte bei einem Urologen ein Spermiogramm machen lassen.

Häufige Ursachen beim Mann: Krampfadern in den Hoden, »verstopfte« oder verschlossene Samenleiter, geringe Samenmenge, zu wenig bewegliche oder fehlgebildete Samenfäden.

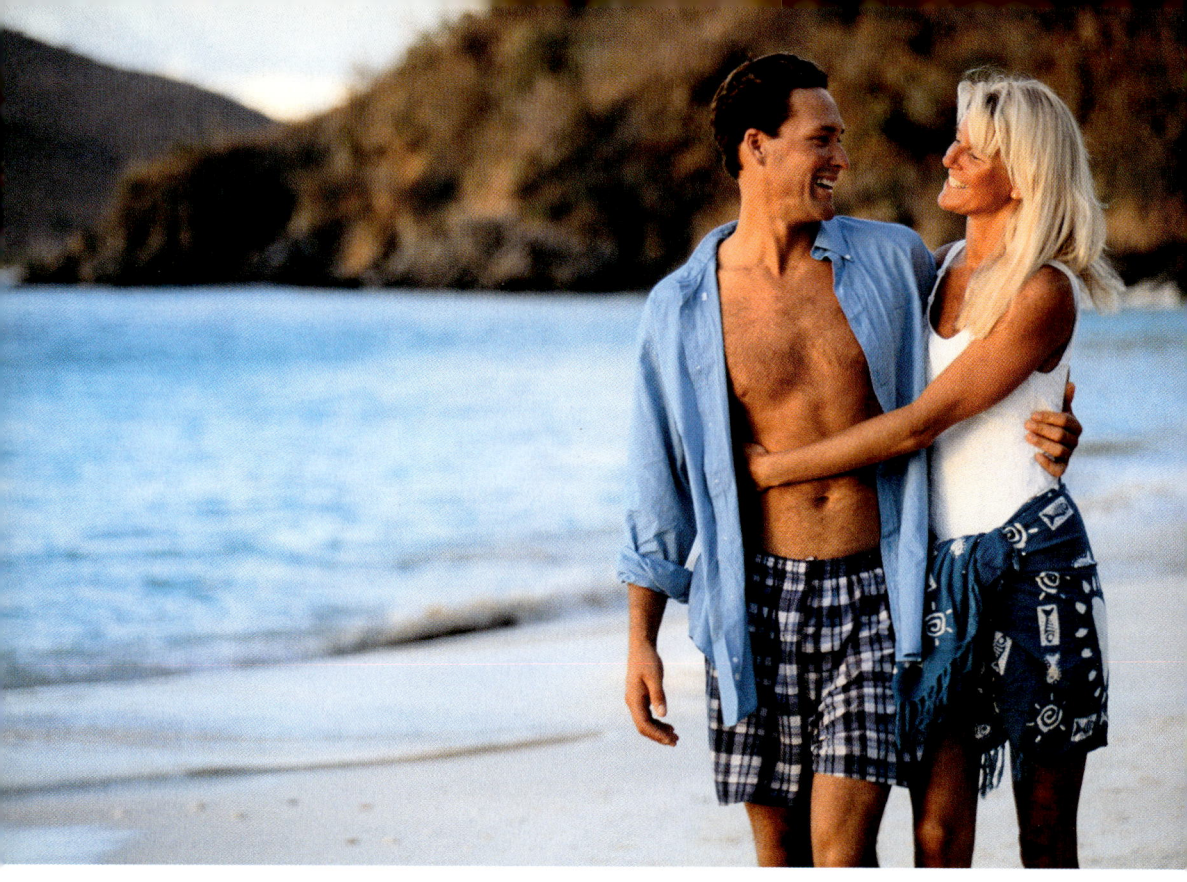

Wenn Sie sich sehnsüchtig ein Kind wünschen, sollten Sie nicht nur Sex nach Terminplan machen. Das macht keinen Spaß und bringt vielleicht sogar noch nicht mal etwas. Versuchen Sie die Lust auf spontanen Sex wieder anzukurbeln, vielleicht bei einem gemeinsamen Wochenende oder im Urlaub.

Tipps zum Schwangerwerden

Manchmal dauert es etwas länger, bis Paare schwanger werden. Doch verlieren Sie nicht die Geduld. Vielleicht klappt es ja, wenn Sie folgende Tipps beherzigen:

Richtiger Zeitpunkt: Frauen sind nur 72 Stunden vor und wenige Stunden nach dem Eisprung fruchtbar. Wenn Sie also ein oder zwei Tage vor Ihrem Eisprung Sex haben, haben Sie die besten Chancen. Erkundigen Sie sich bei Ihrem Frauenarzt, bei Pro Familia oder bei der Malteser Arbeitsgruppe Natürliche Familienplanung (NFP) danach, wie Sie den Eisprung mittels Basaltemperatur und Schleimprobe bestimmen können.

Pausen einlegen: Wer sich ständig unter Stress setzt, dass es im nächsten Zyklus unbedingt klappen muss, kann Liebe und Sex kaum noch genießen. Ihr Körper hat dann auch ganz andere Sorgen, als Ihnen sofort Ihren Herzenswunsch zu erfüllen. Nehmen Sie sich deshalb immer wieder mal eine Auszeit, fahren Sie am Wochenende weg oder gönnen Sie sich einen Urlaub. Sie können auch einige Monate lang wieder verhüten, um sich selbst nicht mehr so sehr unter Erfolgsdruck zu setzen und wieder Lust auf spontanen Sex zu empfinden. Die innere Anspannung können Sie auch beim Sport, mit einer Aromatherapie oder beim Luna-Yoga abbauen.

Umweltgifte meiden: Prüfen Sie, ob Ihr Körper durch Umweltgifte belastet sein könnte. Es wäre auch einen Versuch wert, Amalgamplomben entfernen zu lassen. Verzichten Sie eine Zeitlang auf das Rauchen, auf Alkohol und Kaffee. Unterstützend können Homöopathie, Chinesische Medizin und Ayurveda wirken. Eine kürzlich veröffentlichte amerikanische Meta-Studie ergab, dass die Akupunktur für einen regelmäßigeren Eisprung sorgen und die Durchblutung der Gebärmutter verbessern kann.

Gesunde Ernährung: Achten Sie darauf, dass Sie kein Untergewicht haben oder allzu sehr in die Breite gehen. Versuchen Sie die Speisen zu genießen, essen Sie fünf Mal am Tag Obst und Gemüse und verwenden Sie kalt gepresstes Oliven-, Soja- oder Leinöl, denn darin sind mehrfach ungesättigte Fettsäuren enthalten.

Wir haben also gesehen, dass die natürliche Fruchtbarkeit beim Menschen überraschenderweise sehr gering ist und mehr als 90 % der befruchteten Eier spontan mit der Menstruation abgehen. Angesichts dieser strikten Auslese durch die Natur ist es ziemlich unsinnig, Frauen in einer kinderlosen Ehe mit gut gemeinten Ratschlägen zu malträtieren wie »gesunde Ernährung« (in unserer Gesellschaft gibt es bei ausgewogener Ernährung keine bekannten Mangelerscheinungen mehr, die eine Schwangerschaft verhindern könnten; Spurenelemente, Vitamine und Mineralien sind ausreichend vorhanden). Solche Ratschläge deuten mehr die Hilflosigkeit an und führen oft dazu, dass sich Frauen einen ihnen fremden Lebensstil aufzwingen lassen unter dem Erfolgsdruck der Umgebung, der nicht selten neurotisiert und die Schwangerschaft mit Sicherheit verhindert. Mein persönlicher, bisher meist erfolgreicher Ratschlag ist: Wenn eine Ehe ein Jahr kinderlos ist, sollten bei Mann und Frau alle modernen Diagnosemethoden eingesetzt werden: Sexualorgane, Hormonsystem und das Sperma des Mannes sollten von kompetenten Ärzten mit ausgewiesener Erfahrung untersucht werden. Viel zu lange wird aufgrund mangelnder Erfahrung »herumprobiert«, dabei gehen wertvolle Zeit, aber auch Hoffnung und Liebesfähigkeit des Paares verloren. Falls eine Frühschwangerschaft abgeht, sollte der Fetus genetisch untersucht werden; kommt es wiederholt zu Aborten, so muss eine komplette wissenschaftlich abgesicherte Untersuchung von Spezialärzten durchgeführt werden.

Wenn dies alles abgeklärt ist – wofür nicht länger als drei Monate aufzuwenden sind – und wenn kein Ergebnis vorliegt, das die Infertilität erklärt, so gibt es nach meiner Erfahrung nur zwei Wege:

Wenn es mit dem Kinderkriegen nicht klappen will, kann es auch an der Qualität der Spermien liegen: Medikamente, Umweltgifte, aber auch Stress können die Ursache dafür sein. Sitzberufe, eng anliegende Hosen und Radsport können die Temperatur der Hoden erhöhen – die Spermien leiden darunter.

■ Als weitaus häufigste Ursache bleibt dann ein über Jahre nicht verarbeiteter Stress bei der Frau. Dies lässt sich durch Gespräche allein nicht durchbrechen, da das Fehlverhalten oft bis in die Kindheit der Frau zurückreicht. Eine bewährte und erfolgreiche Methode ist es, das Paar für mindestens drei Wochen komplett aus seinem Alltagsleben herauszunehmen. Dafür bietet sich beispielsweise ein Urlaub fernab des normalen Ferientourismus an, vielleicht eine Wanderung mit leichtem Gepäck durch Sardinien von Gasthof zu Gasthof zu. Kein Sternehotel mit vielen Gästen, kein Fernsehen, kein Telefon, kein Internet: Keine Verbindung zum Alltag sollte die Konzentration auf sich selbst stören. Plötzlich lernen Mann und Frau aneinander neu kennen. Eine liebevolle Sexualität wird zur wichtigsten Abwechslung, die ab der zweiten Woche immer intensiver wird, da das Paar endlich wieder zu sich finden kann. Jeder entdeckt sich selbst und den anderen neu, die Liebe wird immer intensiver, der Druck weicht – oder aber man entdeckt endlich, dass man gar nicht zusammen passt, und dann war es gut, dass kein Kind kam. Der Erfolg dieser Methode ist überraschend hoch. Wenn ein Paar behauptet, hierfür keine Zeit zu haben, für das Wichtigste in diesem Lebensabschnitt, dann ist die Ursache der Kinderlosigkeit schon offengelegt. Einem solchen Paar kann man nicht mehr raten, man erntet nur Misserfolg.

■ Wenn allerdings der »Naturweg« nichts nützt oder wenn er abgelehnt wird, so sollte bei fortbestehendem Kinderwunsch unmittelbar zur In-vitro-Fertilisierung geraten werden. Diese Methoden können die Schwangerschaft mit einer Erfolgsrate von bis zu 30% geradezu erzwingen, liegen demnach deutlich höher als die Natur.

Alle anderen Methoden aus der konservativen Frauenheilkunde kann man getrost überspringen. Sie sind wenig effektiv, kosten wertvolle Zeit, quälen oft und stellen die Beziehung eines Paares bei mangelndem Erfolg auf eine harte Probe.

Möglichkeiten der Fortpflanzungsmedizin

Nur jedes zweite Paar, das mit den Mitteln der Reproduktionsmedizin behandelt wurde, war schließlich »erfolgreich«. Überlegen Sie sich deshalb bei jedem weiteren Schritt sehr genau, was Sie sich selbst und Ihrer Partnerschaft zumuten wollen.

Hormonbehandlung: Wenn bei beiden Partnern keine organischen Ursachen vorliegen, kann die Frau Hormone einnehmen oder sich spritzen lassen. So reifen mehr Eizellen heran, und die Chancen auf einen Eisprung sowie eine erfolgreiche Schwangerschaft erhöhen sich. Risiken: Die Eierstöcke können überreagieren und Zysten ausbilden. In sehr seltenen Fällen dreht sich ein Eierstock und schnürt so die Blutversorgung ab. Bei einer solchen Stildrehung kann der Eierstock durch eine Notoperation manchmal gerettet werden. Kosten: Übernahme in der Regel von gesetzlichen Krankenkassen.

Insemination: Manchmal schaffen die Spermien den Weg bis zum Ei nicht – dann kann eine mit der Hormonbehandlung kombinierte Insemination in fünf bis zehn Prozent der Fälle helfen. Der Mann gibt sein Sperma kurz vor dem Eisprung in der Praxis ab, im Labor werden die besonders beweglichen Samenfäden herausgefischt. Kurz vor dem Eisprung kommt die Frau in die Praxis, damit der Arzt das Spermienkonzentrat direkt in die Gebärmutter spritzen kann. Risiken: Zysten und sehr selten Stildrehung des Eierstocks durch die Hormongaben. Kosten: In der Regel bewilligen gesetzliche Krankenkassen maximal sechs Versuche.

In-vitro-Fertilisation: Wenn die Befruchtung nicht im Körper der Frau, sondern im Labor stattfindet, spricht man von einer In-vitro-Fertilisation (IVF, vitro = Glas). Im ersten Behandlungszyklus kommt es in maximal 25 Prozent der Fälle zu einer Schwangerschaft. Nach den erlaubten sechs Versuchen liegt die Erfolgsquote bei knapp 70 Prozent. Die Frau nimmt Hormone ein, damit genügend Eier heranwachsen, und geht kurz vor dem errechneten Eisprung in eine Praxis oder Klinik, die sich auf die Fortpflanzungsmedizin spezialisiert hat. Der Arzt sticht mit einer Punktionsnadel mehrmals durch die Scheidenwand, um die von beiden Eierstöcken gebildeten Eibläschen abzusaugen – eine Vollnarkose ist dafür notwendig. Zehn und mehr Eizellen lassen sich so gewinnen, manchmal sind es aber auch wesentlich weniger. Die Eizellen werden im Labor mit den gut beweglichen Samenzellen zusammengebracht und in den Brutschrank gelegt. Nach 24 Stunden wird entschieden, welche der Zellen im so genannten Vorkernstadium weiterreifen sollen – maximal drei sind erlaubt, häufig werden aber nur zwei ausgewählt, um Drillingsgeburten zu vermeiden. Die übrigen Zellen können für eine weitere Behandlung eingefroren werden. Am dritten Tag nach der Befruchtung geht die Frau wieder zum Arzt, damit ihr die ausgewählten Embryonen durch die Scheide in die

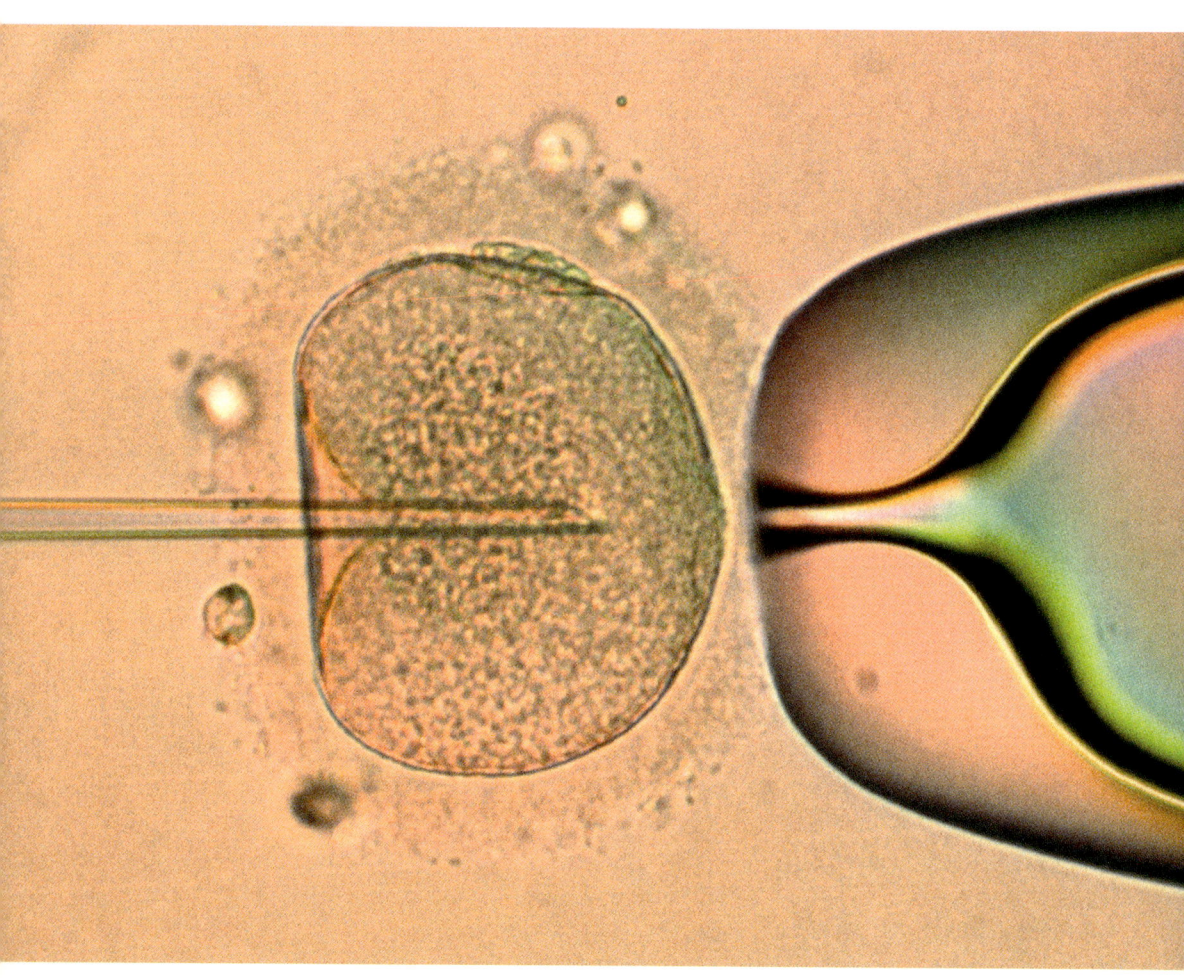

Für die künstliche Befruchtung kann eine Samenzelle mit einer sehr feinen Nadel in eine Eizelle gespritzt werden. Diese so genannte ICSI-Methode hat nach vier Behandlungszyklen eine Erfolgsquote von etwa 60 Prozent.

Gebärmutter eingesetzt werden können. Zusätzliche Hormongaben erhöhen die Chance, dass sich das befruchtete Ei einnistet. Risiken: Zysten und sehr selten Stildrehung des Eierstocks durch die Hormongaben, selten Scheidenblutungen, sehr selten Eileiterschwangerschaft, etwa 50 Prozent Fehlgeburten. Kosten: Gesetzliche Krankenkassen zahlen in der Regel für vier Behandlungszyklen. Danach entstehen jeweils Kosten in Höhe von etwa 2500 Euro. Das Einfrieren von überschüssigen Zellen muss privat bezahlt werden (etwa 300 Euro).

ICSI-Methode: Die Samenzelle kann unter dem Mikroskop mit einer sehr feinen, elektronisch gesteuerten Nadel in die Eizelle gespritzt werden. Der Ablauf dieser Intrazytoplasmatischen Spermieninjektion (kurz ICSI-Methode) ist ähnlich wie bei der In-vitro-Fertilisation. Beim ersten Behandlungszyklus kommt es in 25 Prozent der Fälle zu einer Schwangerschaft. Nach drei oder vier Zyklen erhöht sich die Erfolgsquote auf etwa 60 Prozent. Risiken: Zysten möglich, sehr selten kommt es zu einer Stildrehung des Eierstocks durch die Hormongaben, selten Scheidenblutungen, noch seltener Eileiterschwangerschaft, etwa 20 Prozent Fehlgeburten, geringfügig höheres Risiko von Fehlbildungen. Kosten: Die Krankenkassen zahlen in der Regel für vier Behandlungszyklen. Weitere Versuche müssen privat bezahlt werden und kosten etwa 3000 Euro pro Behandlungszyklus.

Wenn es die Spermien nicht allein schaffen, zum Ei zu gelangen, sind zwei Labormethoden möglich: Bei der In-vitro-Fertilisation werden Eizellen und Samenzellen entnommen und zusammengebracht. Bei der ICSI-Methode wird ein Spermium in eine Eizelle gespritzt.

Brustkrebs

Jedes Jahr erkranken in Deutschland rund 50 000 Frauen an Brustkrebs, etwa 19 000 Frauen sterben pro Jahr daran. Brustkrebs kommt auch schon bei jüngeren Frauen vor, im Alter häufen sich die Fälle jedoch. Die Zahl der neuen Erkrankungen nimmt von Jahr zu Jahr zu, während die Kurve der Sterblichkeit ihren Gipfel erreicht hat und in Amerika sogar schon absinkt: Fünf Jahre nach der Entdeckung des Brustkrebs leben noch mehr als 70 Prozent der Frauen. Und dennoch: Eine solche Diagnose belastet jede Frau körperlich und psychisch sehr stark.

Bei fünf bis zehn Prozent der Frauen, die an Brustkrebs erkranken, gibt es eine familiäre Vorbelastung. Vor allem, wenn die Mutter oder eine Schwester bereits Brustkrebs hat, ist das Risiko doppelt bis dreifach so groß. Eine starke erbliche Vorbelastung liegt vor, wenn die BRCA 1- und die BRCA 2-Gene verändert sind – für die allgemeine Diagnostik bei der Frau hat dieses Wissen jedoch kaum eine Bedeutung.

Ursache für Brustkrebs können erbliche (genomische), aber auch erworbene (somatische) Mutationen sein. Letztere können bei jedem normalen Menstruationszyklus – auch während einer Hormonbehandlung – entstehen: Denn die Brustzellen werden durch das Östrogen angeregt, einmal einen Mechanismus wie bei der Zellteilung zu durchlaufen. Bei diesem so genannten Zellzyklus wird neue Erbmasse Abfolge der (DNA) hergestellt, die in der Regel dem bisherigen

Für gesunde Frauen unter 40 ist eine Screening-Mammographie nicht zu empfehlen. In der Altersgruppe bis 49 sollte jede Frau die Vor- und Nachteile genau abwägen – das Krebsrisiko ist zu diesem Zeitpunkt statistisch gesehen sehr gering.

Erbgut entspricht. Wenn dabei jedoch etwas »schief« läuft, kann es zu Fehlern in der Abfolge der DNA kommen – das sind dann die somatischen Mutationen. In der Regel kann sich die Zelle selbst helfen, denn mit Hilfe eines komplizierten Mechanismus kann sie erkranktes Erbmaterial erkennen und reparieren. Wenn diese erste Überprüfung versagt, gibt es einen zweiten sehr wirksamen Kontrollmechanismus, der die geschädigten Zellen in den so genannten natürlichen Zelltod, die Apoptose, führt. Rutscht eine genetisch veränderte Zelle unerkannt und unverändert aber auch durch diese Station, ist eine potentielle Krebszelle entstanden.

Wie viele Brustzellen in den Zellzyklus getrieben werden, hängt vor allem von der Östrogen-Gestagen-Konzentration im Blut ab. Unterhalb einer gewissen Grenze werden nur sehr wenige Zellen hormonabhängig stimuliert. Wird diese Grenze überschritten, nehmen Anzahl und Ausmaß der Zellen zu, die sich durch den Einfluss der Hormone verändern. Je stärker also diese Stimulation ist, desto wahrscheinlicher ist es, dass eine Krebszelle entstehen kann.

Risikofaktoren für Brustkrebs

- **früher Beginn** der Menstruation (Menarche) und späte Menopause, eine späte erste Geburt
- **nicht zu stillen,** denn beim Stillen kommt es zu einer Gewebsumwandlung der Brust, die vor Brustkrebs schützt
- **Rauchen** und Alkoholgenuss
- **Übergewicht,** denn das Fettgewebe der Brust funktioniert wie eine »Müllhalde« und speichert giftige Stoffe aus Nahrung und Umwelt

Brustkrebs-Vorsorge

Grundsätzlich sollte jede Frau wissen: Ein gesunder Lebensstil kann zwar zu einem längeren Leben führen, aber im höheren Alter steigt auch das Risiko, an Brustkrebs zu erkranken. Das Brustkrebs-Risiko können Frauen so gering wie möglich halten, wenn sie

- **auf ihr Gewicht** achten
- **viel Obst und** Gemüse zu sich nehmen
- **häufig Sojaprodukte essen,** weil sie pflanzliche Östrogene und Schutzstoffe (siehe Wechseljahre, Seite 191) enthalten

Abbildung rechts:
Viele Ärzte empfehlen Frauen, die Brust alle vier Wochen auf Gewebeveränderungen hin abzutasten. Sehr gut funktioniert das in der Badewanne mit Seife oder Duschgel.

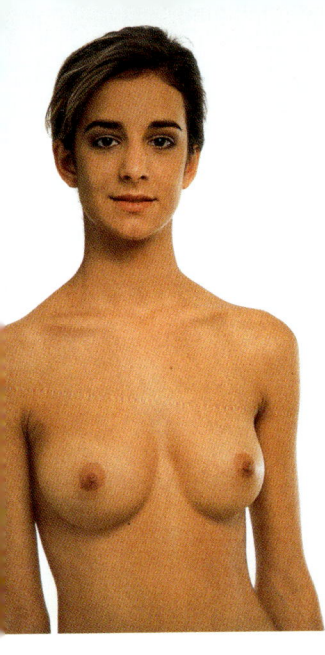

1. Vor den Spiegel stellen, Arme seitlich anlegen und die Brust kontrollieren: Haben sich Größe, Form, Haut oder Brustwarzen verändert?

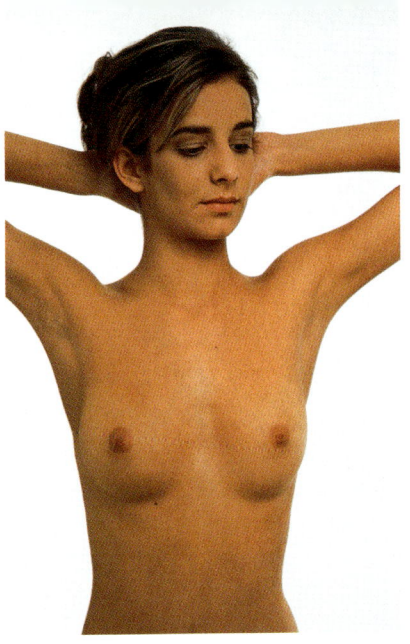

2. Arme hinter dem Kopf verschränken, nochmals beide Brüste auf die genannten Veränderungen überprüfen.

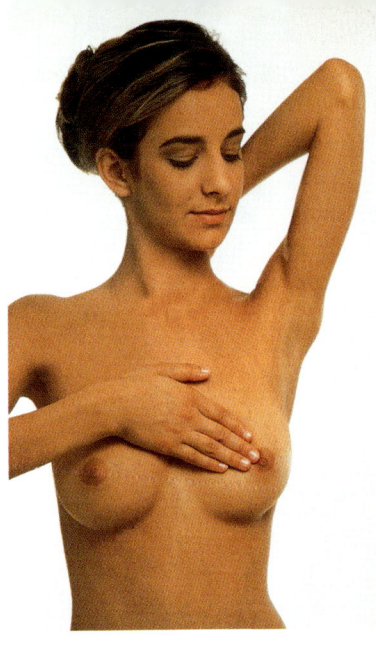

3. Die Hand flach auf die Brust legen. Mit allen Fingern der rechten Hand die linke Brust abtasten, dann umgekehrt.

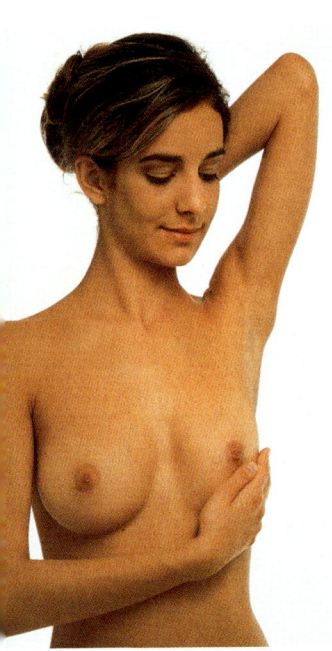

4. Dabei die Brust von innen nach außen abtasten. Im oberen äußeren Drittel ist das Gewebe einer gesunden Brust dichter.

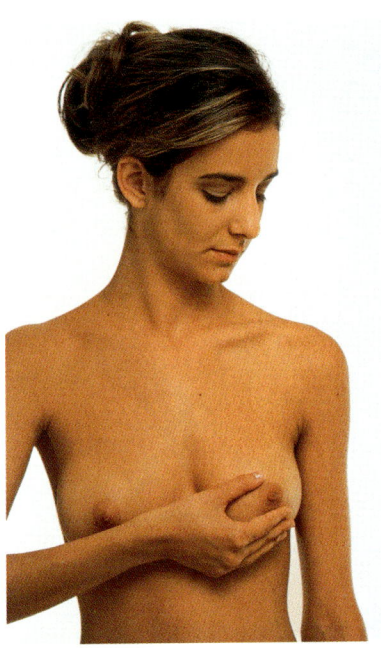

5. Die Brustwarze vorsichtig zwischen Daumen und Zeigefinger drücken. Tritt Flüssigkeit aus, auf Farbe und Beschaffenheit achten und dies dem Arzt mitteilen.

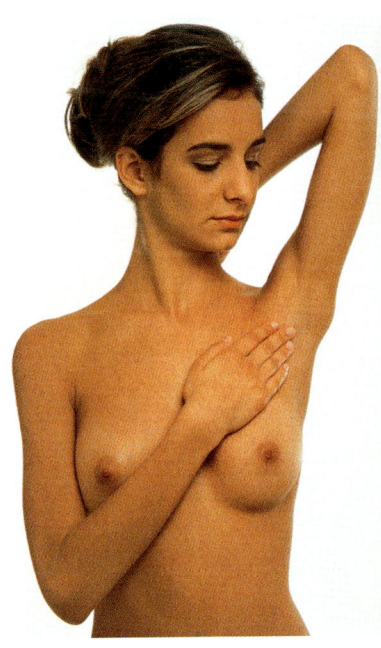

6. Zum Schluss beide Achselhöhlen mit flacher Hand abtasten und auf Knotenbildung achten. Auffälliges sofort dem Arzt mitteilen.

So untersucht der Arzt die Brust

Mammographie: Viele Ärzte empfehlen Frauen zwischen 50 und 69, zur Brustkrebs-Vorsorge alle zwei Jahre Röntgenbilder von der Brust machen zu lassen. Leider mangelt es einigen Frauenärzten an Erfahrung, um die Bilder richtig zu analysieren. So stellte die Deutsche Mammographie-Studie von 1994 fest, dass jeder zweite Befund falsch war. Einzelne Experten geben sogar noch höhere Fehlerquoten an. Wenn Sie also Zweifel haben, holen Sie sich eine zweite Meinung ein – am besten von speziell ausgebildeten Radiologen. Zu bedenken ist auch, dass jede Mammographie zu einer Strahlenbelastung für den Körper führt (siehe »Die Wechseljahre«, Seite 197).

Ultraschall: Wenn Sie zur Brustkrebsvorsorge gehen, wird der Arzt Ihre Brust abtasten und sie mit einem Ultraschallgerät untersuchen. Doch auf solchen Bildern erkennt man nur selten kleinste Veränderungen. Wenn jedoch bei der Mammographie schon etwas Ungewöhnliches zu sehen war, kann eine Ultraschalluntersuchung weitere Hinweise auf die Veränderungen in der Brust geben.

Kernspintomographie: Mit dieser Methode lassen sich Tumoren mit einem Durchmesser von einem Millimeter erkennen; sie ist jedoch sehr teuer und wird deshalb nur selten angewandt.

Thermographie: Der Arzt tastet die Brust mit Infrarot-Strahlen ab, ein wachsender Tumor ist dann auf dem Wärmebild zu erkennen. In den USA laufen mittlerweile klinische Studien dazu.

- **zur Verhütung** eine Pille, die so viel Östrogen wie nötig und so wenig wie möglich enthält und den Menstruationszyklus »abstellt«
- **bei Kinderwunsch so** früh wie möglich schwanger werden
- **ihr Baby mindestens** drei Monate stillen
- **zur Hormonersatzbehandlung** Präparate wählen, die niedrig dosiert sind und kontinuierlich eingenommen werden, um die Brust nicht zu stimulieren.

Behandlung von Brustkrebs

Wenn es sich bei den Gewebeveränderungen tatsächlich um Brustkrebs handelt, versucht der Chirurg, den Tumor brusterhaltend zu entfernen. Das ist zum Beispiel möglich bei einem Durchmesser von ein bis zwei Zentimetern, zusätzlich muss jedoch auch ein Sicherheitsrand entnommen werden. Schwieriger wird es, wenn der Tumor an mehreren Stellen auftritt – dann muss meist die ganze Brust abgenommen werden.

Vor der Operation sollten Sie darum bitten, dass der Pathologe eine Gewebe-
probe aufhebt – so können Sie das Gewebe später vielleicht mit neueren
Methoden untersuchen lassen.

Damit sich nach der Brustoperation keine weiteren Tumoren im Körper entwickeln, kommen verschiedene Behandlungen in Frage:

Bestrahlungen: Wenn die Brust erhalten geblieben ist, werden meist Röntgenstrahlen eingesetzt, um noch vorhandene Krebszellen abzutöten.

Chemotherapie: Wenn in den Tumorzellen Lymphknoten nachgewiesen werden
können, besteht ein großes Risiko, dass sich die bösartigen Zellen schon im
Körper verteilt haben. Umherwandernde Krebszellen können mit Hilfe von so
genannten Zytostatika zerstört werden. Diese hoch wirksamen Gifte haben jedoch unangenehme Nebenwirkungen wie Übelkeit, Erbrechen und Haarausfall.

Antikörper: Zurzeit werden Antikörper gegen Zellrezeptoren erfolgreich angewendet bei Tumoren, die solche Rezeptoren haben.

Antiöstrogen und Hormonbehandlung: Nach einer Brust erhaltenden Operation
kann die Frau ein bis maximal drei Jahre ein Antiöstrogen einnehmen. Falls
es in den Wechseljahren zu Beschwerden kommt, kann möglicherweise eine
niedrig dosierte kontinuierliche Östrogen-Gestagen-Behandlung sinnvoll sein.
Früher war es absolut verboten, Frauen mit Brustkrebs Hormone zu geben.
Mittlerweile gibt es jedoch Hinweise, dass eine niedrig dosierte Hormonersatzbehandlung einen möglicherweise wiederkehrenden Brustkrebs günstig beeinflusst. Der Grund: Hormondifferenzierte Brustzellen haben ein wesentlich
günstigeres Wachstumspotential als Brustzellen, die nicht in einem Hormon-
milieu aufgewachsen sind. Ohne Hormone bilden sich Zellen heraus, die ein
besonders bösartiges Wachstum zeigen können.

Zudem haben Wissenschaftler festgestellt: Die operierten Frauen, die eine neue
bösartige Geschwulst (Rezidiv) oder Metastasen bekamen und eine Hormonbehandlung machten, leben vier bis fünf Mal länger als Frauen ohne Hormonbehandlung.

Thrombose

Viele Frauen haben jahrelang Krampfadern, bevor sich eine Thrombose ent-
wickelt. Ein solches Blutgerinnsel setzt sich meist in den Venen der Beine fest.
Es ist möglich, dass sich der Pfropfen löst und dann mit dem Blut durch das
Herz in die Lungenarterien fließt. Bei einer Verstopfung (Lungenembolie)

Eine Thrombose kann
innerhalb von 24 Stun-
den nach ihrem Ent-
stehen mit Hilfe von
Medikamenten aufgelöst
werden (Lyse). Die
Substanz Heparin wird
unter die Haut gespritzt,
um die Blutgerinnung
und das weitere
Anwachsen des Pfrop-
fens zu hemmen. Eine
Lungenembolie muss
auf der Intensivstation
behandelt werden.

In Zukunft wird es wesentlich bessere Möglichkeiten geben, Genmutationen zu erkennen, die für eine Thrombose verantwortlich sind (siehe Anti-Aging, Gen-Chip, Seite 223).

kommt es zu einer plötzlichen Überlastung des Herzens, und es besteht die Gefahr eines Herzstillstands.

Da Frauen häufiger als Männer eine Thrombose entwickeln, könnte das etwas mit dem weiblichen Hormonsystem zu tun haben. Denn auffällig ist, dass die Venenbeschwerden vornehmlich in der zweiten Zyklushälfte auftreten.

Frauen, die eine Thrombose entwickeln, können auch erblich dazu veranlagt sein. Das Risiko wird im Wesentlichen durch zwei erbliche Mutationen im Gerinnungssystem bestimmt:

- **Mutation im Faktor V:** Frauen, bei denen diese Mutation nachgewiesen werden kann, haben ein höheres Thromboserisiko. Es steigt noch einmal deutlich, wenn die Frau die Antibabypille nimmt oder eine Hormonersatzbehandlung macht (siehe Seite 202). Wenn die Mutation nur auf einem Erbstrang (heterozygot) vorkommt, ist das Risiko nicht so stark erhöht, als wenn die Mutation auf beiden Erbsträngen vorliegt (homozygot). Im letzteren Fall darf keine Hormonbehandlung durchgeführt werden.

- **Mutation im Faktor II:** Wenn diese genetische Veränderung im Gerinnungsfaktor Prothrombin auf beiden Erbsträngen vorkommt, muss man lebenslang das Blut verdünnen. Bei einer Mutation sowohl im Faktor V als auch im Faktor II dürfen keine Hormone verordnet werden.

Probleme im Laufe der Biografie

Einige Krankheiten – wie Zyklusstörungen, Essstörungen, Libidostörungen und Haarausfall – haben seelische Ursachen: Sie beginnen zum Teil schon in der Jugend und können das ganze Leben hindurch Probleme bereiten.

Zyklusstörungen

Bei jungen Mädchen kommt der regelmäßige Zyklus oft über Jahre nicht in Gang. Die Ursachen dafür können vielfältig sein, doch fast immer hängen sie mit einer schwierigen, verzögerten oder gestörten Pubertät zusammen:

- **Nicht Frau werden wollen:** Viele Mädchen leiden in dieser Lebensphase, weil sie sich aus verschiedensten Gründen weigern, Frau zu werden. Einige wehren sich auf diese Art und Weise gegen ihre Eltern, die sie unter Erfolgsdruck sctzen oder allzu sehr behüten wollen. Andere Mädchen sind nei-

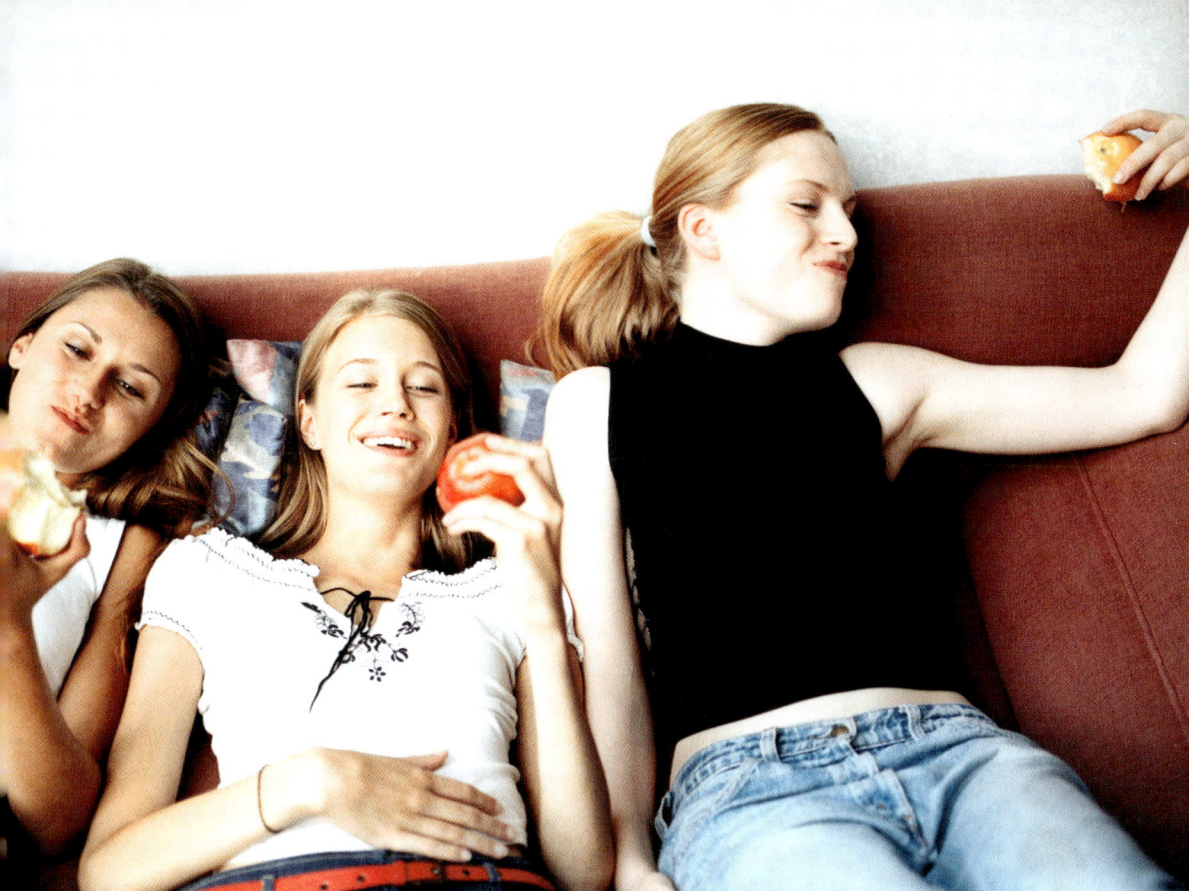

disch auf ihre Geschwister oder werden in der Schule immer wieder gehän-
selt. Auch Gewalterfahrungen und sexuelle Übergriffe können Mädchen
aus der Bahn werfen. Die seelischen Probleme hindern die jungen Frauen
daran, ihren eigenen Lebensrhythmus, ihr »Inner Image« zu entwickeln –
sie haben Schwierigkeiten, ihre Wünsche zu formulieren, ihre Ansprüche
durchzusetzen und ihre Grenzen zu setzen. All das Hin- und Herschwan-
ken spiegelt sich auch auf körperlicher Ebene wider und führt dazu, dass
auch der Hypothalamus seinen neuen Rhythmus nicht findet.

Bis der Zyklus regelmäßig ist, dauert es manchmal nur wenige Monate, in
einigen Fällen aber auch mehrere Jahre.

- **Veränderungen sind überwältigend:** Es gibt vorübergehende Störungen in den
  sensiblen Phasen der Pubertät, wo das Überraschende, Überwältigende der
  seelischen und körperlichen Veränderungen so stark ist, dass die »neue
  Ordnung« nur verzögert angenommen wird, aber schließlich doch durch-
  kommt. Meist dauert eine solche Störung nicht länger als ein Jahr nach der
  ersten Blutung.
- **Schreckamenorrhoe:** Manchmal bleibt die Regel ganz plötzlich aus, wenn
  eine junge Frau eine tragische Situation erleben musste: Diese so genannte
  Schreckamenorrhoe kann ausgelöst werden durch eine Trennung, durch

Nicht bei allen Mädchen
kommt die Menstruation
regelmäßig. Zyklusstörun-
gen haben oft Ursachen,
die in der Lebensgeschichte
der jungen Frauen zu finden
sind.

Probleme mit dem Orgasmus?

Viele Frauen mit einem unregelmäßigen Zyklus haben häufig Probleme mit ihrer Sexualität: Sie lassen erotische Gedanken oder Gefühle erst gar nicht zu, weil sie ihnen unmoralisch erscheinen. Oder sie haben nur sehr selten Lust auf Selbstliebe oder Sex mit dem Partner. Und wenn sie dann mit ihrem Partner schlafen, sind sie mit den Gedanken ganz woanders oder lassen den Akt irgendwie über sich ergehen, ohne wirklich Spaß daran zu haben.

Fakt ist: Zyklusstörungen und die Unfähigkeit, zum Orgasmus zu kommen, hängen häufig zusammen, weil beide Funktionen im Gehirn zentral geregelt werden. Doch eine solche Anorgasmie lässt sich in den meisten Fällen mit viel Geduld und Liebe »heilen« – und wenn die Frau Glück hat, pendelt sich dann auch ihr Zyklus wieder ein (siehe Kapitel »Liebe, Sex und Verhütung«, Seite 84 ff.).

einen Unfall oder den Tod eines nahe stehenden Menschen oder durch eine Vergewaltigung. Um die Erlebnisse zu verarbeiten, ist häufig eine Psychotherapie sinnvoll. Bis alles wieder ins Lot kommt, kann es ein Jahr und länger dauern. Damit der Zyklus wieder regelmäßig wird, nehmen viele Mädchen die Pille – doch bei tiefen persönlichen Ursachen hilft das meist nichts, denn nach dem Absetzen der Pille können die Probleme auch Jahre später noch umso heftiger wieder auftreten. Vor allem kann es zu einer bleibenden Unfruchtbarkeit kommen, wenn man das gestörte und nicht ausgereifte Hypophysensystem komplett durch die Pille herunterregelt.

■ **Stress:** Der Hypothalamus reagiert auf großen Stress, indem er das Pulsmuster so verändert, dass mehr Follikelstimulierendes Hormon (FSH) als luteinisierendes Hormon (LH) gebildet wird. Die Folge: Der Eisprung bleibt aus, der Östrogenspiegel fällt ab, oft überwiegen die männlichen Hormone, und es kann zu Haarausfall, zu vermehrter Behaarung und zu aggressivem Verhalten kommen. Eine solche Entwicklung führt zu weiterem Stress, denn wenn eine Frau zu viele männliche Hormone im Blut hat und ständig mit Zwischenblutungen rechnen muss, wird sie unruhig und schneller aggressiv. Bei Müttern besteht die Gefahr, dass sie ihre Kinder ungerecht behandeln und anschreien. Die Kleinen müssen das Leid der Mutter ausbaden und reagieren darauf auch später noch im Leben. Männer halten solche Partnerschaften oft nicht aus, ziehen sich von der Frau zurück oder suchen sich eine Geliebte.

Behandlung: Wenn die Regel ausbleibt, empfehlen einige Ärzte den Frauen eine Ausschabung (Abrasio) – doch das ist nur ein hilfloses »Auskratzen« der Seele und bedeutet eine weitere körperliche Kränkung. Einfühlsame Mediziner gehen individuell auf die Patientin ein und versuchen, die Ursache für deren Probleme herauszufinden. Um eine einmalige Abbruchblutung hervorzurufen und den Zyklus wieder in Gang zu bringen, kann der Arzt für zwölf Tage Hormone verschreiben, danach kommt es zur Blutung.

Organische Ursachen für Zyklusstörungen

Frauen mit einem unregelmäßigen Zyklus haben meist psychische Probleme, doch auch organische Ursachen sind möglich:

- **Prolaktinerhöhung:** Wenn die Hirnanhangsdrüse (Hypophyse) zu große Mengen des Hormons Prolaktin ausschüttet, braucht das nicht unbedingt organische Gründe zu haben. Stress, Depressionen und Medikamente können eine solche funktionelle Hyperprolaktinämie auslösen. Ursache können aber auch Geschwülste an der Hirnanhangsdrüse sein: Diese kleinen oder ganz selten auch großen Prolaktinome sind in der Regel gutartig. Ist der Wert für Prolaktin im Blut erhöht, kann der Arzt durch eine Kernspintomographie die Art und Größe der Geschwulst bestimmen. Um eine Prolaktinerhöhung als Ursache der Zyklusstörungen auszuschließen, sollten betroffene Frauen grundsätzlich ihre Prolaktinwerte bestimmen lassen.
- **Polyzystische Ovarien:** Wenn die Eierstöcke Zysten bilden, kann es zu einem unregelmäßigen Zyklus kommen. Durch die Einnahme von Hormonen können die Zysten wieder verschwinden (siehe Seite 137).

Das prämenstruelle Syndrom (PMS)

Im Mittelalter bezeichnete die katholische Kirche Frauen mit prämenstruellem Syndrom als »verhext« und ließ sie auf dem Scheiterhaufen öffentlich verbrennen. Noch bis in die 80er Jahre des 20. Jahrhunderts hielt man das PMS für eine Sonderform einer depressiven Persönlichkeitsstörung. Heute wissen wir, dass das prämenstruelle Syndrom durch Störungen des Zwischenhirns und der Hirnanhangsdrüse entsteht. Die Folge: 30 bis 40 Prozent der menstruierenden Frauen haben gesundheitliche Probleme. In den Tagen vor den

Tagen sind sie müde, aggressiv und launisch. Einige bekommen schwere Depressionen, Kopfschmerzen, Migräne oder Schlafstörungen. Möglich sind auch Bauchschmerzen, Krämpfe, schmerzhafte Brustschwellungen (Mastopathie), gesteigerter Appetit und sexuelle Lustlosigkeit.

Dysmenorrhoe: Die krampfartige und schmerzhafte Menstruationsblutung wird oft begleitet von Asthmaanfällen, Zyklus abhängiger Migräne, Gelenkschmerzen und dem Anschwellen von Myomen.

Blutarmut: Als wichtigste Langzeitwirkung von starken Blutungen gilt die Blutarmut. 30 Prozent der Frauen auf der ganzen Welt sind anämisch.

Die Endometriose ist ein gravierendes Krankheitsbild mit einer ausgeprägten Abhängigkeit von der Menstruation (siehe Seite 140).

Essstörungen – ein Hilferuf der Seele

Wir knabbern an unseren Problemen, schlucken unseren Ärger herunter oder kotzen uns so richtig aus, wenn es uns schlecht geht – diese Sprichwörter machen deutlich, dass es beim Essen nicht nur darum geht, satt zu werden. Vor allem dann, wenn Frauen über Jahre hinweg seelische Probleme haben, kann das Essen zu einer Ersatzhandlung werden: Die Frauen versuchen, ihre Gefühle mit dem Essen bzw. Nicht-Essen zu kompensieren.

Essstörungen gelten als psychosomatische Krankheiten, weil sie körperliche und seelische Ursachen haben. Wenn man davon ausgeht, dass die Nahrungsmittel für das Außen stehen, die Gefühle für das Innen, wird deutlich:

Magersüchtige haben Angst vor dem Außen und wollen es nicht in das Innere eindringen lassen. Sie opfern ihren Körper der Seele.

Frauen mit Bulimie (Essbrechsucht) versuchen, ihr Inneres heimlich selbst zu zerstören, wobei nach außen hin alles »normal« aussehen soll.

Fettsüchtige Frauen würden am liebsten all ihre unangenehmen Gefühle hinunterschlucken und hoffen, so weniger zu leiden. Die Fettschicht empfinden die Frauen als Schutz nach außen.

Magersucht (Anorexie)

Magersüchtige Frauen nehmen oft nicht mehr als 1000 oder 1500 Kalorien am Tag zu sich und beschränken sich auf kalorienarme Lebensmittel. »Dickmacher« wie Zucker und Schokolade verbieten sie sich meist ganz. Um abzuneh-

Abbildung rechts:
Vor den Tagen leiden viele Frauen unter Stimmungsschwankungen. Wenn es die Zeit zulässt, hilft es manchmal, sich mit einem guten Buch und einer Wärmflasche auf dem Bauch zurückzuziehen. Einige Frauen werden in dieser Zeit aber auch besonders unternehmungslustig. Spüren Sie also in sich hinein, was Ihnen gerade gut tun könnte.

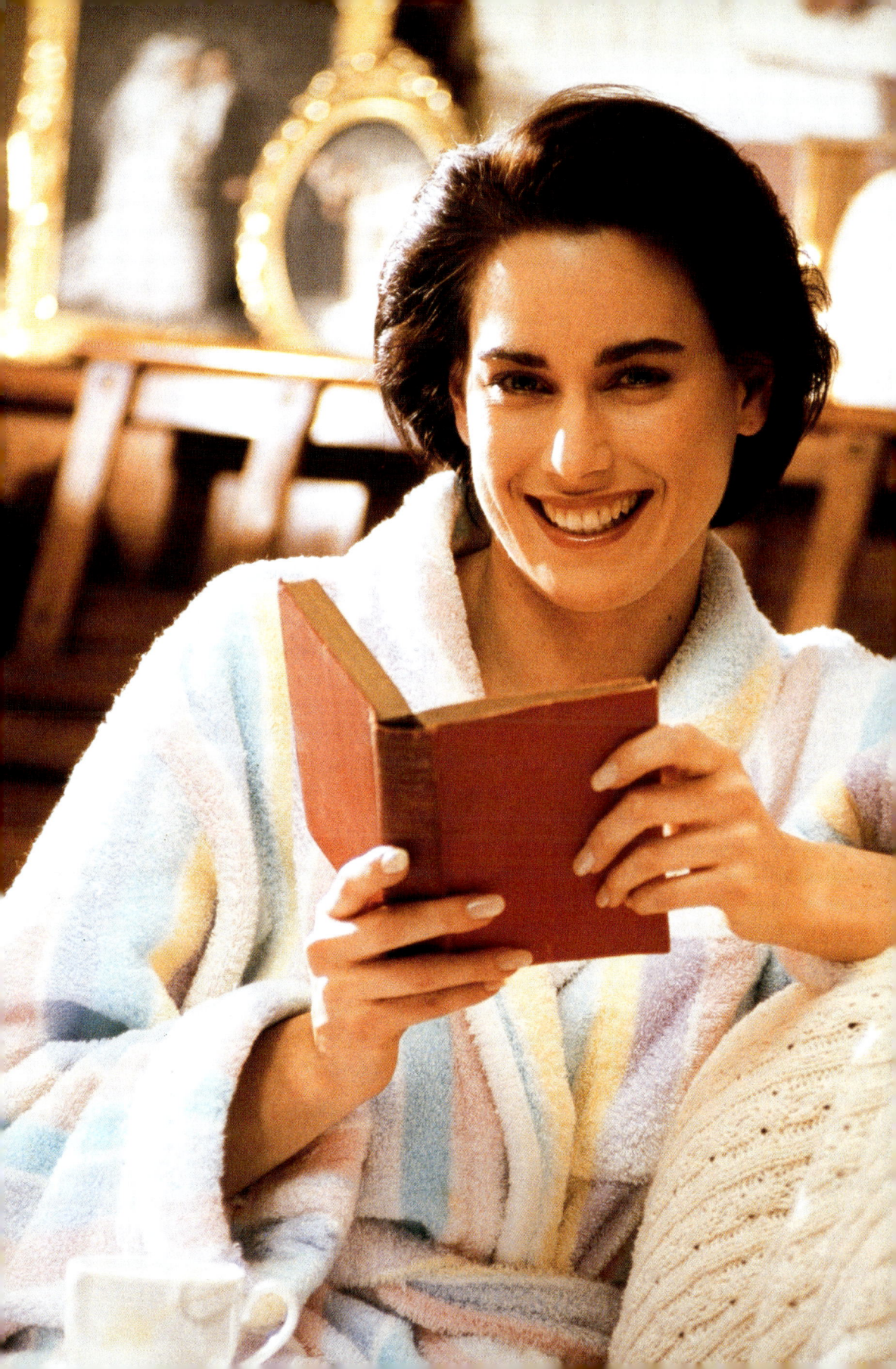

men oder dünn zu bleiben, machen viele eine Diät nach der anderen oder treiben extrem viel Sport. So dünn magersüchtige Frauen auch sind – sie fühlen sich immer noch zu dick.

Für Außenstehende kaum verständlich: Magersüchtige essen zwar kaum etwas, beschäftigen sich aber ständig mit dem Essen. Sie wälzen Kochbücher, kaufen Lebensmittel für die Familie und für Gäste ein und kennen die Kalorien aller Nahrungsmittel. Einige Frauen kochen und backen besonders gut und laden gern Besuch zum Essen ein. Sie selbst naschen dann jedoch nur ein bisschen und behaupten, dass sie keinen Hunger haben oder schon vom Probieren satt sind.

Die meisten Magersüchtigen leiden unter ihrer Krankheit und ziehen sich allmählich zurück. Wenn man sie auf ihr Untergewicht anspricht, behaupten sie meist in einem gereizten und aggressiven Ton, dass sie sich wohlfühlen – eine Belastungsprobe für Freunde, Partner und Eltern.

Wie viele Betroffene? Wahrscheinlich leiden ein bis zwei Prozent der Frauen unter einer Magersucht (Anorexie), in den vergangenen zehn Jahren hat sich die Zahl verdreifacht. Die meisten Magersüchtigen sind zwischen 12 und 20 Jahre alt, manchmal tritt die Krankheit aber auch erst später auf.

Mögliche Ursachen: Eine Magersucht hat meist mehrere Gründe, die zugleich auftreten können: Die jungen Frauen

- **orientieren sich an** superschlanken Stars und wollen ihnen nacheifern. Das Abnehmen verselbstständigt sich irgendwann und wird zur Sucht.
- **fühlen sich geschmeichelt,** wenn man sie für ihre schlanke Figur bewundert. Wenn die Formen in der Pubertät dann runder werden und die Periode einsetzt, haben sie das Gefühl, dass ihr Körper macht, was er will. Um die Kontrolle wieder zurückzubekommen, hungern sie oder wünschen sich, ein Junge zu sein.
- **haben ein niedriges** Selbstbewusstsein und fühlen sich machtlos. Wenn sie abnehmen und dafür gelobt werden, fühlen sie sich besser. Doch jedes Kilogramm zu viel empfinden sie als Versagen. Ihr Wohlbefinden hängt immer mehr von ihrem Körpergewicht und ihrem Aussehen ab.
- **haben das Gefühl,** dass für sie kein Platz auf dieser Welt ist. Deshalb machen sie sich im wahrsten Sinne des Wortes dünne: körperlich, aber auch in der Familie, in der Schule und im Beruf. Sie glauben, noch härter gegen sich selbst sein zu müssen, um akzeptiert zu werden.

In der Pubertät entwickeln einige Frauen eine Magersucht: Die einen wollen schlank sein, weil sie ihre weiblichen Rundungen ablehnen; andere machen sich dünn, weil sie glauben, keinen Platz im Leben beanspruchen zu dürfen.

- **wurden sexuell missbraucht,** die Nahrungsverweigerung ist Ausdruck ihrer Ohnmacht.

Mögliche Folgen: Magersüchtige Frauen haben ständig Hunger, sie bekommen häufig Magenkrämpfe und Verstopfung. Sie fühlen sich schwach, frieren ständig und haben oft Schlafstörungen. Ihre Haare werden brüchig oder fallen ganz aus, die Haut wird trocken, Schuppen und Falten bilden sich. Bei Frauen, die unter 50 Kilogramm wiegen, bleibt die Menstruation meist ganz aus. Der Östrogenmangel erhöht das Risiko, dass die Knochen brüchig werden (Osteoporose, siehe Seite 196).

Wenn die Mädchen und Frauen immer weiter abmagern, kann es sein, dass sie in eine Klinik eingewiesen werden und über eine Sonde ernährt werden müssen. Etwa zehn Prozent der Magersüchtigen sterben an Herz-, Leber- oder Nierenversagen. Manchmal kann auch schon eine Erkältung oder Fieber tödlich sein.

Essbrechsucht (Bulimie)

Die Essbrechsucht kann eine eigenständige Krankheit sein, sie kann sich aber auch aus einer Magersucht entwickeln. Bulimische Frauen haben meist eine ganz normale Figur, sorgen sich aber ständig um ihr Gewicht. Von dem Teufelskreis, in dem sie gefangen sind, ahnen ihre Mitmenschen jedoch kaum etwas: Denn jedes Mal, wenn sie allzu deprimiert oder frustriert sind, bekommen sie Fressattacken und stopfen alles in sich hinein, was sie im Hause finden können. Die Heißhungerattacken treten durchschnittlich zweimal pro Woche auf und dauern zwischen 15 Minuten und 4 Stunden.

Vom Essen sind die Frauen schließlich völlig erschöpft. Wenn ihnen dann bewusst wird, dass sie vielleicht 12 000 Kalorien oder mehr in sich hineingestopft haben, bekommen sie Schuldgefühle und hassen sich für ihr unkontrolliertes Verhalten. Um die Macht über ihren Körper zurückzugewinnen und die Nahrung so schnell wie möglich wieder loszuwerden, erbrechen sie sich ein- oder zweimal. Danach fühlen sie sich kurzzeitig von ihrer Schuld erlöst und empfinden das Erbrechen als notwendige Buße für ihr gieriges Verhalten. Das schlechte Gewissen meldet sich jedoch wieder, wenn sie trotz des Erbrechens zunehmen. Der Grund: Der Natrium-Kalium-Haushalt ist so durcheinander, dass der Körper übermäßig viel Wasser zurückhält. Einige Frauen nehmen deshalb Abführ- und Entwässerungsmittel.

> Frauen, die unter einer Bulimie leiden, bekommen Heißhungerattacken und stopfen Unmengen an Nahrungsmitteln in sich hinein. Wenn sich dann das schlechte Gewissen meldet, versuchen sie alles wieder von sich zu geben.

Aus Scham und Angst vor unangenehmen Fragen ziehen sich viele Bulimikerinnen zurück, einige haben Depressionen und Selbstmordgedanken. Dass irgendetwas nicht stimmt, merken Freunde und Angehörige manchmal erst daran, dass die Frauen sehr viele Lebensmittel einkaufen und deshalb unter Umständen sogar finanzielle Probleme haben.

Wie viele Betroffene? Wahrscheinlich leiden drei bis fünf Prozent der Frauen im Alter zwischen 15 und 30 unter einer Bulimie, die Dunkelziffer ist hoch. Die Krankheit entwickelt sich häufig in einer so genannten Schwellensituation, wenn die Frauen mit ihrer Angst vor einer großen privaten oder beruflichen Veränderung nicht zurechtkommen.

Mögliche Ursachen: Eine Bulimie kann sich aus verschiedenen Gründen entwickeln: Die jungen Frauen

- **haben Angst davor,** dick zu werden. Wenn sie das Erbrechen für sich als »Abnehmmethode« entdecken und akzeptieren, kann sich eine Gewohnheit daraus entwickeln.
- **haben gelernt, dass** nur gute Leistungen zählen. Um ihre Ängste zu kompensieren, versuchen sie alles perfekt zu machen. Sie bauen eine Fassade auf, hinter der sie sich verstecken wollen. Doch irgendwann schaffen sie es nicht mehr, ihre Gefühle und Bedürfnisse zu unterdrücken. So beginnt der Teufelskreis.

Mögliche Folgen: Die Magensäure zerstört allmählich den Zahnschmelz und greift oft auch die Haut der Hände an. Die Speiseröhre kann sich entzünden, der Rachen kann bluten, und die Stimmbänder können verletzt werden. Häufig kommt es zu Verstopfungen; Magenrisse, Darmblutungen und Darmentzündungen sind möglich. Durch den Kaliummangel kann es zu Schwächeanfällen kommen. Eine Bulimie kann bei Herz- oder Nierenversagen auch tödlich sein.

Fettsucht (Adipositas)

Die meisten fettsüchtigen Frauen essen zu viel. Es gibt jedoch auch Frauen, die mindestens zweimal pro Woche unter einem Fresszwang (Binge-Eating) leiden, ohne sich danach zu erbrechen. Beim so genannten Night-Eating-Syndrome essen die Frauen den ganzen Tag über so wenig wie möglich, doch nachts überfällt sie der Heißhunger.

Stark übergewichtige Frauen essen, um auch seelisch satt zu werden: Sie

Abbildung rechts: Wenn eine bulimische Frau eine Fressattacke kommt, verschlingt sie in kürzester Zeit Unmengen an Lebensmitteln. Danach versucht sie, alles wieder von sich zu geben. Die Essbrechsucht ist eine Krankheit, die nur wenige Mitmenschen erkennen können, da die betroffenen Frauen in der Regel eine »normale« Figur haben.

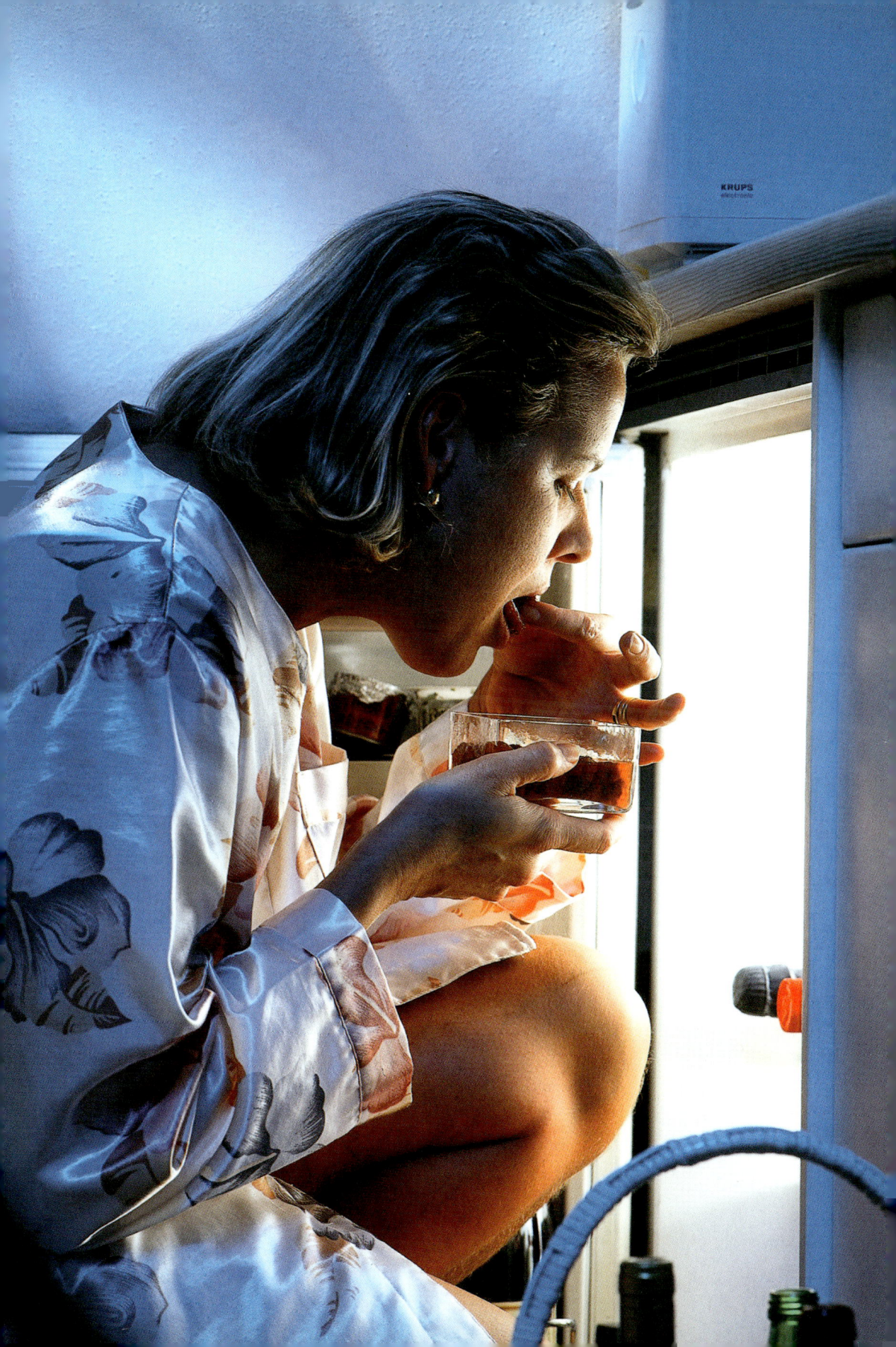

Der so genannte Body Mass Index (BMI, Körpermassenindex) berechnet sich mit der Formel: Gewicht (in Kilogramm) geteilt durch das Quadrat der Größe (in Metern). Beispiel: Größe 1,70 Meter, Gewicht 70 Kilogramm; BMI = 70 : (1,70 x 1,70) = 24,22.
Der BMI für normalgewichtige Frauen richtet sich nach dem Lebensalter:

19 bis 24 Jahre: BMI 19 bis 24

25 bis 34 Jahre: BMI 20 bis 25

35 bis 44 Jahre: BMI 21 bis 26

45 bis 54 Jahre: BMI 22 bis 27

55 bis 64 Jahre: BMI 23 bis 28

65 Jahre und älter: BMI 24 bis 29

wollen sich belohnen oder trösten, das Essen soll ihre Langeweile oder ihre depressive Stimmung vertreiben. Mit jedem Bissen versuchen sie, ihre unangenehmen Gefühle herunterzuschlucken. Erst wenn sie ihr seelisches Gleichgewicht wieder gefunden haben, fühlen sie sich satt und hören auf zu essen. Je mehr die Frauen zunehmen, desto seltener schauen sie sich nackt im Spiegel an. Ihre Fülle versuchen sie in weiten Kleidern zu verhüllen, für sportliche Aktivitäten fühlen sie sich zu dick. Um sich nicht dummen Sprüchen aussetzen zu müssen, ziehen sich viele sehr übergewichtige Frauen allmählich zurück.

Wie viele Betroffene? Ein Fünftel aller Kinder ist zu dick, 80 Prozent von ihnen neigen später zur Fettsucht. Fünf bis zehn Prozent der erwachsenen Frauen haben einen Body Mass Index von mehr als 30 (siehe Kasten).

Mögliche Ursachen: Früher glaubte man, dass dicke Frauen schlichtweg zu viel essen. Aktuelle Studien zeigen jedoch, dass 80 Prozent aller Eltern von übergewichtigen Kindern selbst zu dick sind – die Erbanlagen und die Ernährungsgewohnheiten in einer Familie prägen das Essverhalten also auch.

Mögliche Folgen: Übergewichtige Frauen haben häufig Bluthochdruck, Diabetes mellitus, Magenbeschwerden und Gallensteine. Möglich sind Herz-Kreislauf-Probleme und Arterienverkalkungen. Durch das Übergewicht nutzen sich die Gelenke schneller ab. Die Fettsucht kann tödlich sein, Ursache ist dann meist ein Herzinfarkt.

Therapie von Essstörungen

Vielen Frauen gelingt es, mit Hilfe einer Verhaltenstherapie ihr Essverhalten langfristig zu ändern. Unterstützend wirkt dabei der Zusammenhalt in einer Selbsthilfegruppe. Ansprechpartnerinnen finden sie in speziellen Beratungsstellen, in Suchtkliniken und psychosomatischen Kliniken. Bundesweite Adressen vermittelt unter anderem die Münchner Beratungsstelle Cinderella. Möglich sind ambulante Therapien (in der Regel ein bis zwei Jahre), Klinikaufenthalte (sechs Wochen bis sechs Monate) und teilstationäre Therapien. Bewährt hat sich vor allem die Verhaltenstherapie, die einzeln und in der Gruppe ablaufen kann.

In den Gesprächen und bei den Übungen geht es vor allem darum, die eigenen Bedürfnisse wahrzunehmen, sich gesund zu ernähren und ein gutes Körpergefühl aufzubauen. Einigen Frauen hilft es, wenn Partner oder Eltern an einer Familientherapie teilnehmen können. Wer sich so früh wie möglich um eine Therapie bemüht und sein Verhalten konsequent ändert, hat gute Chancen, wieder gesund zu werden.

Libidostörungen

Nicht jede Frau hat immer und überall Lust auf Sex, und das ist auch ganz normal so. Doch wenn eine Frau über Jahre hinweg bemerkt, dass sie überhaupt kein Interesse an Erotik, Liebe und Sex hat, sollte sie sich fragen, womit das zusammenhängen könnte. Denn zärtliche Gefühle, romantische Vorstellungen, erotische Phantasien, Rituale für die Selbstliebe, sexuelle Vorlieben und Orgasmen gehören zu einem glücklichen und erfüllten Leben wie Atmen, Essen und Trinken.

Sicherlich: In stressigen Lebensphasen, nach einem schweren Schicksalsschlag, einer Trennung oder einer Scheidung und auch kurz nach der Geburt vergeht vielen Frauen für eine Weile die Lust – doch irgendwann melden sich die erotischen Phantasien oder Gefühle wieder zurück und wollen ausgelebt werden. Wenn über Jahre hinweg gar nichts im Bett läuft oder wenn sich die sexuelle Lust nur allzu selten ankurbeln lässt, sprechen Mediziner von Libidostörungen.

Mögliche Ursachen: Schwere und chronische Krankheiten können das Liebesleben schwer beeinträchtigen, auch Geschwülste an der Hirnanhangsdrüse (Prolaktinome) und gelegentlich polyzystische Ovarien (siehe oben) sind mög-

Die Pille als Lustkiller?

Viele Frauen nehmen eine Anti-Baby-Pille, die ein antiandrogenes Gestagen (zum Beispiel Cyproteron) enthält, also ein Hormon mit »antimännlicher« Wirkung. Damit können sie zwar eine Schwangerschaft verhüten und sie bekommen vielleicht auch eine schönere Haut – doch diese Gestagene hemmen auch die sexuelle Lust. Die Folge: Die Konzentration von männlichen Hormonen im Lustzentrum des Gehirns kann so stark abnehmen, dass durch eine »Übertherapie« ein ausgeprägter Libidoverlust eintreten kann. Wenn Sie merken, dass Sie seltener als vor der Pilleneinnahme Lust auf Sex haben, sollten Sie Ihren Arzt rechtzeitig darauf ansprechen und um ein anderes Präparat bitten.

Abbildung rechts:
Wenn Frauen die Lust auf Sex verloren haben, gibt es dafür nur sehr selten organische Gründe. Oftmals haben die Probleme bereits in der Pubertät begonnen. Wenn der Hormonspiegel nicht stimmt, können mitunter Medikamente helfen.

lich. Rein organische Ursachen lassen sich jedoch überaus selten finden. Eine von Geburt an bestehende Alibidinie (sexuelle Unlust) gibt es nicht.

Mögliche Behandlung: Wenn die Eierstöcke zu wenige Hormone ausschütten sollten und die Frau dadurch über Monate hinweg kaum Lust auf Sex hat, kann sie eine Hormonersatzbehandlung beginnen. Möglich ist eine kontinuierliche Gabe von niedrig dosiertem Gestagen und Östrogen. Wenn auch die Androgenproduktion vermindert ist, kann die Frau 25 Milligramm DHEA täglich einnehmen, falls der zirkulierende Spiegel von DHEAS unter 600 bis 800 Nanogramm pro Milliliter ist. Empfohlen wird auch eine Testosteroncreme von 0,5 Prozent, die morgens auf die Lendenregion aufgetragen wird, wenn der Testosteronspiegel bei der morgendlichen Messung niedriger als 0,3 Nanogramm pro Milliliter liegt.

Wenn auch Medikamente den körperlichen Prozess wieder in Gang bringen können, hat die Frau nicht sofort wieder ein intaktes Sexualleben. Einfühlsame Gespräche mit dem Partner, mit der Freundin oder auch mit dem Arzt können die Frau darin unterstützen, ihre Bedürfnisse wieder besser wahrzunehmen und Sexualität zu genießen. Vor allem dann, wenn die sexuellen Schwierigkeiten schon in der Pubertät begannen, ist es sinnvoll, die Probleme – vielleicht mit Hilfe einer Gesprächstherapie – aufzuarbeiten (siehe auch Kapitel »Liebe, Sex und Verhütung«, Seite 84 ff.).

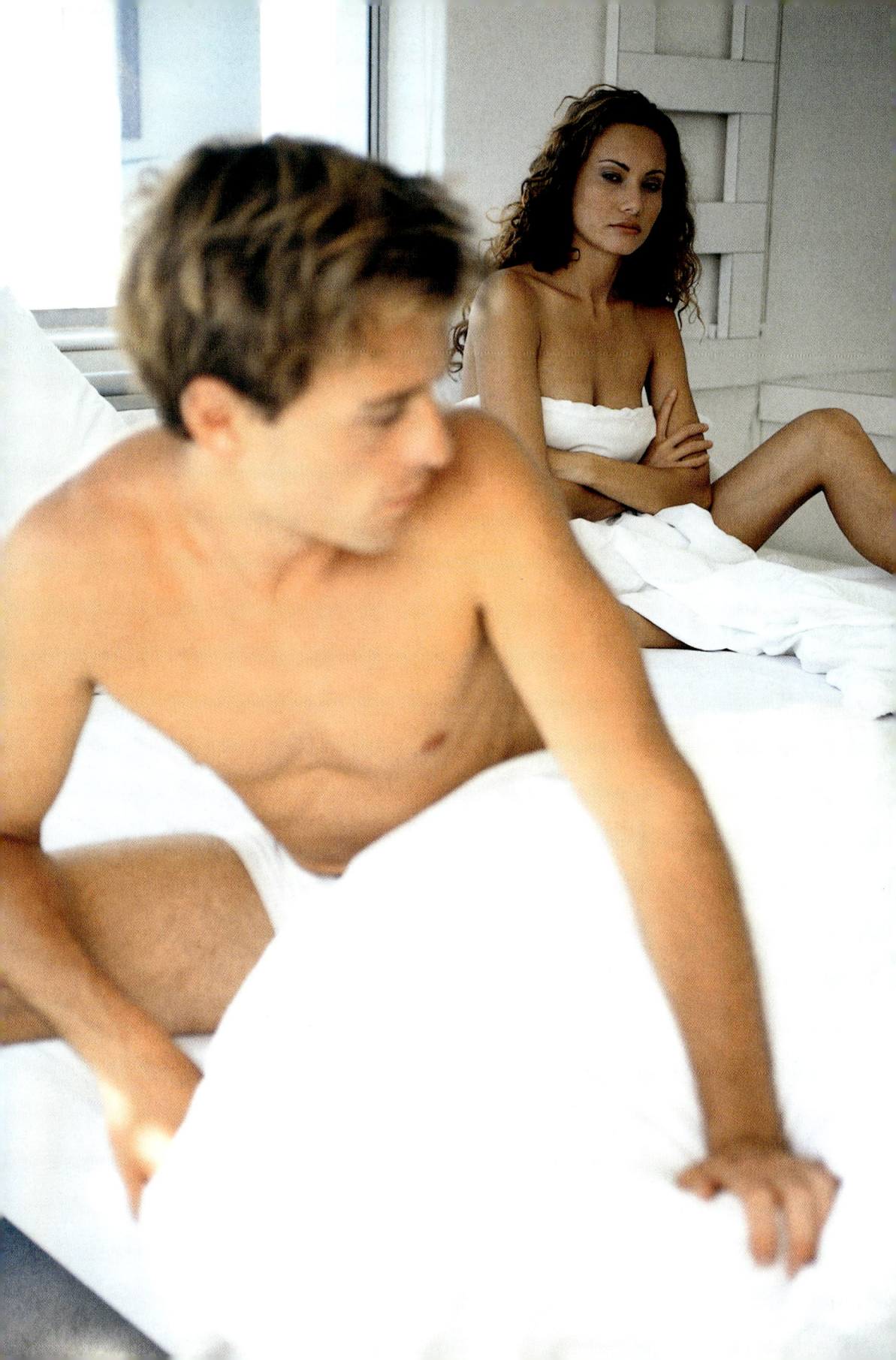

7 Die Wechseljahre

Viele Frauen sehen den Wechseljahren mit gemischten Gefühlen entgegen, denn sie bringen körperliche und seelische Veränderungen mit sich. Eine solche Umstellungsphase kann anfangs recht schmerzhaft sein – wer sich jedoch offen und humorvoll damit auseinandersetzt, kann das Älterwerden auch als große Chance sehen. In diesem Kapitel erfahren Sie, was während der Wechseljahre im Körper vor sich geht und wie Sie damit umgehen können. Zentrales Thema ist die individualisierte niedrig dosierte Hormonersatzbehandlung.

»Die Lebensfülle lässt mich staunen«

Frau Onken, in Ihrem Buch »Feuerzeichen Frau« berichten Sie sehr persönlich über die Wechseljahre. Damals waren Sie noch nahe dran: Was hat Sie am Übergang seinerzeit am meisten beeindruckt?

Julia Onken: Die Unausweichlichkeit. Keine Mogelnische, kein Entkommen. So ist es. Basta. Entweder ich stelle mich dem Älterwerden oder lande als lächerliche Peinlichkeit im Land der gelifteten, faltenglatt Gebügelten auf der Strecke. Ich habe das erstere gewählt. Und bin dabei nicht schlecht gefahren.

Sie sind jetzt 61 Jahre alt und leben mit dem, was Sie geschrieben haben, nun schon einige Jahre. Was hat sich nicht erfüllt, was kam neu hinzu?

Julia Onken: Als ich begann, mich ernsthaft mit den Wechseljahren auseinander zu setzen, ahnte ich zwar etwas von den völlig neuen Lebensdimensionen. Die Realität sieht nun aber nochmals anders aus. Mit jedem Jahr, das ich älter werde, entdecke ich eine derartige Lebensfülle, die mich staunen lässt.

In Ihrem Buch appellieren Sie an die Selbsterziehung zur Befreiung der Frau aus alten Zwängen. Sie raten zu einer Selbstvergewisserung. Wie wird die Beziehung zum Mann in dieser Phase: Ist die Zeit nach der Fruchtbarkeit nicht auch eine Befreiung aus der Herrschaft des Mannes? Beginnt für Sie hier das eigentlich Frauenleben?

Julia Onken: Für die meisten Frauen schlägt in den Wechseljahren die Stunde der Wahrheit, auch in Bezug auf ihre Partnerbeziehung. Und nicht selten entdecken sie im Partner einen Menschen, der sich weigert, das Älterwerden als Reifungsprozess zu akzeptieren. Die Folge davon ist, dass der Mann rückwärtsgewandt lebt, in seiner Entwicklung stehen bleibt, sich aus seiner Altergruppe davonschleicht und sich entsolidarisiert. Der Gewinn für die Frau liegt darin, dass sie ihr Leben in die eigene Hand nehmen muss, lernt, selbst zu entscheiden, selbst zu bestimmen und damit voll die Verantwortung für sich zu übernehmen. Das heißt, die Frau wird erwachsen. Sie erlebt eine neue Freiheit. Und damit ist endgültig Schluss, sich dem Mann zu unterwerfen.

Sie beschreiben das Leben nach den Wechseljahren als Phase der »Menschwerdung« der Frau, als Aufgabe der Frau, sich zu vervollständigen, ganz zu werden und heil, als ob die Zeit davor fast minderwertig war. Wie sehen Sie das heute?

Julia Onken: In meinem Fall war die Zeit vor den Wechseljahren tatsächlich eine verlorene Zeit. Ich wollte allen gefallen – vor allem der Männerwelt. Dies ist mir gelegentlich auch gelungen, aber zu welchem Preis! Ich verhungerte seelisch, kam mir selbst abhanden, fühlte mich heimatlos und ziemlich überflüssig.

> »Für die meisten Frauen schlägt in den Wechseljahren die Stunde der Wahrheit, auch in Bezug auf ihre Partnerbeziehung. Der Gewinn für die Frau liegt darin, dass sie ihr Leben in die eigene Hand nehmen muss. Die Frau wird erwachsen. Sie erlebt eine neue Freiheit.«
> *Julia Onken*

Für die meisten Frauen bleiben das vergeistigte Erleben der Menopause und das Hineingebären in die geistige Welt, so wie Sie es schildern, verschlossen – auch wenn Sie mit Ihrem Buch eine tiefe Sehnsucht danach wecken. Welchen Rat geben Sie diesen Frauen?

Julia Onken: In den meisten Frauen schlummert ein tiefes Wissen um die tatsächlichen Zusammenhänge, um die es im Leben geht. Und viele machen einen Reifungsprozess auf ganz natürliche Weise durch, der sie zur wahren Sinnhaf-tigkeit ihres Lebens führt. Und was die Hormone betrifft: Solange aus Untersuchungen sich widersprechende Resultate über den Nutzen einer Hormonsubstitution hervorgehen, sollte jede Frau selbst darüber nachdenken, was sie tun möchte. Unbestritten bleibt indessen der wirtschaftliche Nutzen für die Pharmaindustrie. Je mehr Hormone geschluckt werden, umso größer fällt der Gewinn für die Unternehmen aus.

Hormone steuern die Wechseljahre

Zweimal im Leben erfährt die Frau eine unabänderliche psychobiographische und körperliche Umwälzung, die tief in ihr Empfinden, in ihren Körper und in ihr Leben hineinwirkt: die Pubertät mit dem Erleben der Menstruationsblutung und die Wechseljahre mit dem Versiegen der Blutung und dem Eintritt in die so genannte Menopause. Beide Ereignisse werden von Hormonen gesteuert.

- **In der Pubertät** steigen die Konzentrationen von Östrogen und Progesteron plötzlich an und fallen dann wieder entlang eines Vier-Wochen-Zyklus ab: Dadurch baut sich die Schleimhaut der Gebärmutter auf und wieder ab. Körper, Geist und Seele reagieren stark darauf. Dieses Auf und Ab der Hormone setzt sich bis zu den Wechseljahren fort – solange die Frau nicht schwanger wird oder mit Hormonen verhütet. Kein Wunder also, dass viele Frauen dieses Spiel der Hormone und die dadurch ausgelösten Empfindungen als »normal« empfinden.

- **In den Wechseljahren** geht die Progesteronproduktion meist über einige Jahre, bei manchen Frauen aber auch innerhalb weniger Wochen bis Monate zurück – ausgelöst durch den ausbleibenden Eisprung. In dieser Phase versucht der Eierstock noch einmal alles zu geben, und es kann zu deutlichen Erhöhungen von Östrogen kommen, bis auch diese Produktion ver-

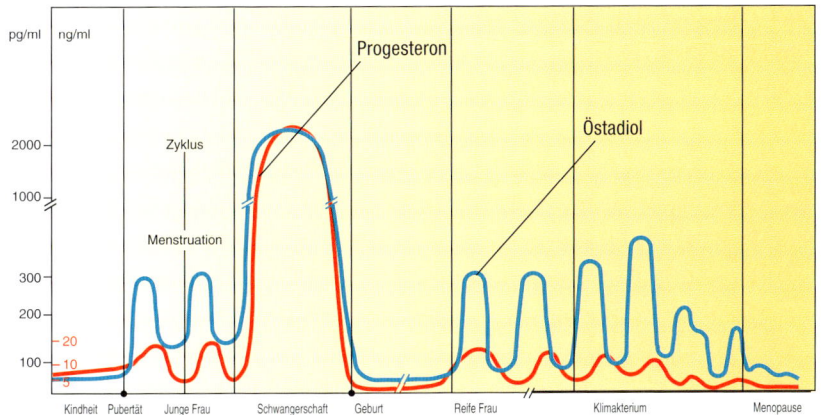

Die Konzentration der Hormone Östradiol und Progesteron ändert sich im Laufe des Lebens mehrmals. Markante Lebensphasen sind die Pubertät, Schwangerschaften, Wechseljahre und schließlich die Menopause, aber auch psychisch belastende Erlebnisse haben einen Einfluss auf die Zusammensetzung der Hormone.

siegt. Auf diese Veränderungen reagieren die Frauen teils heftig, manchmal sogar mit ernsthaften Beschwerden.

Das Hormonsystem der Frau reagiert aber auch auf andere Lebensereignisse:

Eine Schwangerschaft ist sicherlich die eindrucksvollste hormonale Beeinflussung, die ein Mensch überhaupt erleben kann. Schon bald nach dem Beginn der Schwangerschaft steigen Östradiol, Progesteron und das Schwangerschaftshormon HCG sehr stark an und verwandeln die Frau zur Mutter. Durch diesen Prozess verändert sich nicht nur der Körper, sondern manchmal auch die Persönlichkeit der Frau.

Jede Form von bedrohlichem Stress beeinflusst das Hormonsystem. Hierzu gehören lebensbedrohliche Situationen wie schwere Krankheiten, Schicksalsschläge in der Familie, Magersucht und längere Phasen von Kummer, Ablehnung und Partnerschaftsproblemen. Solche Situationen können die normale hormonale Regulation in unterschiedlichem Ausmaß beeinflussen. Frauen reagieren ganz individuell auf solche Lebenssituationen, doch es gibt ein typisches Grundmuster, denn im Wesentlichen schütten die Eierstöcke weniger Hormone aus. Die Konzentration von Östradiol sinkt, was zu Zyklusstörungen führen kann. Der Gelbkörperhormonmangel bei niedrigem Progesteron kann Verstimmungen verstärken. Wenn die männlichen Hormone überwiegen, kommt es zu Akne, vermehrter Körperbehaarung und Ausfall des Kopfhaares. Die Menge des Stresshormons Cortison steigt an, Gewichtsprobleme und Ödeme können die Folge sein.

Die Androgene der Frau

Die Diskussion über die Wechseljahre konzentriert sich meist nur auf die Östrogene und erst in zweiter Linie auf die Gelbkörperhormone. Eine wichtige Rolle spielen aber auch die Androgene: Diese männlichen Hormone werden bei der Frau in den Eierstöcken und in der Nebennierenrinde gebildet. Die Menge beträgt etwa ein Zehntel der Konzentration, die in den Hoden und den Nebennieren des Mannes produziert werden.

Mit dem Eintritt in die Wechseljahre produzieren Eierstöcke und Nebennieren weniger männlich wirksame Hormone – insbesondere verschiebt sich die Konzentration zugunsten der von den Nebennieren produzierten Androgene. Und das kann bewirken, dass ältere Frauen kaum noch Lust auf Sex haben. Um die erotischen Gefühle wieder etwas anzukurbeln, können Sie sich bei ihrem Arzt nach einem individuell angepassten Androgenersatz erkundigen.

Die Flaute im Bett kann jedoch auch ganz andere Gründe haben – denn es wäre zu kurz gefasst, die Sexualität lediglich als ein hormonales Ereignis zu bezeichnen. John Bancroft, Direktor des Kinsey-Instituts für Sexualforschung, gibt auch den älteren Frauen den Rat, immer in Übung zu bleiben: »Use it or loose it« (Tu's oder verlier's).

Frauen leben 30 Jahre länger als früher

Mädchen, die heute geboren werden, haben eine durchschnittliche Lebenserwartung von knapp 80 Jahren. Zu Beginn des 19. Jahrhunderts hatten Frauen eine mittlere Lebensdauer von 48 Jahren. Mehr als 30 Jahre Lebensgewinn – das ist der Zivilisation und Medizin der westlichen Welt zu verdanken, der quasi ein Sieg »gegen die Natur« ist.

»Von Natur aus« endet die Fortpflanzungsfähigkeit in einem Alter, das die meisten Frauen bis vor kurzem gar nicht erreichten. Diese biologische Altersgrenze hatte den Sinn, dass die Natur den Nachwuchs vor Erbschäden bewahren wollte. Denn je länger die befruchtungsfähigen Eier im Eierstock gelagert werden, desto größer ist das Risiko, das Genmaterial durch äußere Einwirkungen (wie Toxine, Stoffwechselprodukte, Hormoneinflüsse, Strahlen) zu schädigen. Ab einem Alter von 30 Jahren nehmen bei der Frau die geschädigten Eizellen zu – bei älteren Schwangeren erhöht sich zum Beispiel das Risiko, ein Baby mit Down-Syndrom (Trisomie 21) zu bekommen.

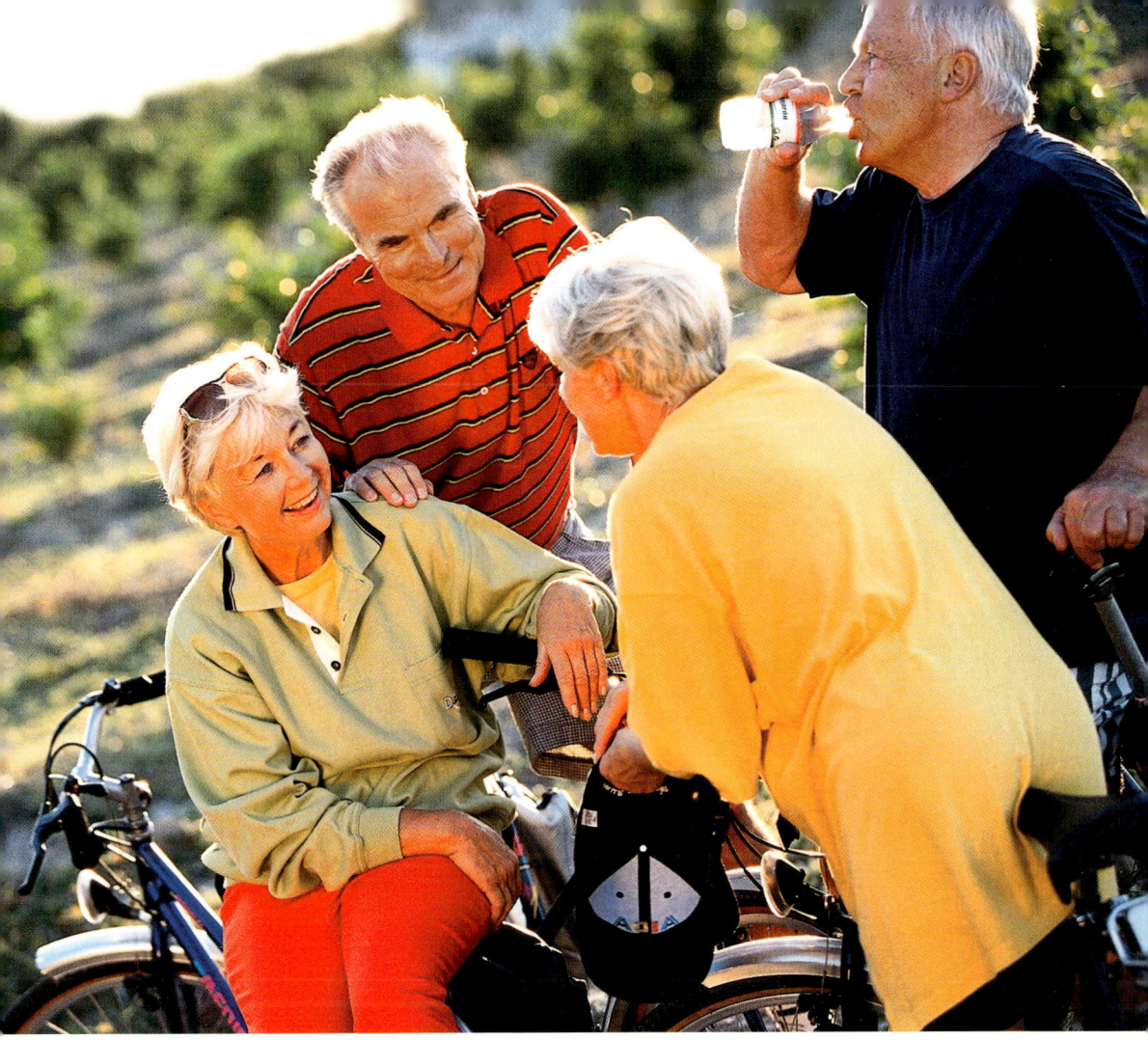

Wenn man also nur in Hinblick auf die Fortpflanzungsfähigkeit der Frau über den »Sinn des Lebens« spricht, macht es »von Natur aus« keinen Sinn, dass die Frau länger lebt. »Von Natur aus« ist es auch gar nicht vorgesehen, dass die Frau in die Wechseljahre (das Klimakterium) kommt und die Hälfte ihres Lebens mit einer geringen Menge an weiblichen Hormonen auskommen muss. Denn »von Natur aus« stirbt die Frau, bevor sie überhaupt so alt wird, dass sie diese Lebensphase erleben würde – wenn man mal von einzelnen Ausnahmen absieht.

Die Theorie der »Selfish-Gene« (selfish = eigennützig) geht davon aus, dass sich die älter werdende Frau besser um den Nachwuchs – also um die Erhaltung der eigenen Gene – kümmern kann. Die natürliche Rolle der älteren Mutter erscheint hier in einem neuen biologischen Sinn als »Brutpflege«. Nach dieser Theorie wäre es also doch sinnvoll, dass die Frau eine lange Phase der Wechseljahre und der Menopause erlebt.

Frauen haben heute eine durchschnittliche Lebenserwartung von knapp 80 Jahren. Die meisten Frauen kommen im Alter zwischen 40 und 55 in die Wechseljahre, der Umstellungsprozess dauert etwa fünf Jahre.

Vier Frauentypen und ihre Einstellung zum Alter

Wie wohl sich Frauen in den Wechseljahren und in der Menopause fühlen, hängt unter anderem auch von ihrem Naturell ab – das ergab eine repräsentative Studie. Die Berliner Psychologin Beate Schultz-Zehden befragte insgesamt 1761 Frauen:

Powerfrauen
beschreiben sich als leistungsbetont und offensiv, sie leben auch ihre männlichen Anteile. Zu diesem Typ gehören nicht nur Karrierefrauen, sondern auch die selbstbewussten Hausfrauen und Mütter.

Normenfrauen
orientieren sich stark an Trends, versuchen ihrer Rolle gerecht zu werden, passen sich leicht an und sind häufig zu Kompromissen bereit.

Ambivalente Frauen
sind nicht so stark leistungsorientiert und fühlen sich zwischen den verschiedenen Rollenanforderungen hin- und hergerissen.

Traditionelle Frauen
geben schnell nach, opfern sich häufig auf und reagieren eher defensiv.
Interessant: Wer im Alter Energie geladen durchs Leben geht, dem scheint es dabei auch gut zu gehen – diesen Eindruck machen zumindest die Powerfrauen, die bei der Beurteilung ihres psychischen Wohlbefindens durchweg positiver abschnitten als die Frauen der anderen drei Gruppen. Die Powerfrauen unterscheiden sich auch noch durch einen anderen Aspekt: Sie nehmen die Wechseljahre gelassen und gleichmütig als eine Phase ihres Lebens hin, nur 30 Prozent der älteren Powerfrauen entscheiden sich für eine Hormonersatzbehandlung. Bei den Frauen der anderen drei Gruppen sind es etwa 40 Prozent.

Ende der Menstruation

Im Laufe der Wechseljahre lässt nicht nur die Fruchtbarkeit der Frau nach. Auch die Menstruationsblutungen werden immer unregelmäßiger, bis sie gar nicht mehr auftreten. Der Grund: Die Anzahl der Eizellen, die zum Eisprung bereit sind, sinkt im Laufe der Wechseljahre unter eine gewisse, individuell festgelegte Zahl. Der Eierstock »meldet« diesen Zustand dem Gehirn. Das Fruchtbarkeitszentrum beendet daraufhin die Steuerung der Follikelreifung, den Eisprung sowie die Ausbildung des Gelbkörpers im Eierstock. Man weiß heute noch nicht, auf welchem Weg das Gehirn erfährt, wie es gerade um den Vorrat der Eizellen in den Eierstöcken steht und wie der Regulationskreis zustande kommt. Wenn die Eierstöcke der älter werdenden Frau keine Eier mehr frei geben, kommt es zu einem mehr oder weniger komplexen Ausfall der Eierstockhormone – den Östrogenen und dem Gelbkörperhormon Progesteron. Die Eierstöcke stellen ihre Arbeit nicht von einem Tag zum anderen ein, die Wechseljahre können bis zu fünf Jahre dauern. Erste Anzeichen können einige Frauen schon im Alter von 32 Jahren wahrnehmen. Es gibt aber auch Frauen, die mit 52 noch regelmäßig menstruieren. Oft tritt die letzte Menstruation erst im Alter von 55 Jahren ein.

Was viele Frauen nicht wissen: Die Wechseljahre verlaufen in drei Phasen, bis die Menstruation dann völlig ausbleibt. Jede dieser Phasen ist durch eine andere Konzentration und Zusammensetzung der Hormone gekennzeichnet:

In der ersten Phase fällt die Konzentration des Progesterons leicht ab, zugleich wird aber mehr und mehr Östrogen ausgeschüttet.

In der zweiten Phase sinkt der Progesteronspiegel plötzlich stark ab, und die Östrogenkonzentration erreicht ihren Höhepunkt.

In der dritten Phase fällt der Östrogenspiegel stark ab, auch vom Progesteron wird immer weniger gebildet.

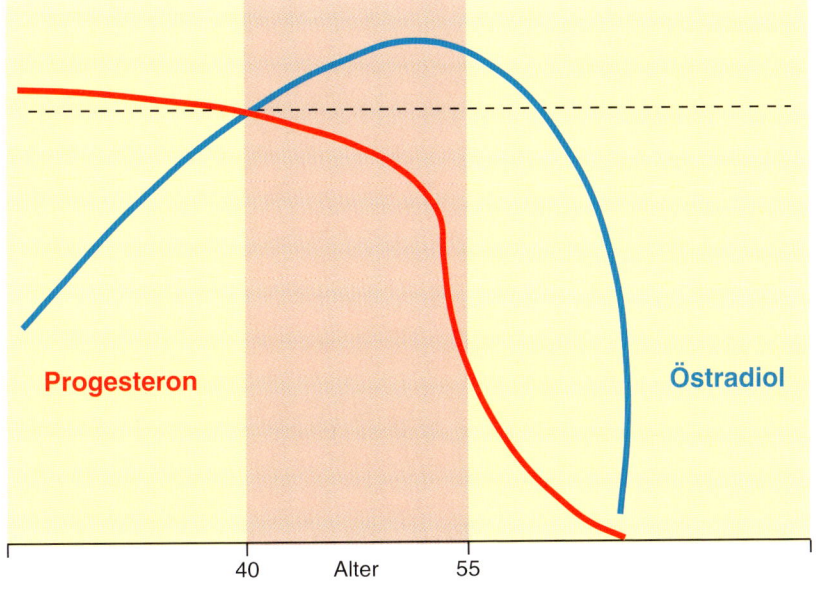

Progesteron

Östradiol

40   Alter   55

Im Laufe der Wechseljahre ändert sich die Konzentration von Östrogen und Progesteron im Blut. Die Kurven ergeben sich aus den Durchschnittswerten von Hormonmessungen bei vielen Frauen.

Frauen in den Wechseljahren lassen sich hinsichtlich ihrer Beschwerden in drei Gruppen einteilen:

- Etwa einem Drittel der Frauen geht es gut.
- Ein weiteres Drittel kann mit den zeitweilig auftretenden Beschwerden gut leben – trotzdem ist es möglich, dass der organische Östrogenmangel langfristig zu Schleimhautproblemen, Gefäßkrankheiten und Osteoporose führt.
- Nur das verbleibende Drittel der Frauen hat ernsthafte subjektive gesundheitliche und organische Probleme.

Individuum-basierte Medizin

Über die Frage, ob Frauen in den Wechseljahren bzw. in der Menopause eine Hormonersatzbehandlung beginnen sollen, wird zurzeit heiß diskutiert. Befürworter und Kritiker stehen sich dabei recht unversöhnlich gegenüber:

Auf der einen Seite stehen die Endokrinologen, die auf die möglichen günstigen Wirkungen hinweisen und es als unterlassene Hilfeleistung betrachten, einer Frau mit »Hormonmangel« keine Hormone anzubieten.

Auf der anderen Seite melden sich immer mehr Frauen zu Wort. Den einen geht es vordringlich um die Emanzipation der Frau – sie befürworten die Hormonersatzbehandlung aus politischen Gründen oder argumentieren, dass sie sich nicht von Ärzten und Medikamenten fremdbestimmen lassen wollen. Es gibt aber auch Stimmen, die die Veränderungen der Frau in dieser Lebensphase als absolut »natürlich« ansehen und eine Hormonersatzbehandlung völlig ablehnen.

Ob eine Hormonersatzbehandlung im Einzelfall sinnvoll ist oder nicht, diskutieren Laien und Mediziner kontrovers. Grundsätzlich gibt es in der Schulmedizin zwei Vorgehensweisen:

Die Individuum-basierte Medizin verbindet die gegenwärtige Lehrmeinung mit der Erfahrung des Arztes, der die zu behandelnde Frau oft schon Jahre lang kennt.

Die Evidence-basierte Medizin beruht auf den Ergebnissen wissenschaftlicher Studien (siehe Interview).

Abbildung rechts:
Viele Frauen treiben bis ins hohe Alter regelmäßig Sport. Aber auch wer nicht mehr ganz so fit ist, sollte spazieren oder schwimmen gehen oder Gymnastik machen.

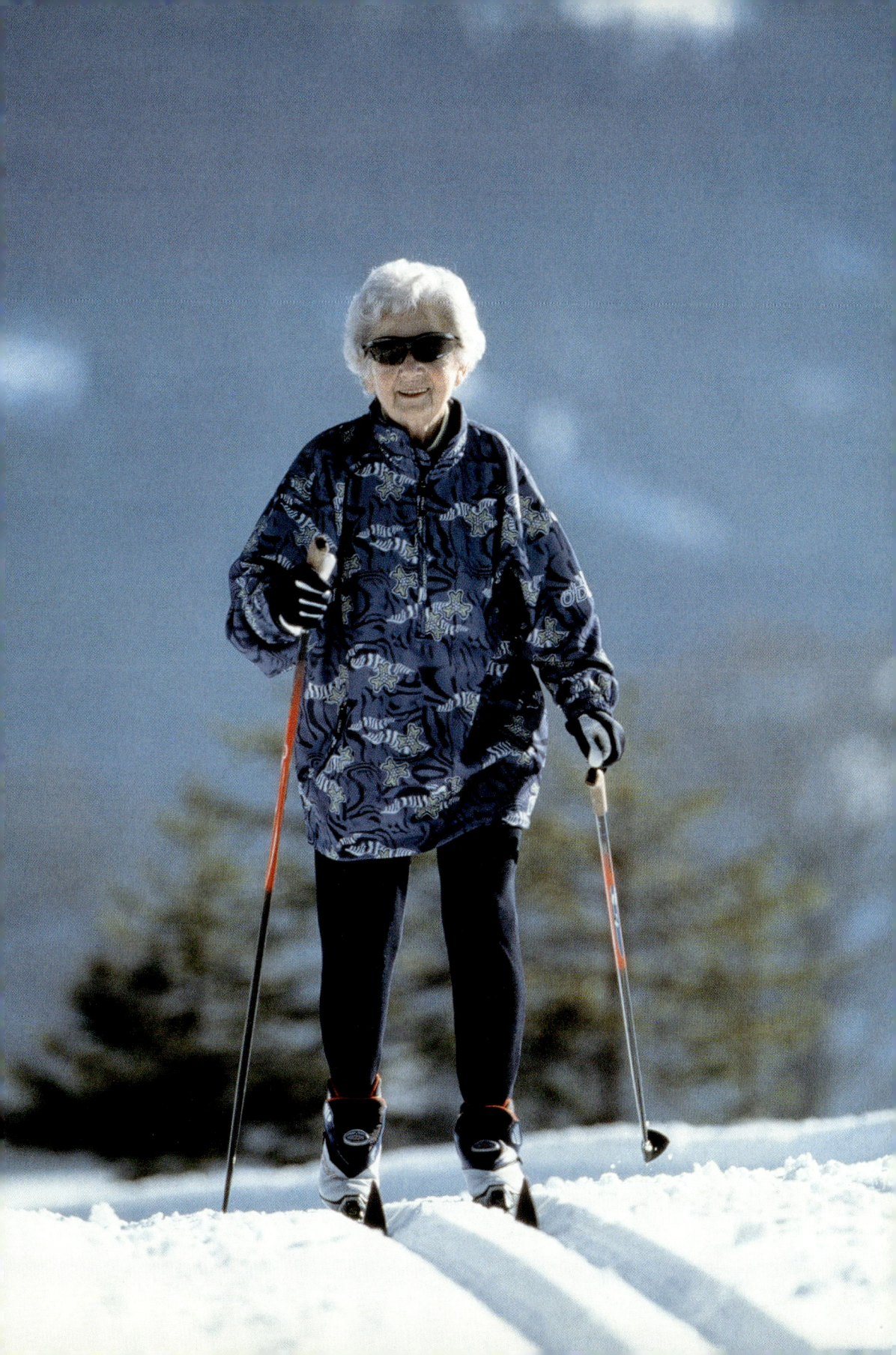

Alle fünf Jahre neue Erkenntnisse

Viele Behandlungsmethoden basieren auf den Ergebnissen wissenschaftlicher Studien. Was kritisieren Sie an der Evidence-basierten Medizin?

Professor Hesch: Ich lehre mittlerweile seit mehr als 35 Jahren an der Universität und habe eine eigene Praxis. In dieser Zeit habe ich lernen müssen, dass sich der medizinische Wissensstand etwa alle fünf Jahre erneuert. Das steht aber im deutlichen Kontrast zum Anspruch vieler Experten auf »Wahrheit und Richtigkeit« ihrer Erkenntnisse. Ein persönliches Beispiel: Zwei meiner wissenschaftlich klinischen Lehrer haben während ihrer Amtszeit mit ausgeprägt großer Überzeugungskraft den seinerzeit gültigen wissenschaftlichen Kenntnisstand in Diagnostik und Therapie am Krankenbett, in Publikationen und auf Kongressen geprägt – 20 Jahre später ist fast nichts mehr davon bekannt, vieles hat sich sogar als falsch herausgestellt. Die Evidence-basierte Medizin hat also nur eine kurze Halbwertszeit – ausgenommen sind dabei die großen und wissenschaftlich unbeeinflussten Studien, die zu wesentlichen Erkenntnissen in der Medizin geführt haben. Es gibt durchaus Schätzungen, dass etwa die Hälfte der Studien, die unter dem Deckmäntelchen der Evidence-basierten Medizin entstanden sind, den wissenschaftlichen Ansprüchen nicht genügt.

Welche Vor- und Nachteile hat Ihrer Meinung nach die Individuum-basierte Medizin?

Professor Hesch: Alle Ärzte verlassen sich täglich auf die Erfahrungsmedizin, denn für einen Großteil medizinischer Diagnostik und Behandlung gibt es keine Studien, und es wird auch keine geben. Die wissenschaftliche Erkenntnis, die aus Evidence-basierten Studien an Menschengruppen und nicht am einzelnen Menschen gewonnen wurde, wird gegenwärtig als verbindliche Handlungsanweisung für ärztliches Handeln bemüht. Dabei kann die an Gruppen gewonnene Erkenntnis beim Einzelnen falsch sein.

Wann beginnt die Menopause?

Die letzte Menstruation markiert den Beginn der Menopause, also den Zeitraum, in der die Frau definitiv ohne die eigene Hormonproduktion ihrer Eierstöcke leben muss. Nachdem die Frau in die Menopause eingetreten ist, sind alle großen hormonalen und körperlichen Umstellungen, die in den Wechseljahren aufgetreten sind, abgeschlossen. Mit dem Begriff Postmenopause wird die Zeit nach der letzten spontanen Menstruation bezeichnet.

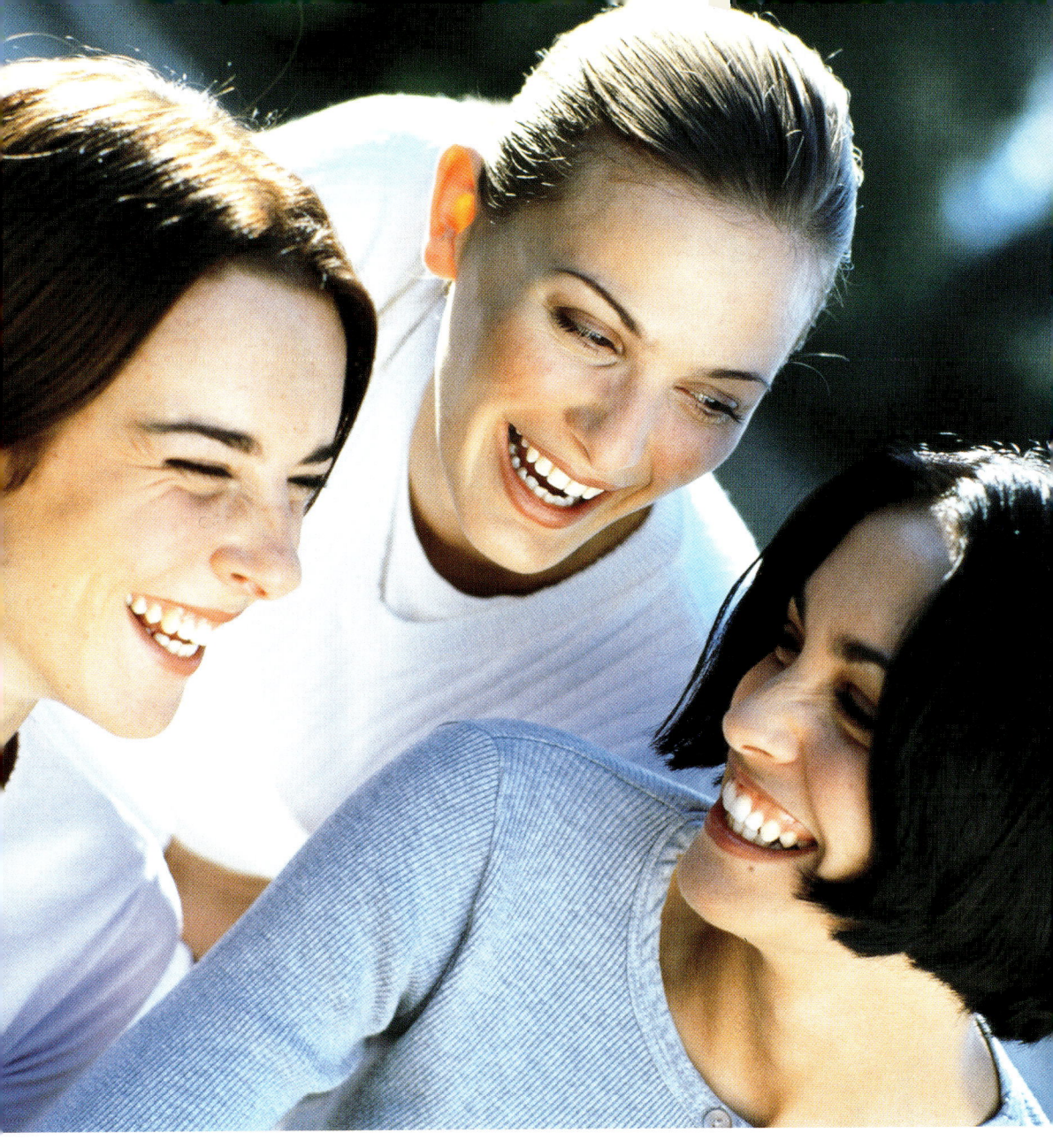

Ein anderes Vorgehen strebt die Individuum-basierte Medizin an. Hier wird versucht, ärztliche Erfahrung am einzelnen Menschen mit mathematischen Modellen messbar und quantifizierbar zu machen. Einige dieser mathematischen Modelle werden zum Beispiel schon für die Hochrechnung der Börsenkurse und des Wetterberichts benutzt. Es wird also in Zukunft metrische Verfahren geben, um ärztliche Erfahrung am Einzelnen messbar zu machen, aber auch, um die Ergebnisse der Evidence-basierten Medizin auf Wirkung und Nebenwirkung am einzelnen Menschen zu überprüfen. Vorteilhaft wird es sein, beide Methoden miteinander zu kombinieren.

Junge Frauen machen sich meist gar keine Gedanken darüber, was die Wechseljahre für sie später mal bedeuten könnten. Wichtig zu wissen: Jedes Alter hat seine eigenen Qualitäten, auch das Älterwerden kann das Leben sehr bereichern.

Die individuelle Hormonersatzbehandlung

Beim Eintritt in die Wechseljahre sollte sich jede Frau selbst gut beobachten, ihre Beschwerden sorgfältig analysieren, aber auch nicht überbewerten. In jedem Fall ist eine ärztliche Untersuchung erforderlich, um die Risikofaktoren zu ermitteln und Krankheiten zu behandeln. Wenn Sie ernsthafte gesundheitliche Probleme haben, können Sie sich an Ihren Arzt wenden. Erkundigen Sie sich auch bei Ihren Freundinnen und Bekannten, welche Erfahrungen sie gemacht haben und welchen Experten sie empfehlen können.

Da die Wechseljahre in drei verschiedenen Phasen ablaufen, passt sich die individuelle Hormonersatzbehandlung diesen Veränderungen an. Fragen Sie Ihren Arzt, was er zu den folgenden Vorschlägen meint.

Mehr als 100 verschiedene Medikamente

Grundsätzlich öffnet die Hormonersatzbehandlung den Pharmafirmen einen großen Markt: Zurzeit sind in Deutschland mehr als 100 verschiedene Medikamente zugelassen, die helfen sollen, die Beschwerden in den Wechseljahren zu lindern – das große Angebot verwirrt sowohl die Ärzte als auch die Frauen. Wichtig zu wissen: Die meisten Medikamente enthalten nur zwei Stoffgruppen, nämlich Östrogen und Gelbkörperhormon (Gestagene). Bei den Östrogenen gibt es nur das synthetische 17-Betaöstradiol oder die konjugierten Östrogene aus dem Harn trächtiger Stuten als natürlichen Hormonersatz. Bei den Gelbkörperhormonen ist die Auswahl etwas größer, die meisten Ärzte verwenden etwa drei bis vier Gelbkörperhormone.

Östrogene

- **17-Betaöstradiol** ist das natürliche Eierstocköstrogen, das in synthetischer Form heutzutage am häufigsten verwendet wird. Wenn sich die Beschwerden mit niedrig dosiertem Östradiol nicht bessern, kann man Estriol zugeben.

- **Mit konjugierten Östrogenen,** die aus dem Harn trächtiger Stuten gewonnen werden, hat man die längste Erfahrung: Sie enthalten eine Mischung aus zahlreichen Östrogenen und Östrogenstoffwechselprodukten, sind aber ebenso wenig wie pflanzliche Östrogene »natürlich« – sie stammen lediglich von einem Säugetier, enthalten jedoch Stoffwechselprodukte, die beim Menschen bisher nicht beschrieben wurden. Denkbar wäre aber, dass diese

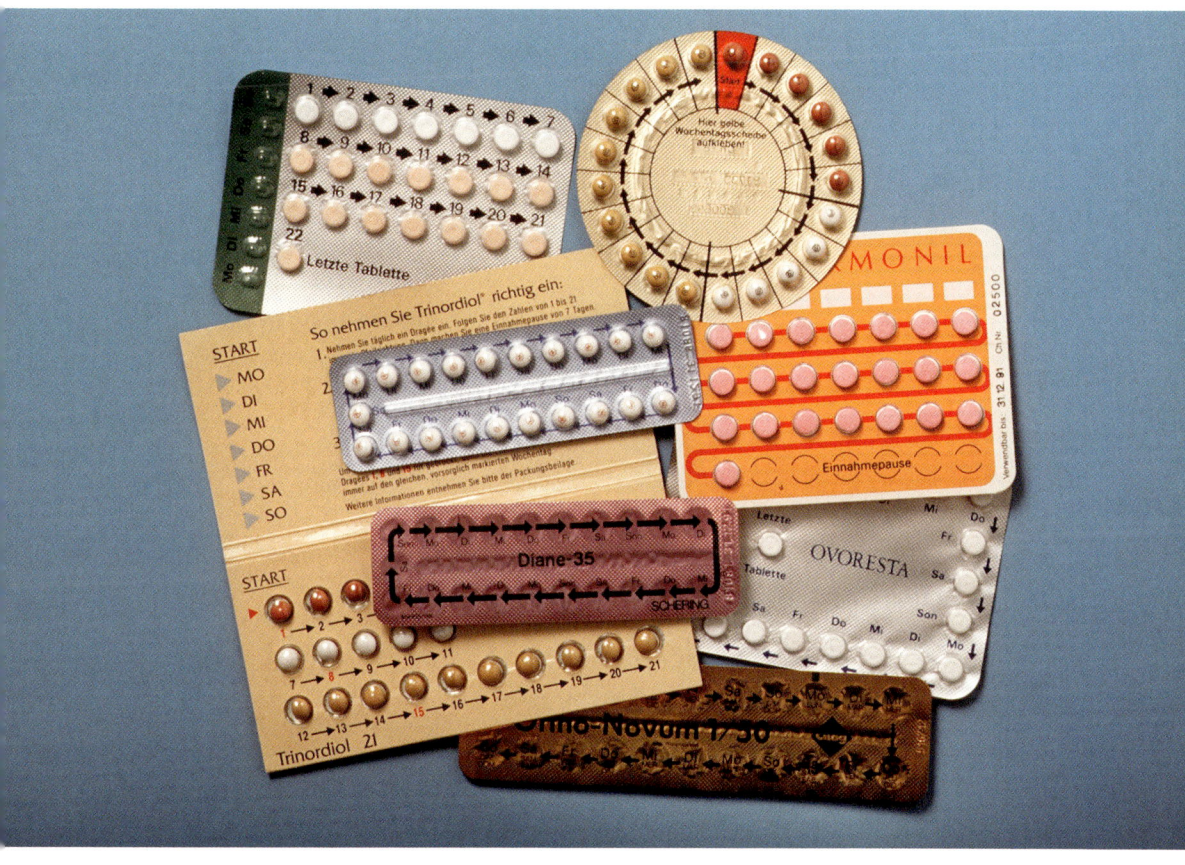

konjugierten Östrogene Substanzen enthalten, über deren Schutzwirkung Mediziner noch gar nicht genügend wissen und möglicherweise wegen der Vielfalt des Gemischs auch nie wissen werden.

In Deutschland sind rund 100 Medikamente für die Hormonersatzbehandlung zugelassen. Die meisten Ärzte verwenden jedoch nur einige wenige Produkte.

Gestagene

- **Dydrogesteron** ist ein synthetisches Gelbkörperhormon, das dem natürlichen Gelbkörperhormon am nächsten kommt und sanft in den Hormonhaushalt eingreift.
- **Medrogeston** hat eine relativ milde Wirkung, mit diesem Gelbkörperhormon hat man die längste Erfahrung.
- **Levonorgestrel** ist ein synthetisches Gestagen, das schon seit vielen Jahren für die Verhütung eingesetzt wird.

Auf die individuellen Beschwerden abgestimmt

Sie sprechen nicht von der Hormonersatztherapie (HET), sondern von der Hormonersatzbehandlung – warum?

Professor Hesch: Der Hormonersatz ist keine Therapie, denn therapieren im Sinne von »heilen« im Sinne der kurativen Medizin kann man die Wechseljahre nicht. Man kann jedoch die Beschwerden behandeln, sodass sie gar nicht mehr auftreten oder zumindest gemildert sind, und man kann die Organe vor altersbegleitenden Degenerationskrankheiten schützen.

Frauen in den Wechseljahren und in der Menopause empfehlen Sie eine individuelle Hormonersatzbehandlung. Was trägt dazu bei, dass sie tatsächlich individuell ist?

Professor Hesch: Grundsätzlich verlässt sich der Arzt vor allem auf die Ergebnisse von repräsentativen klinischen Studien und seine Erfahrungen. Wichtige Entscheidungshilfen sind aber auch die Angaben der jeweiligen Frau. Wenn es in ihrer Familie ein vermehrtes Vorkommen von Brustkrebs, Thrombosen, Venenkrankheiten, Bluthochdruck oder Osteoporose gibt, hat das einen Einfluss auf die Auswahl der Gelbkörperhormone und die Menge des zugeführten Östrogens. Um in jeder Phase der Wechseljahre die richtige Hormondosierung bestimmen zu können, kommt die Frau drei Monate nach Behandlungsbeginn und danach alle sechs Monate zu Gesprächen und Untersuchungen in die Praxis.

Fahren Sie die Dosis testweise bis auf Null herunter, um zu sehen, ob überhaupt wieder Beschwerden auftreten?

Professor Hesch: Wenn eine Frau die Hormone nicht mehr nehmen oder eine Pause einlegen will, bitte ich sie, sich weiterhin gut zu beobachten. Sollten keine Beschwerden mehr auftreten und die Laborwerte in Ordnung sein, kann die Frau die Behandlung beenden. Ich weise jedoch daraufhin, dass die Hormoneinnahme auch langfristig vor Organschäden schützen kann.

Warum plädieren Sie dafür, dass die Frauen die Medikamente täglich einnehmen?

Professor Hesch: Viele Frauen, die während der Wechseljahre 21 Tage lang Hormone nehmen und dann im Laufe der nächsten sieben Tage eine Abbruchblutung bekommen, fallen in der Hormonpause in ein so genanntes Hormonloch mit deutlichen Stimmungsschwankungen, nicht selten Migräne und Gewichtsproblemen. Die kontinuierliche Gabe unterdrückt die Blutung, und auch die typischen zyklischen Beschwerden bleiben aus.

Wann kann eine Frau mit einer Hormonbehandlung beginnen?

Professor Hesch: Falls Unsicherheit besteht, inwieweit die beobachteten Beschwerden einem beginnenden Hormonmangel zuzuordnen sind, sollte man eine Zeitlang abwarten und nach etwa drei bis sechs Monaten Symptome, Beschwerden und Befunde neu bewerten.

Warum kann eine niedrig dosierte Hormonersatzbehandlung Ihrer Meinung nach länger als fünf Jahre dauern?

Professor Hesch: Es gibt Hinweise darauf, dass eine Hormonersatzbehandlung mit Standardmedikamenten nach fünf Jahren zu einer mäßigen Steigerung des Brustkrebsrisikos führen kann. Deshalb wurde in letzter Zeit vorgeschlagen, Hormone nicht länger als fünf Jahre zu nehmen. Der Wiener Endokrinologe Johannes Huber und ich haben seit etwa zehn Jahren positive Erfahrungen mit der niedrig dosierten Hormonersatzbehandlung gesammelt und bereits 300 Ärzte geschult. Wir sind der Meinung, dass eine niedrig dosierte und individuell angepasste Hormonersatzbehandlung nicht nach einem beliebig festgelegten Zeitraum beendet werden sollte, wenn die Medikamente gut vertragen werden. Häufig ist es so, dass die Wechseljahresbeschwerden kurz nach dem Absetzen der Hormone wieder auftreten. Statt die Behandlung zu beenden, kann man die Dosierung im Laufe des Lebens anpassen und absenken. Bei einer niedrigen Dosierung gehe ich davon aus, dass das Brustkrebsrisiko nicht steigt, sondern sich eher noch verringert.

> »Eine niedrig dosierte und individuell angepasste Hormonersatzbehandlung sollte nicht nach einem beliebig festgelegt Zeitraum beendet werden, wenn die Medikamente gut vertragen werden. Statt die Behandlung zu beenden, kann man die Dosierung im Laufe des Lebens anpassen und absenken.«
> *Rolf-Dieter Hesch*

Wie lässt sich der Nutzen der individuellen Hormonersatzbehandlung belegen?

Professor Hesch: Bislang gibt es aus den Studien keinen Hinweis dafür, dass eine individuell angepasste niedrig dosierte und rechtzeitig begonnene Hormonersatzbehandlung das Risiko von Herzinfarkt oder Schlaganfall steigern kann. Eine solche Behandlung kann Bluthochdruck, Herzinfarkt und Schlaganfall wirksam vorbeugen sowie das Risiko für Osteoporose, Eierstockkrebs und Dickdarmkrebs verringern. Das einzige Problem bleibt die Frage, ob sich das Brustkrebsrisiko erhöht.

Welche Nachteile haben die klassischen Standardpräparate?

Professor Hesch: Das Ziel der Hormonersatzbehandlung ist es, die Beschwerden während der Wechseljahre zu lindern. Dafür sind solch hohe Dosierungen, wie sie in Standardmedikamenten enthalten sind, zumindest zu Beginn der Behandlung gar nicht erforderlich. Die meisten Präparate enthalten zwei Milligramm Östrogen, ab der zweiten Phase der Wechseljahre sind täglich aber nur 0,5 bis 1 Milligramm notwendig. Ich finde es grundsätzlich falsch, Frauen zu Beginn der Wechseljahre eine feste Kombination von Östrogen und Gelbkörperhormon anzubieten – zu einem Zeitpunkt, wo die eigene Östrogenkonzentration noch hoch ist. Damit wird sicherlich Schaden angerichtet. Meine Devise lautet »So wenig wie möglich und so viel wie nötig«, und die gilt sowohl für die zugeführten Östrogene als auch für die Gelbkörperhormone.

Die erste Phase der Wechseljahre

Die eigentlichen Wechseljahre beginnen, wenn dem Fruchtbarkeitszentrum im Gehirn gemeldet wird, dass es bald kaum noch Eizellen gibt, die noch einen reifen Eifollikel bilden können. Das Gehirn reagiert darauf offensichtlich sehr empfindlich: Es verändert die Zusammensetzung der beiden Hirnanhangsdrüsenhormone LH (luteinisierendes Hormon) und FSH (Follikel stimulierendes Hormon), sodass zwar der Follikel noch heranwächst und das Ei freigesetzt wird, aber der Gelbkörper nicht mehr ausreichend ausreift.

Im Laufe von wenigen Monaten bis zu einigen Jahren wird die Konzentration des Hormons Progesteron heruntergefahren: Es sorgt dafür, dass die in der ersten Zyklushälfte aufgebaute Schleimhaut in der zweiten Zyklushälfte dick genug bleibt, um eine befruchtete Eizelle aufzunehmen. Wenn jedoch zu wenig Progesteron vorhanden ist, wird die Gebärmutterschleimhaut instabil. In Verbindung mit mehr oder weniger ausgeprägten Menstruationsblutungen, die unregelmäßig in der zweiten Zyklushälfte einsetzen können, wird die Schleimhaut – zum Teil aber nur unvollständig – abgestoßen.

Mögliche Beschwerden: Zu Beginn der Wechseljahre berichten einige Frauen darüber, dass sie emotionaler als früher reagieren, dass sie schlecht schlafen und weniger Lust auf Sex haben – Ursache dafür kann der Progesteronmangel sein. Die Stimmungsschwankungen können mehr oder weniger ausgeprägt sein und mitunter bis hin zu Depressionen führen. Ob der Progesteronmangel allein die Ursache für eine depressive Verstimmung sein kann, wird in der Literatur immer noch kontrovers diskutiert. Nachgewiesen wurde jedoch, dass ein Serotoninmangel zu teilweise schweren depressiven Zuständen führen kann. Das trifft vor allem für Frauen zu, die mit einer Störung in der Synthese von Serotonin geboren wurden. Viele Jahre bereitet das keine weiteren Probleme, es kann aber durch einen Progesteronmangel offensichtlich werden.

Das Absinken des Progesteronspiegels kann auch zu einer Änderung im Sexualverhalten führen. Es gibt Frauen, die allein oder zusammen mit einem

Die Wechseljahre verlaufen in drei Phasen: Die Konzentrationen von Östrogen und Progesteron verringern sich nicht im selben Maße, vielmehr steigt die Östradiolkurve bis zur Mitte dieses Zeitraums noch einmal stark an.

einfühlsamen Partner kaum noch Lust auf Sex haben. Einige Frauen entwickeln geradezu eine Abneigung gegenüber ihrem Partner, was erhebliche Probleme für die Beziehung aufwerfen kann.

Wenn der Körper zu Beginn der Wechseljahre weniger Progesteron produziert, kann es zu Zwischenblutungen kommen, oder die Menstruation setzt auch mal für einen Monat aus und meldet sich einige Wochen später vielleicht umso heftiger wieder zurück. Für Frauen, die sich an einen regelmäßigen Zyklus gewöhnt haben, kann das recht irritierend sein. Und für diejenigen, die natürlich verhüten oder Kondome bzw. Diaphragma benutzen, wird die Planung immer schwieriger, weil die Phase des Eisprungs nicht mehr so leicht zu erkennen ist. Es liegt immer im Ermessen jeder Frau, ob sie diese Veränderungen als »Zyklus-Störung« versteht, die repariert werden muss. Denkbar wäre auch, sich auf den wechselnden Rhythmus einzustellen und gegebenenfalls die Verhütungsmethode zu wechseln.

Da das Hormon Progesteron die Enzyme reguliert, die den Kollagenstoffwechsel beeinflussen, können geringere Konzentrationen im Körper zu einer Bindegewebsschwäche führen. Die Folge: Die Haut altert schneller, insbesondere auch das Bindegewebe im Bereich des Beckenbodens, was zu einer Absenkung führen kann.

Welche Medikamente sind sinnvoll? Damit der Zyklus wieder regelmäßig wird, ist eine Ausschabung zu Beginn der Wechseljahre wenig sinnvoll – für solch einen Eingriff gibt es in der Frauenheilkunde sowieso kaum einen vertretbaren Grund. Die Alternative wäre eine individuell dosierte Progesteronersatzbehandlung, mit deren Hilfe der Zyklus reguliert werden kann, bis schließlich die Zeit der Menopause erreicht ist.

Wer kaum noch Lust auf Sex hat, sollte sich fragen, welche Gründe das haben kann. Manchmal können eine Aussprache mit dem Partner oder eine Gesprächstherapie weiterhelfen. Da der Progesteronmangel die Paarprobleme deutlich verstärken kann, ist eine Hormonersatzbehandlung in einigen Fällen sinnvoll. Frauen mit Depressionen sollten dieses Problem ernst nehmen und die Menge an Serotonin messen lassen – unter Umständen können Medikamente (Uptake-Hemmer) helfen, die diese Fehlfunktion beheben.

Um das Bindegewebe zu festigen, ist eine regelmäßige Beckenboden-Gymnastik hilfreich (siehe Seite 105). Auch eine Ersatzbehandlung mit Progesteron kann in Frage kommen.

In der ersten Phase der Wechseljahre berichten einige Frauen davon, dass sie mal himmelhochjauchzend und mal zu Tode betrübt sind. Diese Stimmungsschwankungen können mit den Hormonveränderungen zu tun haben.

Individuelle Hormonersatzbehandlung: Zu Beginn der Wechseljahre geben die Eierstöcke zunehmend weniger Progesteron ab. Um die Konzentration im Blut wieder anzuheben, können Frauen natürliches Progesteron einnehmen. Zur Besserung der Beschwerden eignen sich 250 Milligramm vom 15. bis zum 28. Zyklustag abends. Gelegentlich wird die doppelte Menge benötigt, wenn die Brustschwellung und die Gewichtszunahme erheblich sind.

Da das natürliche Progesteron nur eine kurze biologische Wirkung hat, empfiehlt es sich, relativ bald auf chemisch-modifizierte Gestagene umzustellen, da sie sowohl an den Eierstock stimulierenden Hormonen LH und FSH der Hirnanhangsdrüse als auch bei der Unterdrückung der Schleimhaut in der Gebärmutter stärker wirken.

Um die Blutung ganz zu unterdrücken, kann die Frau für den Übergang in drei aufeinander folgenden Zyklen tageweise Gestagene einnehmen: im ersten Zyklus vom 15. bis zum 28. Zyklustag, im zweiten Zyklus vom 10. bis zum 28. Zyklustag und im dritten Zyklus vom 5. bis zum 28. Zyklustag. Nach der dann einsetzenden dritten Blutung kann man auf eine kontinuierliche, ununterbrochene Zufuhr der Gestagene übergehen – es kommt dann nicht mehr zu Abbruchblutungen.

Die zweite Phase der Wechseljahre

Die zunehmend nachlassende Progesteronabgabe nimmt das regulatorische Zentrum des Gehirns als »Hormonmangel« wahr. Um diesen Prozess zu kompensieren, schüttet es eine größere Menge der Hirnanhangsdrüsenhormone LH und FSH aus. Diese stimulieren die Eierstöcke stärker, vermehrt Östrogene zu produzieren. Daraufhin wird zwar eine genügend dicke Gebärmutterschleimhaut aufgebaut, was man bei einer Ultraschall-Untersuchung auch deutlich erkennen kann. Da aber nicht genügend Progesteron zur Verfügung steht, kann die Schleimhaut nicht gehalten werden – mit Hilfe von Zwischenblutungen wird sie ganz oder teilweise abgestoßen.

Mögliche Beschwerden: Wenn die Wechseljahre weiter fortschreiten, kann sich auch der einsetzende Östrogenmangel auf Körper und Seele auswirken. Die Frauen berichten über Hitzewallungen, Schweißausbrüche und teilweise ausgeprägte Schlafstörungen, die häufig zu einer ausgeprägten körperlichen Erschöpfung am Tage führen können. Durch den Schlafmangel sind die

Tägliche Dosis individuell anpassen

	Östrogen	Gestagene
1. Phase der Wechseljahre	keine Einnahme von Östrogen	Dydrogesteron: 10 Milligramm Medrogeston: 5 Milligramm Levonorgestrel: 60 bis 90 Mikrogramm Chlormadinonazetat: 2 Milligramm
2. Phase der Wechseljahre	Östradiol-Tabletten: 0,5 bis 1 Milligramm Östrogen-Gel: 0,3 bis 0,5 Milligramm	siehe 1. Phase
3. Phase der Wechseljahre	siehe 2. Phase	siehe 1. Phase
Menopause	siehe 2. Phase	Dydrogesteron: 5 Milligramm Medrogeston: 2,5 Milligramm Levonorgestrel: 30 bis 60 Mikrogramm Chlormadinonazetat: 1 bis 2 Milligramm

Frauen oft weniger belastbar. Berufstätige Frauen haben teilweise erhebliche Probleme in dieser Zeit, einige müssen sich gar für einige Tage oder Wochen krankschreiben lassen, um wieder Kraft tanken zu können.

Anschwellen der Brust: Durch den erhöhten Östrogenspiegel kann es sein, dass die Brust mehr oder weniger zyklusabhängig anschwillt. Diese so genannte Mastopathie kommt zum einen dadurch, dass vermehrt Wasser im Zwischenzellgewebe der Brust eingelagert wird (Ödeme). Zum anderen führt die andauernde Stimulation der Brustzellen tatsächlich zu einer Vermehrung von Drüsengewebe. Da die Schwellungen im Laufe der Wechseljahre nicht immer von allein zurückgehen, ist die Mastopathie ein großer Risikofaktor für die Entstehung und das rasche Wachstum von ruhenden Brustkrebsformen. Frauen mit einer mehr oder weniger ausgeprägten Mastopathie in den Wechseljahren können zum Brustschutz eine Gestagenbehandlung beginnen, die die Brust »zur Ruhe bringt«.

Gewichtszunahme: Bei vielen Frauen sind die Wechseljahre verbunden mit einer mehr oder weniger stark ausgeprägten Gewichtszunahme, die in Einzel-

In der zweiten Phase der Wechseljahre steigt der Östrogenspiegel an. Die Brust kann anschwellen, weil vermehrt Wasser eingelagert wird. Auch Bauch, Beine und Po können zu Problemzonen werden, weil vermehrt Fettgewebe gebildet wird. Eine gesunde Ernährung und regelmäßiger Sport halten Sie fit.

fällen bis zu 20 Kilogramm betragen kann – früher bezeichnete man dieses Phänomen als »Matronenspeck«. Die medizinische Erklärung: Der über einige Jahre anhaltende hohe Östrogenspiegel ist verantwortlich für eine Umstellung des Stoffwechsels, was dazu führt, dass vermehrt Fettgewebe gebildet wird. Eine gesunde Ernährung und viel Bewegung können nur selten allein helfen, das Gewicht einigermaßen zu halten.

Welche Medikamente sind sinnvoll? Da eine instabile Gebärmutterschleimhaut hormonelle Ursachen hat, ist eine Ausschabung ein völlig überflüssiger Eingriff. Denn die festsitzende »alte« Schleimhaut kann nicht komplett entfernt werden, die verbleibenden Zellen könnten sich über die Jahre bösartig verändern. Die Alternative: Die Frau nimmt in der zweiten Zyklushälfte zehn bis zwölf Tage lang eine Kombination aus Östrogen und Gelbkörperhormon. Ein bis zwei Tage danach kommt es zu einer kräftigen Blutung und zu einer Ausscheidung der restlichen Gebärmutterschleimhaut. Eine Ausschabung ist lediglich sinnvoll bei Frauen mit dringendem Krebsverdacht, da man in diesem Fall das entfernte Gewebe besser im Labor untersuchen kann.

Individuelle Hormonersatzbehandlung: Mit dem Fortschreiten der Wechseljahre erniedrigen sich die zuvor erhöhten Östrogenkonzentrationen wieder – dasselbe passiert auch, wenn die Frau in der ersten Phase eine Gelbkörperhormon-Ersatzbehandlung begonnen hat. Die Behandlung mit Östrogen sollte sich nach dem Prinzip »so viel wie nötig und so wenig wie möglich« richten. Durch die Hormongaben sollte das Wohlbefinden gesteigert werden, es sollte keine Schwellungen, Spannungen oder Schmerzen in der Brust geben, das Gewicht sollte stabil sein, die Blutungen sollten ausbleiben.

Die dritte Phase der Wechseljahre

Nachdem die Eierstöcke zunächst die Eireifung und dann die Progesteronproduktion aufgegeben haben, folgt die dritte und letzte Phase der Wechseljahre: Nun wird auch die Östrogenproduktion heruntergefahren. Sobald die Konzentration von Östrogen eine kritische Grenze unterschritten hat, wird nicht mehr genügend Schleimhaut aufgebaut und die Menstruation bleibt schließlich ganz aus. Der Körper reagiert darauf, indem er das so genannte Östrogenmangelfett ansammelt – mit der Folge, dass viele Frauen mit Gewichtsproblemen zu kämpfen haben.

In der dritten Phase gehen die Wechseljahre allmählich in die Menopause über, was einigen Frauen Probleme bereitet. Doch ganz gleich, wie Frauen über die körperlichen Vorgänge denken – sie bieten einen guten Anlass, intensiv das bisherige Leben zu reflektieren und sich Gedanken über die Zukunft zu machen.

Mögliche Beschwerden: Beim weiteren Abfall von Östrogen kann es gelegentlich zu Veränderungen im Wesen, im Charakter, in der Beziehung zum Partner und zur Sexualität geben. Einige Frauen nehmen diesen Prozess mit geradezu stoischer Ruhe hin, andere sind im Grunde ganz froh darüber, dass ihr Leben nicht mehr durch ihren Menstruationszyklus bestimmt wird. Es gibt aber auch Frauen, die den »Verlust« ihrer Weiblichkeit als existentielle Bedrohung empfinden und viel darum geben würden, wenn sie sich erfolgreich gegen diese Veränderungen wehren könnten.

Da jede Frau anders ist, gibt es keine allgemein gültigen Lösungen für die verschiedenen Probleme. Jede Frau sollte sich intensiv darum kümmern, ihren eigenen Weg zu finden – zumindest aus medizinischer Sicht sind verschiedene Vorgehensweisen möglich. Sprechen Sie mit Ihrem Arzt und holen Sie sich – bei Zweifeln – eine zweite Meinung ein.

Wenn die Eierstöcke beginnen, weniger Östrogen auszuschütten, beschleunigt sich der Knochenstoffwechsel. Über die Jahre kann es zu einem teilweise ausgeprägten Verlust von Knochensubstanz kommen – eine Osteoporose ist dann häufig die Folge.

Doch keine Panik: Etwa 30 bis 40 Prozent der Frauen, die in die Menopause eingetreten sind, haben gesunde Knochen. Das Problem ist nur, dass man dies nicht voraussagen kann. Um verlässliche Daten zu bekommen, ist es ratsam, zu Beginn der Wechseljahre eine Knochendichtemessung an der Wirbelsäule machen zu lassen. Wenn die Knochenmasse zu diesem Zeitpunkt im deutlich normalen Bereich liegt, wird sich der Zustand wahrscheinlich auch in den folgenden fünf Jahren nicht verschlechtern. Liegen die Werte jedoch im unteren oder erniedrigten Bereich, sollten Sie Ihren Arzt bitten, die Ursache zu klären, und mit einer entsprechenden Behandlung beginnen.

Der Östrogenmangel kann bei zahlreichen Frauen zu Kreislaufproblemen und Herzrhythmusstörungen führen. Unangenehm ist vor allem der so genannte episodische Bluthochdruck, der sich zuerst fast anfallsweise erhöht, um danach wieder zum normalen Blutdruck zurückzukehren.

In der dritten Phase der Wechseljahre fallen die Kurven von Östrogen und Progesteron ab. Die Menstruation bleibt schließlich ganz aus, was bei vielen Frauen wechselhafte Gefühle auslöst. Wer positiv denkt, nimmt diese Lebensphase als willkommenen Anlass, um intensiv über Vergangenheit und Zukunft nachzudenken.

In der dritten Phase der Wechseljahre schreiten die Veränderungen des Binde-
gewebes, des Gesichts, der Haut und der Gelenke (klimakterische Arthropa-
thie) fort. Der Beckenboden kann sich weiter senken, Harnblase und Schließ-
muskel können versagen – mit der Folge, dass der Harn tröpfeln kann. Der
Körper sondert nicht mehr so viel Flüssigkeit ab, sodass die Schleimhäute
austrocknen können, trockene Augen sind möglich, gelegentlich sogar Schluck-
beschwerden. Wenn die Scheide trockener wird, kann das erhebliche Schmerzen beim Sex verursachen.

Welche Medikamente sind sinnvoll? Bei episodischem Bluthochdruck helfen so
genannte Blutdruckmedikamente wenig. Mit niedrig dosierten Östrogenen
kann man diese Blutdruckschwankungen meist gut in den Griff bekommen.
Auch Betablocker werden eingesetzt, sie sind jedoch wegen der Nebenwirkungen nicht beliebt.

Individuelle Hormonersatzbehandlung: Klinische und epidemiologische Untersuchungen haben eindeutig gezeigt, dass der Östrogenmangel zu einer Arteriosklerose führen kann. Leider gibt es bislang keinen Test, mit dessen Hilfe
man feststellen kann, bei welchen Frauen der Östrogenmangel zu vermehrtem so genanntem kardiovaskulärem Risiko führt. Eines weiß man jedoch
heute sicher: Bei bereits eingetretenen Gefäßschäden ist eine Behandlung mit
Östrogen oder mit einer Kombination aus Östrogen und Gelbkörperhormon
nicht mehr wirksam – sie kann dann sogar schaden, weil offenbar bei einer
vorbestehenden Arteriosklerose und einer Neigung zu Thrombose die Östrogene den Prozess beschleunigen können.

Hormonbehandlung nach der Menopause

Im Verlauf einer modern durchgeführten Hormonersatzbehandlung gibt es
keine Menstruationsblutung mehr, die beim völligen Ausbleiben das Ende der
Wechseljahre anzeigen könnte. Wenn die Frau das Gefühl hat, dass ihr die
Hormone gut tun, kann sie sie weitere Jahre nehmen – die Östrogen- und die
Gestagendosis kann dann reduziert werden. Eine Langzeittherapie unter ärztlicher Begleitung ist möglich, um zum Beispiel das Osteoporoserisiko zu senken. Langzeitstudien zur individuell angepassten, niedrig dosierten Hormonersatzbehandlung gibt es noch nicht. Anwendungsbeobachtungen, die vor
allem in Frankreich gemacht wurden, berichten von sehr guten Erfahrungen.

Pflanzliche Östrogene

Einige Frauen, die zu Beginn der Wechseljahre ernsthafte Beschwerden bekommen, nehmen pflanzliche Östrogene ein. Diese so genannten Phytoöstrogene wirken sanfter als die Östrogene, die von den Eierstöcken hergestellt werden.

Das Problem: Damit Hormone im Körper wirken können, benötigt das jeweilige Organ Andockstellen, so genannte Rezeptoren. Wenn die Eierstöcke selbst noch Östrogene produzieren, die Frau aber zusätzlich pflanzliche Östrogene einnimmt, kommt es zu einem »Gerangel« an den Rezeptoren: Dabei kann es vorkommen, dass die pflanzlichen Östrogene die körpereigenen Östrogene von den Andockstellen verdrängen. Die Zufuhr erhöht den Hormonspiegel und hemmt dadurch die restlichen, noch vorhandenen körpereigenen Östrogene, wahrscheinlich vorzugsweise an deren Rezeptoren. Dies wird von einigen Experten als günstig beschrieben, andere wiederum bezweifeln den Nutzen dieser Wirkung auf Zellebene.

Bei den Phytohormonen handelt es sich um so genannte selektive Östrogenrezeptormodulatoren (SERMS), über deren Langzeitwirkung nur wenig bekannt ist. Nachgewiesen ist aber, dass Phytoöstrogene nicht an die Östrogen-Alpharezeptoren gebunden werden, die vor allen Dingen im Brustgewebe und im Eierstock vorhanden sind – sie wirken vielmehr über die Östrogen-Betarezeptoren und haben damit eine geringere Zellteilungspotenz als natürliche Östrogene, was einen Schutz gegen Krebs bedeuten kann. Ob und bei welchen Dosierungen dieses wirklich im Körper genau funktioniert, ist aber noch nicht bekannt.

Zu den Wirkstoffen, die an Östrogenrezeptoren wirken können, gehören unter anderem Isoflavone, Genistein und Daidsein.

Pflanzliche Östrogene finden sich in einigen Nahrungsmitteln. Wenn Sie also Ihren Hormonhaushalt unterstützen wollen, können Sie bei Ihrer Ernährung auf folgendes achten:

- **Isoflavone** sind zum Beispiel in Sojabohnen (Sojamehl, Tofu), Linsen und Kichererbsen enthalten.
- **Schalkone** kann in Hülsenfrüchten nachgewiesen werden.
- **Flavonone** kommen in Grapefruitsaft und Zitrusfrüchten vor.
- **Pflanzliche Östrogene** enthalten auch Erdnüsse, Champignons und Leinsamen.

Solange die Eierstöcke noch Östrogene produzieren, ist es nicht notwendig, vermehrt pflanzliche Östrogene zu sich zu nehmen. Sonst kann es sein, dass die Phytoöstrogene die körpereigenen Östrogene von den Andockstellen der Organe verdrängen. Wie der Prozess im Einzelnen verläuft, ist aber noch nicht komplett erforscht.

Pflanzenextrakte gibt es in unterschiedlichen Darreichungsformen im Handel. Die Mittel sind verschreibungspflichtig:

- **Mönchspfeffer** (Agnus-castus, Keuschlamm) gehört zu den Eisenkrautgewächsen. Das Präparat hat einen mäßigen Progesteron- und Gestagenefekt, wirkt aber auch am Gehirn hormonberuhigend. Es wird bei Beschwerden in den Wechseljahren am häufigsten eingesetzt.
- **Traubensilberkerzenextrakt** entfaltet eine östrogenhaltige Wirkung.
- **Rotklee** ist eine der reichsten Quellen für Isoflavone und hat eine ausgeprägt östrogenartige Wirkung.

Darüber, wie viele Phytoöstrogene Frauen in den Wechseljahren einnehmen sollen, streiten sich die Fachleute. Denn was im asiatischen Kulturkreis funktioniert, kann man nicht ohne weiteres auf unsere Lebensgewohnheiten übertragen. Welche Dosierungen für Frauen in der westlichen Welt sinnvoll sind, kann Ihnen wahrscheinlich niemand genau sagen.

Die Hormonersatzbehandlung in der aktuellen Diskussion

Etwa zwei Drittel der Frauen, die gerade in den Wechseljahren sind, haben keine Beschwerden, oder sie lehnen es trotz zeitweiliger Probleme ab, Hormone zu nehmen.

Dennoch: Der Pharmamarkt ist heiß umkämpft, bis zum Jahr 2000 wurde der Absatz von Hormonpräparaten kontinuierlich gesteigert. Erst in den vergangenen beiden Jahren sind die Mediziner und die betroffenen Frauen skeptischer geworden, und der Umsatz ging leicht zurück. Zurzeit werden in Deutschland rund 15 Millionen Packungen jährlich verkauft – zwei Drittel der Produkte sind Östrogen-Gestagen-Kombinationen, ein Drittel der verkauften Medikamente enthalten nur Östrogen.

Weltweites Aufsehen erregte das Thema »Hormonersatzbehandlung«, als im Juli 2002 die große amerikanische Studie HERS-II abgebrochen wurde, weil die Teilnehmerinnen, die die Hormone eingenommen hatten, häufiger einen Herzinfarkt oder Schlaganfall bekommen hatten als die Frauen, die ein wirkungsloses Scheinmedikament (Placebo) eingenommen hatten. Seitdem schwappen die Wellen in allen Lagern wieder hoch – und sowohl Befürworter als auch Gegner fahren ihre Argumente auf.

Abbildung rechts:
Im Rotklee sind pflanzliche Östrogene enthalten. Auch in einigen Nahrungsmitteln kommen sie vor.

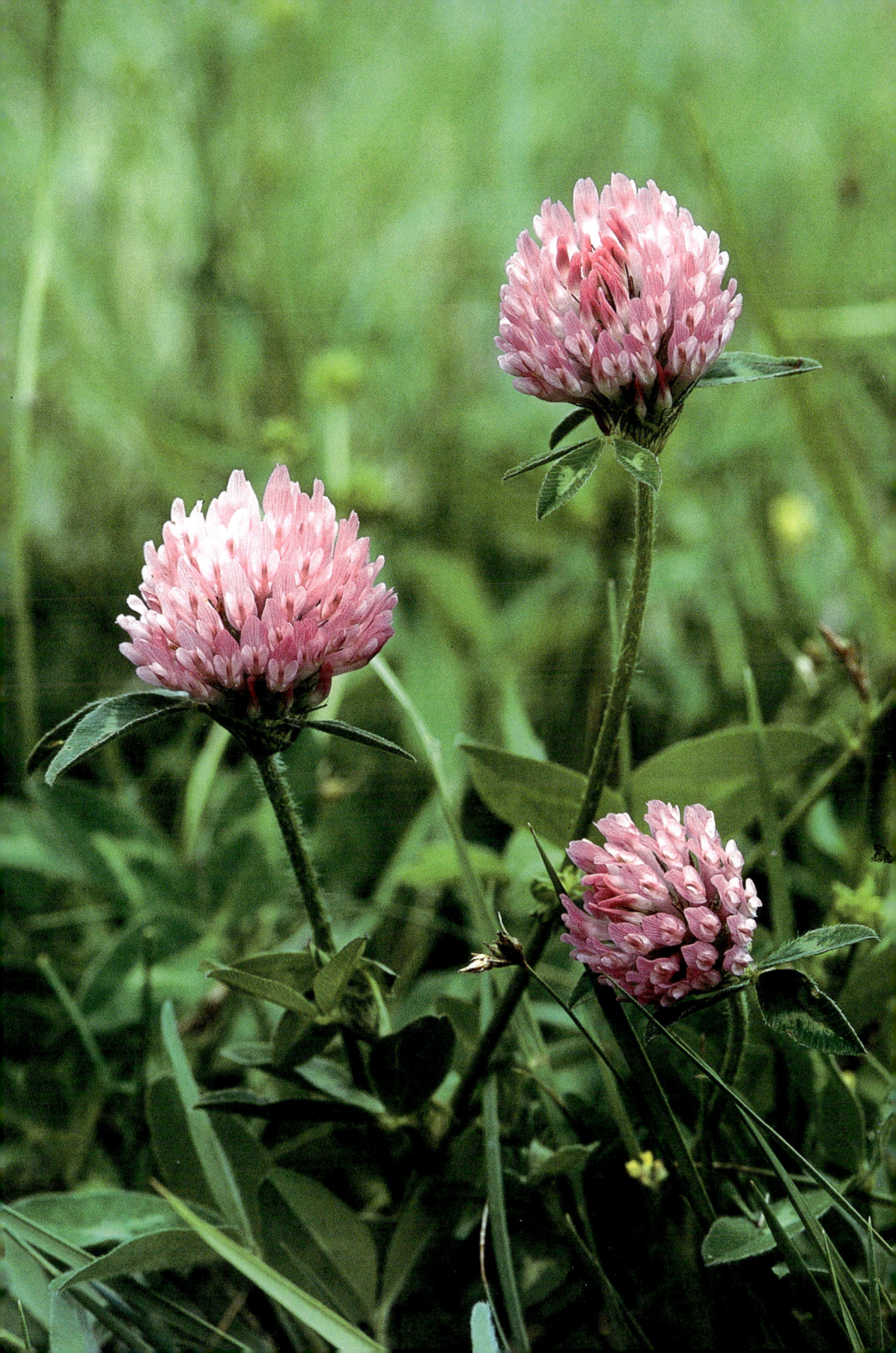

**Überblick:
Die Hormoner-
satzbehandlung*
im Vergleich
zum Leben ohne
Hormonersatz**

Fragen für die Indikation

- Welche Wechseljahresbeschwerden hat die Frau? Wie stark leidet sie darunter? Hat sie alternative Mittel erfolglos ausprobiert?
- Gibt es in der Familie ein vermehrtes Vorkommen von Brustkrebs, Thrombose, Arteriosklerose, Morbus Alzheimer, Depression, Bluthochdruck oder Osteoporose?

Mögliche Ziele der Hormonersatzbehandlung

1. Wechseljahresbeschwerden lindern
2. Schutz vor späteren Organschäden einschließlich Anti-Aging

Vorteile

zu 1. Wechseljahresbeschwerden:

- Hormonkombination verhindert Hitzewallungen, Nachtschweiß, trockene Vaginalschleimhaut.
- Zystenentwicklungen an Brust und Eierstöcken können verschwinden.
- keine Menstruation, Unterdrückung von starken und schmerzhaften Blutungen
- keine Beschwerden im Zusammenhang mit der Menstruation (zum Beispiel kein prämenstruelles Syndrom und keine Blutarmut)
- keine unnötigen Östrogengaben in der ersten Phase der Wechseljahre
- Eine Langzeittherapie ist unter ärztlicher Begleitung möglich, wenn die Dosis über die Jahre angepasst wird.

zu 2. spätere Organschäden:

- wirksame Vorbeugung: Bluthochdruck, Herzinfarkt und Schlaganfall
- Risiko verringern: Osteoporose, Oberschenkelhalsbruch, Eierstockkrebs und Dickdarmkrebs
- kann Alzheimer Krankheit vorbeugen

Nachteile und Risiken

zu 1. Wechseljahresbeschwerden:

- Zwischenblutungen möglich

zu 2. spätere Organschäden:

- Problematisch sind Hormongaben bei familiärem Risiko von Brustkrebs und Thrombose.
- **Osteoporose:** Östrogene schützen nicht bei bereits ausgeprägtem Knochenschwund.
- **Brustkrebs:** Noch in der Diskussion: Erhöht sich das Brustkrebsrisiko wirklich? Eine Hormonersatzbehandlung bei Frauen mit bereits behandeltem Brustkrebs ist möglich, aber nur in Zusammenarbeit mit einem erfahrenen Experten.
- **Thrombose:** Frauen mit einer Genvariante im Faktor II oder V haben ein höheres Herzinfarktrisiko.

*individuell angepasst, so niedrig dosiert wie möglich und so hoch wie nötig, kontinuierliche Einnahme, Behandlung rechtzeitig begonnen, gut verträglich und wirksam

194

Strenge Maßstäbe für klinische Studien

Über die Wirkung von Hormonersatzbehandlungen gibt es etliche Untersuchungen, die jedoch nicht alle wissenschaftlich korrekt angelegt und durchgeführt wurden. Legt man strengste Maßstäbe an, kommen nur randomisierte doppelblinde klinische Studien in Frage, um nachzuweisen, dass die versprochenen Wirkungen auch tatsächlich eintreten. »Doppelblind« bedeutet, dass weder der behandelnde Arzt noch die Patienten wissen, wer das zu testende Medikament und wer das Scheinmedikament erhält.

Mittlerweile wurde auf diese Art bewiesen, dass eine Kombination aus Östrogen und Gestagenen tatsächlich positiv wirkt bei:

- Hitzewallungen und Nachtschweiß
- trockener Vaginalschleimhaut

Auch bezogen auf andere Wirkungen gibt es Studien, deren Ergebnisse aber zum Teil kontrovers diskutiert werden.

Quellen genau lesen

Was halten Sie von den Berichten, in denen es um die Hormonersatzbehandlung in den Wechseljahren geht?

Professor Hesch: Wenn man in der Zeitung liest, dass »neueste Studien« belegen, eine Hormonersatzbehandlung sei nicht nützlich für die Frau, sollte man genau hinschauen, wie seriös die Quelle ist. Für den Laien ist es aber nicht einfach zu beurteilen, wie aussagekräftig eine Studie tatsächlich ist.

Wichtig zu wissen ist, ob es sich um eine randomisierte klinische Studie oder um eine Anwendungsbeobachtung handelt – letztere hat weniger Beweiskraft. Aber auch bei klinischen Studien muss man genau aufpassen: Wie viele Personen in welchem Alter haben wie lange teilgenommen? Wurden die Teilnehmer tatsächlich repräsentativ ausgewählt? Welche Therapie wurde welchem Placebo gegenübergestellt? Welches Ziel hatte die Studie? Welche Erfolge gab es im Vergleich zur unbehandelten Vergleichsgruppe? Welche Nebenwirkungen traten wie häufig auf? Werden absolute Zahlen angegeben, damit man die Ergebnisse besser vergleichen kann?

Wer es ganz genau wissen will, sollte sich mit dem Zeitungsausschnitt an seinen Arz wenden und nachfragen. Mitunter ist es ratsam, auch noch mit weiteren Experten zu sprechen.

Osteoporose

Tipp
Lassen Sie Ihre
Knochendichte bei
einem Orthopäden
untersuchen. Um einer
Osteoporose vorzu-
beugen, können Sie
täglich 1000 Milligramm
Kalzium und 500 Ein-
heiten Vitamin D ein-
nehmen. Um die
Muskeln aufzubauen,
sollten Sie regelmäßig
Sport treiben.

Die meisten Experten sind sich einig, dass eine Östrogenbehandlung während der Wechseljahre vor Osteoporose schützt. Auch das Risiko eines Oberschenkelhalsbruchs wird durch Hormongaben deutlich verringert. Ein bereits ausgeprägter Knochenschwund lässt sich mit Hormonen jedoch nicht erfolgreich behandeln.

Einige Experten geben zu bedenken, dass der vorbeugende Effekt der Hormone nur so lange anhält, wie die Medikamente eingenommen werden. Denn nach dem Absetzen der Hormone dauert es nur wenige Jahre, bis die Situation für die Knochen wieder so ist, als wenn die Frauen gar keine Hormone genommen hätten. Frauen, die sich vor Osteoporose dauerhaft schützen wollen, können die Medikamente kontinuierlich einnehmen – vorausgesetzt, dass sie die individuell eingestellte Hormonersatzbehandlung gut vertragen.

Können Hormone Brustkrebs auslösen?

In der aktuellen Diskussion zum Thema Hormonersatzbehandlung kommt immer wieder die Frage auf, ob Hormone Brustkrebs auslösen können – wie sehen Sie das?

Professor Hesch: Molekularbiologische und zellbiologische Forschungen haben ergeben, dass Hormone tatsächlich Krebsauslöser sein können. Der Grund: Die vom Eierstock ausgeschütteten Östrogene regen die Brustzellen dazu an, sich zu teilen – je mehr Östrogen vorhanden ist, desto mehr Zellen teilen sich. Durch den Teilungsprozess können jedoch Fehler in der Erbmasse auftreten, so genannte erworbene Mutationen. Normalerweise kann der Körper solche Fehler reparieren. Wenn es dazu schon zu spät sein sollte, kann die Zelle dafür sorgen, dass die geschädigten Zellen absterben und sich auflösen – diesen Prozess nennt man Apoptose. Normalerweise funktionieren diese beiden Vorgänge im Körper hervorragend. Wenn jedoch von außen Östrogen zugeführt wird, beginnen mehr Zellen im Brustgewebe mit der Teilung. Und je mehr Zellen wachsen, desto häufiger passieren Fehler. Wenn eine geschädigte Zelle dann nicht repariert oder abgeräumt wird, kann sich daraus eine Tumorzelle entwickeln. Damit ist also klar, dass jahrelang überhöhte Östrogenkonzentrationen zu vermehrtem Brustkrebs führen können – insbesondere dann, wenn es zusätzlich ererbte Krebsrisikofaktoren in den Zellen gibt (genomische Mutationen).

Frauen, die sehr früh ihre erste Menstruation und sehr spät in die Menopause kommen, haben ein erhöhtes Brustkrebsrisiko. Wie ist das zu erklären?

Professor Hesch: In jedem Menstruationszyklus werden die Brustzellen durch Östrogen angeregt, sich zu teilen. Das danach ausgeschüttete Gestagen kann diese Stimulation noch verstärken – und die Fehlerraten können sich häufen. Es ist mittlerweile gut belegt, dass das Brustkrebsrisiko mit der Anzahl der im Leben durchgemachten Menstruationszyklen ansteigt. Ein höheres Brustkrebsrisiko haben Frauen, die eine zyklusabhängige Mastopathie haben – vor allem wenn die Brustschwellungen von der Pubertät bis zu den Wechseljahren aufgetreten sind und nicht ausreichend behandelt wurden.

Warum empfehlen Sie, mit der Hormonbehandlung früh zu beginnen?

Professor Hesch: Es gibt bis jetzt keinerlei Nachweise, dass eine individuell angepasste niedrig dosierte kontinuierliche Hormonsubstitution das Brustkrebsrisiko steigern könnte. In der Zwischenzeit wurden jedoch genügend Studien veröffentlicht, die zeigen, dass eine Hormonersatzbehandlung – wenn sie spät begonnen wird, zu hoch dosiert ist und zu lange durchgeführt wird – das Brustkrebsrisiko geringfügig steigern kann. Jeder verantwortungsvolle Arzt wird diese Situation mit der Frau besprechen, um einerseits die gegenwärtige wissenschaftliche Problematik zu diskutieren und andererseits ungerechtfertigte Ängste zu beseitigen.

Was raten Sie einer Frau, die bereits an Brustkrebs erkrankt ist?

Professor Hesch: Wenn die Frau extreme Wechseljahresbeschwerden hat, kann sie unter Umständen eine speziell auf ihre Bedürfnisse abgestimmte Hormonersatzbehandlung beginnen – ob sie damit ein weiteres Risiko eingehen will, muss sie selbst beurteilen.

Mammographie – ja oder nein?

Durch eine Hormonersatzbehandlung wird das Drüsengewebe der Brust dichter. Mediziner gingen bislang davon aus, dass sich Tumoren dahinter besser »verstecken« können und bei einer Mammographie deshalb leichter übersehen werden. Dem widerspricht eine neue Studie, die Rodney F. Pommier von der Universität von Oregon in Portland in der Fachzeitschrift »The Archive of Surgery« (2002) veröffentlichte. An der retrospektiven Studie hatten 300 Brustkrebspatientinnen teilgenommen – die eine Hälfte hatte zuvor eine Hormonersatzbehandlung gemacht, die andere nicht. Die Studie ergab, dass

Auf der Homepage www.hommage.de erfahren Sie Genaueres zu Studien über Herz-Kreislauf-Erkrankungen (National Health and Nutrition Examination Survey, Nurses Health Study, HERS-II-Studie). Dort finden Sie auch weitere Informationen zu den Themen Osteoporose und Brustkrebs.

In Deutschland erkranken pro Jahr etwa 50 000 Frauen an Brustkrebs. Das durchschnittliche Alter bei der Diagnose ist 63 Jahre, das Risiko steigt im Alter weiter an. Täglich sterben 53 Frauen an Brustkrebs – mit durchschnittlich 34 Gestorbenen je 100 000 Bundesbürgerinnen ist Brustkrebs seit Jahren die häufigste Krebstodesursache bei Frauen.

der Brustkrebs bei den behandelten Frauen häufiger durch eine Mammographie entdeckt wurde als bei den Frauen, die keine Hormone genommen hatten. Erforscht wird gerade, ob die neu entwickelte digitale Mammographie Vorteile gegenüber der konventionellen Methode hat.

Wichtig: Frauen sollten ihre Brust regelmäßig selbst untersuchen – am besten einmal pro Monat (siehe Seite 150f.). Zusätzlich sollte der Frauenarzt die Brust zweimal im Jahr abtasten. Wenn der Tastbefund nicht eindeutig ist, bietet es sich an, zusätzlich eine Ultraschall-Untersuchung machen zu lassen (sieheSeite 152).

Wie hilfreich ist die Screening-Mammographie?

Seit einigen Jahren wird über die Vor- und Nachteile der Mammographie diskutiert. Gute Erfahrungen machte man im österreichischen Bundesland Vorarlberg mit dem flächendeckenden Screening-Mammographie-Programm: Seit 15 Jahren können gesunde Frauen ab 40 alle zwei Jahre ihre Brust röntgen lassen. Voraussetzung ist, dass sie bei der jährlichen Vorsorgeuntersuchung *keinen* auffälligen Befund hatten. Das Auftreten von Brustkrebs kann man zwar durch das regelmäßige Abtasten der Brust, ärztliche Untersuchungen und Mammographien nicht verhindern. Mit einem regelmäßigen Screening kann der Arzt die entarteten Zellen jedoch in einem früheren Stadium entdecken – und das verbessert die Heilungschancen deutlich. Wir sprachen mit Dr. Hans Concin, Gynäkologe am Landeskrankenhaus Bregenz über die Screening-Mammographie.

Welche Ergebnisse haben Sie in Vorarlberg erzielt?

Dr. Hans Concin: Es handelt sich nicht um eine randomisierte Studie. In Vorarlberg leben rund 41 000 Frauen im Alter zwischen 40 und 74 Jahren, untersucht

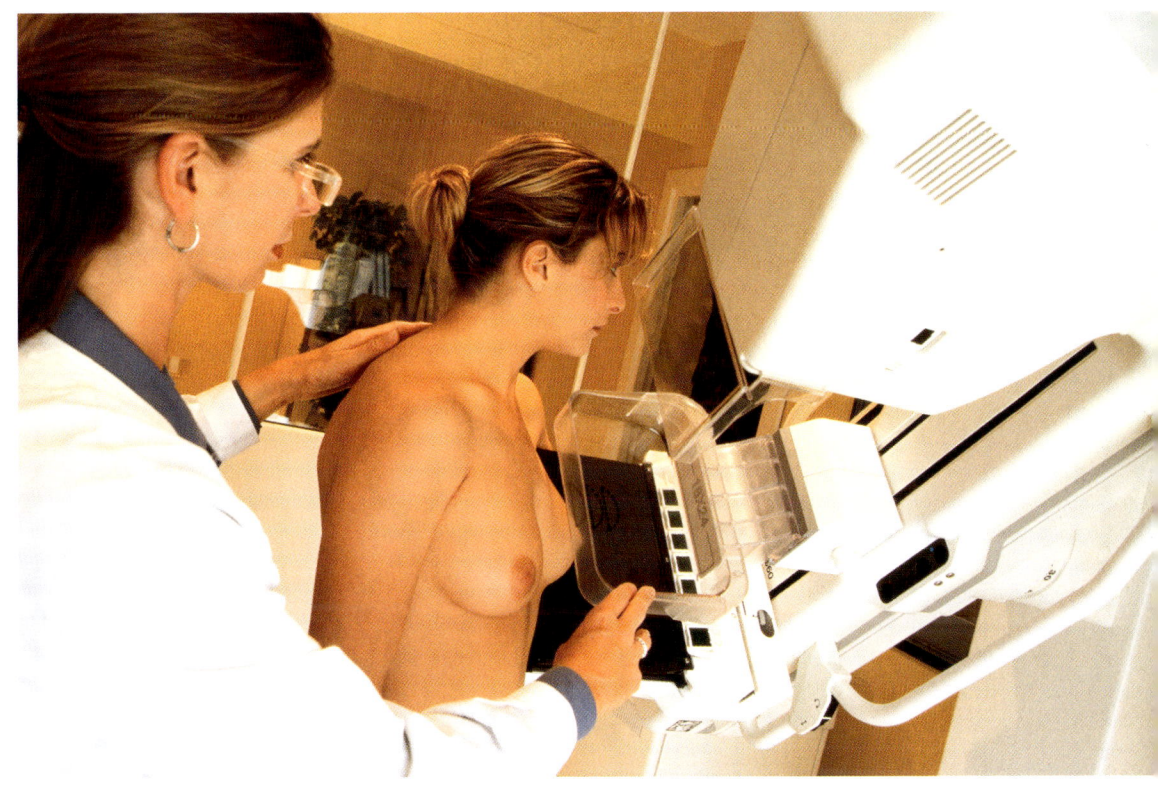

Frau bei der Mammographie

wurden 28 700 Frauen – die Ergebnisse zeigen einen deutlichen Trend: Die ärztliche Untersuchung von knapp 13 000 gesunden Frauen führte zu einer Reduktion der Sterblichkeit nach Brustkrebs von 25 Prozent, es konnte also eine von vier Frauen »gerettet« werden. Knapp 16 000 gesunde Frauen mit einem unauffälligen Brustbefund entschlossen sich zu einer zusätzlichen Screening-Mammographie – die Sterberate erniedrigte sich so um 56 Prozent, es wurde also jede zweite Frau »gerettet«.

Eine Publikation der höchst angesehenen dänischen Cochrain-Gruppe zweifelte im Oktober 2001 den Nutzen der Screening-Mammographie stark an. Welche Meinung vertreten Sie?

Dr. Hans Concin: Wir sind sehr dankbar, dass daraufhin noch einmal alle Studien kritisch analysiert wurden. Im März 2002 kamen dann 23 führende Wissenschaftlerinnen und Wissenschaftler in Lyon zusammen, um sehr kritisch über das Brustkrebs-Screening zu diskutieren. Die von der Weltgesundheitsorganisation (WHO) eingesetzte International Agency for Research on Cancer (IARC) veröffentlichte kürzlich die Ergebnisse. Demnach eignet sich die Screening-Mammographie bei Frauen im Alter zwischen 50 und 69 Jahren, um das Sterberisiko durch Brustkrebs zu senken. Bei Frauen zwischen 40 und 49 Jahren ist das Ergebnis weniger deutlich. Keinen Effekt hat das Screening bei Frauen unter 40 oder über 69 Jahren, es kann sogar unter Umständen schaden – zum Beispiel durch falsch-positive Ergebnisse. In den meisten Studien wurde das Brustkrebs-Screening alle zwei Jahre durchgeführt. Es gibt jedoch Hinweise, dass eine jährliche Mammographie im Alter von 50 bis 69 Jahren die Sterblichkeit um weitere fünf Prozent reduzieren kann.

Welche Nachteile hat die Screening-Mammographie?

Dr. Hans Concin: Bei einer Mammographie wird mit Röntgenstrahlen gearbeitet. Wenn Frauen zwischen 50 und 69 alle zwei Jahre zur Mammographie gehen, kann man die Strahlenbelastung aus heutiger Sicht als minimal und praktisch risikofrei bewerten. Für jüngere Frauen sind die Strahlen schädlich, weil die Brustdrüse strahlenempfindlicher ist und sich die potentiell schädlichen Röntgenstrahlen über die Jahre summieren. Außerdem ist das Screening bei jüngeren Frauen nicht so treffsicher, weil deren Brustgewebe dichter ist und die Röntgenstrahlen dann nicht so gut hindurch kommen. Ältere Frauen haben eine transparentere Brust, die weniger strahlensensibel ist.

Wie treffsicher ist die Screening-Mammographie?

Dr. Hans Concin: Beim ersten Screening werden 10 bis 20 Prozent aller Krebserkrankungen übersehen. Durch die vermeintlich unauffällige Mammographie wiegt man sich oft in Sicherheit und reagiert verzögert bei auffälligen Veränderungen der Brust. Mit jeder weiteren Mammographie verbessert sich das Ergebnis jedoch. Sehr wichtig ist deshalb, mit den Bildern aus früheren Untersuchungen vergleichen zu können.

Abhängig vom Qualitätsstandard der Geräte und der Ausbildung des Personals ist das Screening-Programm mehr oder weniger treffsicher. Die niedrigste Recallrate mit zwei Prozent hat Finnland, zusätzliche Untersuchungen sind also kaum notwendig. Bei uns in Vorarlberg sind es fünf Prozent, in den USA 20 Prozent. Für Deutschlands gibt es leider keine Angaben. Wenn sich nur ein unklarer oder falsch-positiver Befund ergibt, löst das bei den Frauen oft Ängste aus. Ein solches Ergebnis muss durch weitere, teilweise belastende

Untersuchungen abgeklärt werden. In 50 bis 90 Prozent der Fälle stellen sich die Brustveränderungen jedoch als harmlos heraus.

Handelt es sich bei den positiven Befunden tatsächlich um Krebs oder entdeckt man auch andere Gewebeveränderungen?

Dr. Hans Concin: Das ist ein anderes Problem der Screening-Mammographie: Bei jeder fünften dabei diagnostizierten Brustkrebserkrankung handelt es sich um ein »Carcinoma in situ«. Dieser Krebs kann sich erst in 30 Jahren oder bald zu einem invasiven Krebs entwickeln, er kann aber auch über Jahrzehnte unverändert bleiben. Da wir nach wie vor nicht wissen, wie diese Krankheit im Einzelfall verläuft, gibt es auch keine für alle Frauen optimale Behandlung.

Was empfehlen Sie Frauen ab 50?

Dr. Hans Concin: Frauen zwischen dem 50. und 69. Lebensjahr rate ich, alle zwei Jahre eine Screening-Mammographie machen zu lassen. Frauen unter einer Hormonbehandlung sollten vor der Mammographie eine Pause von 14 Tagen einlegen, weil Hormone die Brust verdichten und die Röntgenstrahlen dann nicht so gut hindurchkommen. Frauen ab 70 können auf Wunsch die Screening-Mammographie machen lassen. Bei steigender Lebenserwartung kann es durchaus sein, dass sich die wissenschaftliche Sicht, dass das Röntgen der Brust ab 70 keinen Nutzen hat, ändert.

Was raten Sie den jüngeren Frauen?

Dr. Hans Concin: Das eigentliche Problem ist die Altersgruppe zwischen 40 und 49, da muss sich jede Frau selbst entscheiden, was sie für sinnvoll hält. Der Hintergrund: Das durchschnittliche Risiko einer 40-Jährigen, in den nächsten zehn Jahren an Brustkrebs zu erkranken, liegt bei 1,5 Prozent. Das Risiko, dass sie in den nächsten zehn Jahren an Brustkrebs sterben wird, beträgt 0,3 Prozent. Zum Vergleich: Das Risiko, in diesen folgenden zehn Jahren an einer anderen Krankheit zu sterben, beträgt 2,1 Prozent.

Vor dem 40. Lebensjahr sollte grundsätzlich keine Screening-Mammographie durchgeführt werden. Ausnahmen sind Frauen mit einem Brustkrebs-Gen. Bei Frauen, die vor dem 40. Lebensjahr einen auffälligen Befund haben, sollten selbstverständlich alle Diagnosemöglichkeiten angewandt werden.

Übrigens: In Deutschland gibt es drei Modellversuche für die Screening-Mammographie – und zwar in Bremen, Wiesbaden und im Weser-Emsland (siehe www.mammographie-screening.org). In Österreich wird die Screening-Mammographie in Vorarlberg und in Wien angeboten.

»Keinen Effekt hat das Screening bei Frauen unter 40 oder über 69 Jahren, es kann sogar unter Umständen schaden – zum Beispiel durch falsch-positive Ergebnisse.«
Hans Concin

Erhöhen Hormongaben das Thromboserisiko?

Als vor einigen Jahren neue Verhütungstabletten mit Desogestrel getestet wurden, zeigte sich, dass die Hormongaben das arterielle und venöse Thromboserisiko steigern können. Wenn es in der Familie eine Neigung zur Thrombose gibt, ist ein Gentest sinnvoll – bei positivem Ergebnis sollte die Frau keine Hormone nehmen, im anderen Fall ist das Risiko extrem gering.

Eine Studie mit Frauen in der Postmenopause ergab: Bei Frauen mit Bluthochdruck und einer Faktor-II-Genvariante erhöhte sich das Herzinfarktrisiko, bei Frauen mit normalem Blutdruck und Faktor-V-Mutation scheint dies nicht der Fall zu sein.

Bei einer positiven erblichen Belastung entweder auf einem oder beiden Genarmen und bei einer positiven Kombination auf beiden Genen wird man eine Hormonverordnung sorgfältig abwägen und meistens abraten, diese durchzuführen. Im letzteren Fall muss sogar eine lebenslange Blutverdünnung (Antikoagulation) erwogen werden.

Designerhormone

Die Pharmaindustrie entwickelt Designerhormone, die in einem einzigen Molekül eine Kombination aus Östrogenen, Gestagenen bzw. Androgenen enthalten. Langzeitstudien fehlen bislang jedoch.

Die Natur hat Millionen von Jahren gebraucht, um die »natürlichen« Hormone zu entwickeln. Seit 50 Jahren ist es nun möglich, Östrogene, Gestagene und Androgene im Labor herzustellen – doch die richtige Dosierung für die Hormonersatzbehandlung herauszufinden ist eine recht schwierige Kunst, die der Arzt erst nach jahrelanger Erfahrung beherrscht. Um eine Alternative anzubieten, bemüht sich die Pharmaindustrie seit Jahren, Designerhormone auf den Markt zu bringen, die alle Eigenschaften in einem einzigen Molekül vereinen. Zu bedenken ist dabei jedoch, dass es bislang kaum Erfahrungen mit diesen Designerhormonen gibt – hinzu kommt, dass wir keine »designten« Menschen sind.

Seit mehr als fünf Jahren ist das synthetisch hergestellte Hormonmolekül Tibolon auf dem Markt, das wie konventionelles Östrogen in der Lage ist, die Knochenmasse zu erhalten. Es gibt aber keine Daten darüber, ob es Knochenbrüche verhindern kann. Auch über einen möglichen Einfluss auf die Gefäße und das Eintreten eines Schlaganfalls gibt es bislang keine verlässlichen Daten. Auch die Frage, ob es sich bei einer Langzeitanwendung – vor allem in Bezug auf das Brustkrebsrisiko – bewährt, ist noch nicht beantwortet. Alles in allem ist es deshalb erstaunlich, dass das Medikament schon so lange zur Hormonersatzbehandlung zugelassen ist.

Was gibt es Neues in der Zukunft?

Wie lassen sich Veränderungen im Erbgut besser diagnostizieren?

Professor Hesch: Bislang wissen wir noch sehr wenig über die Erbeigenschaften der Frau und darüber, wie sich die Hormonveränderungen im Laufe der Jahre auf ihr Wohlbefinden auswirken. Doch wenn wir das nicht wissen, gibt es auch über die Wirkung der individuellen Hormonersatzbehandlung nur Spekulationen. Schon in naher Zukunft wird es revolutionäre Verfahren geben, um das Erbgut jeder einzelnen Person feiner zu analysieren. Mittlerweile ist es schon möglich, durch eine einzelne gezielte Untersuchung an einer jeweils bestimmten verdächtigen Stelle im Erbgut nach einem Fehler, einer Mutation, zu suchen und so einen Risikofaktor für eine bestimmte Erkrankung ausfindig zu machen. Mithilfe der Gendiagnostik wird das in Zukunft noch viel einfacher gehen: Mit einer einzigen Untersuchung wird man mit einem speziellen Chip zahlreiche Veränderungen in unserem Erbmaterial und ein mögliches Krankheitsrisiko erkennen können (siehe Anti-Aging, Seite 223).

Können Sie einige Beispiele nennen?

Professor Hesch: In Zukunft wird man mit einem einzigen Gen-Chip genetische Veränderungen diagnostizieren können, die zu Osteoporose, Morbus Alzheimer, Bluthochdruck, Diabetes oder Fettstoffwechselstörungen führen. Es wird auch möglich sein zu untersuchen, ob es durch die Hormongaben zu einem erhöhten Thromboserisiko oder einem gesteigerten und ungünstigen Östrogenstoffwechsel kommen kann. Auch das genetische Brustkrebsrisiko kann beurteilt werden.

Wie ist der Forschungsstand in der Gendiagnostik zurzeit?

Professor Hesch: Wir befinden uns erst am Anfang, denn es bestehen noch erhebliche Unsicherheiten über die Wertigkeit der einzelnen Befunde. Aber es ist überhaupt keine Frage, dass die Zukunft in der Genanalytik liegt. Je besser wir wissen, wer wir sind, desto besser können wir mit diesem Erbmaterial umgehen. Das betrifft unsere Umwelt, unsere Erziehung, unsere Ernährung, unsere Stressbelastung, aber auch und besonders unseren Umgang mit Medikamenten und Hormonen.

8 Altern und Anti-Aging

Das Älterwerden bringt Veränderungen mit sich. Viele Frauen kommen damit gut zurecht, sie sind aktiv und halten sich körperlich und geistig fit. Fundiertes Wissen über den Alterungsvorgang liefert die Anti-Aging-Medizin – eine noch recht junge Fachrichtung, die sich mit den Möglichkeiten beschäftigt, gesund alt zu werden. Geforscht wird derzeit, wie man Alterskrankheiten besser erkennen und frühzeitig behandeln kann. In Zukunft wird man verschiedene Genveränderungen mit Hilfe eines speziellen Chips diagnostizieren können.

»Wir sind nicht Sklaven unserer Gene«

Professor Dr. Dr. Konrad Beyreuther arbeitet an der Universität Heidelberg und wurde weltweit bekannt durch seine molekulargenetische Forschung zur Alzheimer Krankheit.

Herr Professor Beyreuther, welche Rolle spielen die Gene beim Alterungsprozess?

Professor Beyreuther: Altern ist derzeit nur schwer messbar. Was jedoch wissenschaftlich relativ einfach erfasst werden kann, ist die verlängerte Lebensspanne von Tieren, die von Natur aus nicht lange leben. Es wurden viele Tests mit Rundwürmern, Fruchtfliegen und Mäusen gemacht. Auf diese Weise gelang es, Gene zu identifizieren, die lebensverlängernd und lebensverkürzend wirken. Diese Alternsgene oder Gerontogene unterteilt man in drei große Gruppen: Alternsgene vom Typ 1 regulieren direkt den oxidativen Stress, Gene vom Typ 2 kontrollieren den Energieverbrauch, Gene vom Typ 3 sind so genannte »clock«-Gene oder Stress-Gene – sie kontrollieren zum Beispiel die Dauer der Zellteilung und der Embryonalentwicklung.

In das Anti-Aging investieren Interessenten und Anbieter viel Zeit und Geld, um den Traum vom langen gesunden und bei der Frau vom »schönen« Leben zu verwirklichen. Was ist wissenschaftlich wirklich gesichert?

Professor Beyreuther: Aus Studien mit eineiigen Zwillingen ist bekannt, das nur etwa ein Fünftel der Alternsvorgänge genetisch kontrolliert wird. Man muss also selbst viel dazu beitragen, wenn man gesund altern will. Die eigene Biographie und der persönliche Lebensstil sind viel bedeutender als die Gene. Aber mit dem Wissen über die Gerontogene sind wir in der Lage, entsprechend zu reagieren. Durch die Analyse des Alternsgens vom Typ 1 wissen wir, dass aggressive Sauerstoffmoleküle mit Antioxidanzien neutralisiert werden können. Vom Gentyp 2 lernen wir, dass wir den Energieverbrauch kontrollieren müssen. Bei allen bisher untersuchten Tierarten führte eine um 40 Prozent verminderte Nahrungszufuhr zu einer drastischen Verlängerung der Lebensspanne. Die Alternsgene vom Typ 3 zeigen, wie wichtig gutes Stressmanagement ist. Wir sind also wirklich nicht »Sklaven« unserer Gene.

Gehirn und Körper altern unterschiedlich. Kann man trotzdem einen gemeinsamen Mechanismus definieren?

Professor Beyreuther: Ich denke ja. Wenn wir das Gehirn mit den Muskeln vergleichen, wird deutlich, dass die Hauptursachen des Alterns oxidativer Stress und mangelnde Aktivität sind. Nerven- und Muskelzellen, die nicht

> »Wenn wir das Gehirn mit den Muskeln vergleichen, wird deutlich, dass die Hauptursachen des Alterns oxidativer Stress und mangelnde Aktivität sind.«
> *Konrad Beyreuther*

gebraucht werden, fordern keine Energie an, schrumpfen und sterben letztendlich ab. Die Lebensdevise sollte deshalb lauten: »Use it or loose it«, benutze Hirn und Muskeln oder verlier deren Fähigkeit. Überaktivität der Muskeln kann aber auch schädlich sein, denn je mehr Energie verbraucht wird, umso mehr freie Radikale können entstehen. Wenn der Mensch dann nicht genügend Antioxidanzien zu sich nimmt, kommt es zu Schäden in wichtigen Genen. Sie stellen ihre Aktivitäten ein, etliche Zellen sterben ab.

Wie kann man effektiv Alternskrankheiten vorbeugen?

Professor Beyreuther: Es gibt neue Befunde, dass Frauen mit einer Hormonersatzbehandlung nach den Wechseljahren der Alzheimer Krankheit vorbeugen können. Wenn die Krankheit bereits ausgebrochen ist, helfen Östrogene aber nicht mehr. Wer einen niedrigen Cholesterinspiegel hat und geistig rege bleibt, hat ebenfalls gute Chancen, den Beginn der Alzheimer Krankheit hinauszuzögern. Herz-Kreislauf-Erkrankungen und Diabetes vom Typ II (Altersdiabetes) lassen sich durch eine ausgewogene Ernährung und mindestens 30 Minuten Bewegung pro Tag vorbeugen. Sie sollten dann täglich 600 Gramm Obst und Gemüse essen, häufig Pflanzenöle und wenig Tierfette zu sich nehmen und den Zuckerkonsum einschränken. Erlaubt ist täglich ein 0,1-Liter-Glas Wein pro 20 Kilogramm Körpergewicht.

Es sagt sich immer so leicht, dass man sich gesund ernähren soll. Was heißt das eigentlich genau?

Professor Beyreuther: Leider sind unsere Kenntnisse über eine »gesunde Ernährung« noch rudimentär. Dies könnte sich bald ändern. Denn mittlerweile kann man mit Hilfe von Genchips bestimmen, wie Lebensmittel oder Lebensmittelinhaltsstoffe unsere Gerontogene und Risikogene für die »Topkiller« Herz-Kreislauf-Erkrankungen, Krebs, Diabetes und Alzheimer Krankheit beeinflussen. Doch da gibt es noch viel Forschungsbedarf. Wir brauchen dringend Lehrstühle für molekulare Humanernährung an den Universitäten.

Veränderungen fordern heraus

Einige Frauen haben keine Probleme damit, dass sie älter werden. Sie kokettieren sogar manchmal mit ihrem Alter, um den Jüngeren deutlich zu machen, dass sie sich gut gehalten haben. Glücklich kann sich schätzen, wer gute Gene geerbt hat, sich in jungen Jahren gesund ernährt hat und körperlich und geistig viel in Bewegung war. Doch auch dann sind irgendwann die ersten Falten und die ersten grauen Haare zu sehen, die Zipperlein mehren sich, es entstehen manchmal chronische Krankheiten, das Gedächtnis funktioniert nicht mehr so gut wie früher, die Lust auf Sex lässt häufig nach – all diese natürlichen Veränderungen lassen uns spüren, dass das Leben endlich ist, was eine gewisse Trauer, aber auch andere Reaktionen hervorrufen kann. Die einen geben endlich gesundheitsschädliche Gewohnheiten wie zum Beispiel das Rauchen auf, andere tun sich und ihrem Körper etwas Gutes, indem sie ihre Zeit zum Wandern, Schwimmen und Saunieren oder zum Fitness-Training nutzen. Und sie merken, wie gut es ihnen tut, wenn sie sich weiterentwickeln, etwas dazu lernen, am Leben der Jüngeren teilnehmen oder zusammen mit Gleichaltrigen und Älteren etwas unternehmen.

»Wer rastet, der rostet«, sagt man. Wer dem Alternsvorgang also ein Schnippchen schlagen will, sollte fit bleiben. Nutzen Sie die Zeit zum Spazierengehen oder Wandern, gehen Sie schwimmen oder in die Sauna und tun Sie regelmäßig etwas fürs Gehirnjogging.

In die jungen Frauen investieren

Nachdenklich stimmt, dass der Generationenvertrag immer weniger funktioniert, denn die Zahl der Berufstätigen, die in die Renten- und Sozialkasse einzahlen, geht zurück, während es immer mehr Menschen im Ruhestand gibt, deren Renten nicht mehr gesichert sind. Hinzu kommt, dass es für viele ältere Frauen recht anstrengend ist, dass der Staat immer mehr Verantwortung auf den Einzelnen abwälzt – denn sie sind es nicht gewöhnt, sich ständig in den Medien oder gar im Internet über Neuigkeiten zu informieren, um die Preise von Telefon- und Stromgebühren, Krankenkassenbeiträgen und sonstigen Leistungen zu vergleichen. Einige können das auch aus gesundheitlichen und finanziellen Gründen gar nicht leisten.

Die Informationsgesellschaft fordert zwar Individualisten heraus, Höchstleistungen zu bringen. Doch viele Menschen fühlen sich häufig gestresst und überfordert, denn die zunehmende Ellenbogenmentalität fördert nicht gerade den Gemeinschaftssinn. Viele ältere Frauen realisieren jetzt, dass ihre Altersversorgung so schlecht ist, dass sie kaum davon leben können. Frauen in den mittleren Jahren müssen sich schnell etwas einfallen lassen, damit sie im Alter genug Geld zum Leben haben. Denn auf die gesetzliche Altersvorsorge können sie nicht mehr bauen.

Beim Vergleich der Bevölkerungsstatistik von 1910 und von heute wird deutlich, dass sich die Pyramidenform zugunsten einer Form verändert hat, die für die Altersgruppe der 25- bis 55-Jährigen stark zugenommen hat, während es sehr viel weniger jüngere, aber viel mehr ältere Menschen gibt. Für 2050 prophezeien die Forscher eine große Bevölkerungsgruppe der über 60-Jährigen. Dann wird es auch besonders viele Menschen geben, die zwischen 80 und 85 sind. Ein Berufstätiger müsste in Zukunft so viel in die Sozial- und Rentenkassen einzahlen, dass er damit zwei alte Menschen versorgen kann – ein solches Modell kann aber nicht funktionieren. Die Politiker von heute sind also gefragt, andere Finanzierungsmodelle zu entwickeln.

Zu den finanziellen Problemen kommt hinzu, dass Jüngere und Ältere immer seltener zusammenleben und einander immer weniger verstehen. Solidarität mit den Senioren könnten junge Leute empfinden, wenn sie merken, dass man Hoffnung in sie setzt und ihre Talente fördert. Je mehr der Staat jedoch an der Bildung und Ausbildung von Jugendlichen spart, desto weniger Chancen haben sie, später mal etwas von dem, was sie gelernt oder verdient haben, an die Älteren zurückzugeben.

Vom medizinischen Standpunkt ist klar, dass ein gesundes Altern nur durch verbesserte Vorsorgemaßnahmen möglich ist. Da dem Gesundheitswesen jedoch für die Prävention weitgehend die Mittel fehlen, ist das Engagement jedes Einzelnen gefragt. Gesundheitspolitiker, Ärzte, Therapeuten und Medien können eine solche Entwicklung insofern fördern, indem sie mit den vorbeugenden Maßnahmen positive Werte verknüpfen wie Wohlbefinden, Genuss und Lebensglück. Ob sich solche Konzepte finanzieren lassen, hängt vor allem davon ab, ob eine verbesserte Prävention die Ausgaben im Gesundheitswesen senken kann – einzelne Modellprojekte zeigen jedoch, dass sich diese Hoffnung erfüllen wird.

Abbildung rechts:
Die italienische Schauspielerin Sophia Loren ist auch noch im Alter eine sehr schöne Frau. Sie hat sich einigen Schönheitsoperationen unterzogen, doch sicherlich hat auch ihr Erbmaterial dazu beigetragen, dass sie immer noch so gut aussieht.

Anti-Aging-Medizin

In der Medizin hat sich in den vergangenen zehn Jahren eine neue Fachrichtung entwickelt: das so genannte Anti-Aging. In dieser Disziplin erforschen Ärzte und Wissenschaftler die Prozesse des Alterns und entwickeln Methoden und Medikamente, damit die Menschen »gesund« älter werden können bzw. nicht an Alterskrankheiten leiden müssen.

Das neue Anti-Aging-Konzept setzt bei der wissenschaftlichen Erklärung der Prozesse ein, die zu einer Alterung von Zellen und Geweben führen. In diesem Sinne unterscheidet man das biographische Alter, also den Erlebnispro-

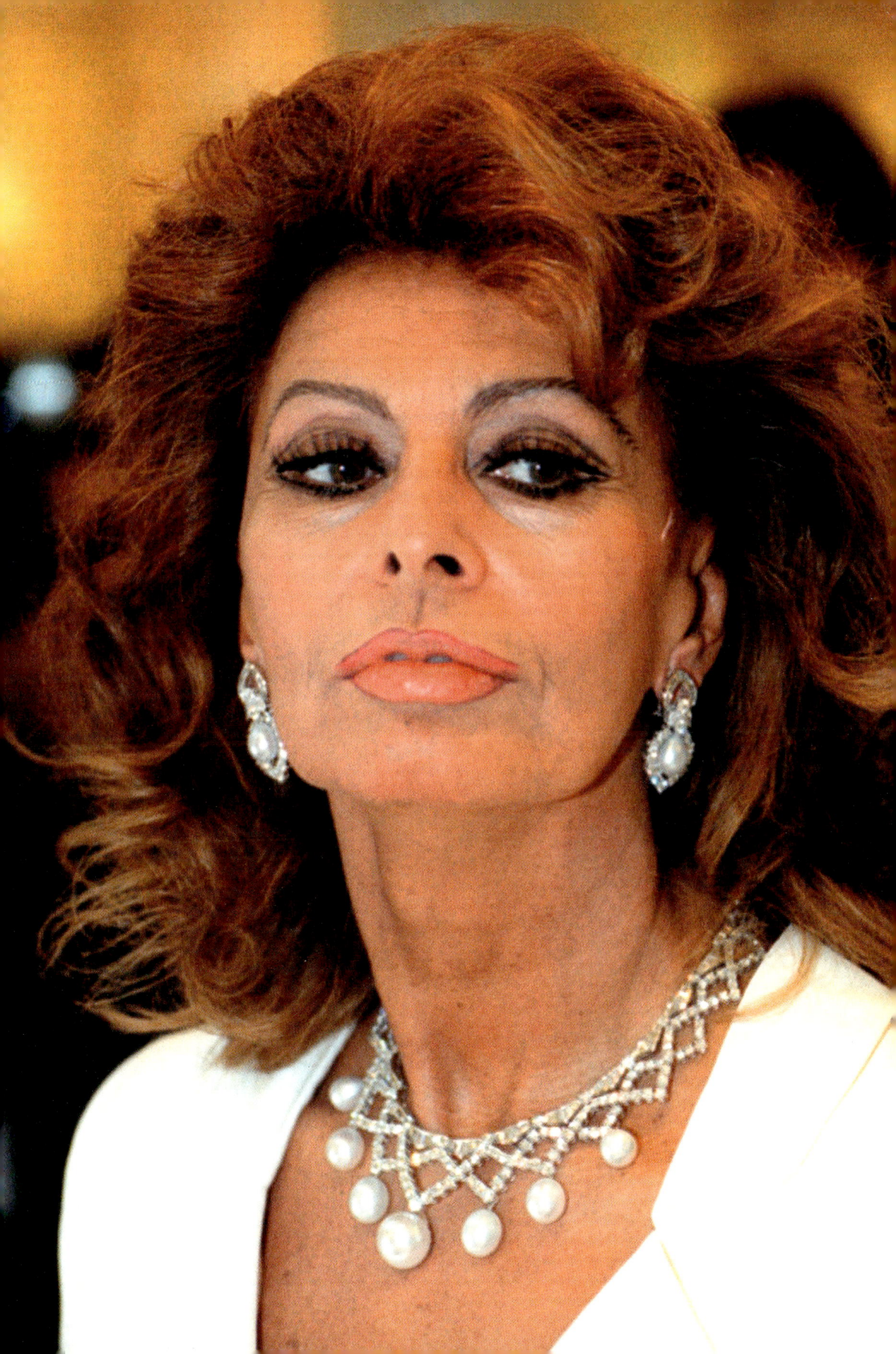

Life-Extension

Die Hälfte der heute geborenen Mädchen wird das Alter von 100 erreichen, die Hälfte der Jungen wird 95 – so die Prognosen von Professor James W. Vaupel vom Max-Planck-Institut für demographische Forschung in Rostock. Theoretisch könnten die Menschen in Zukunft auch 120 oder gar 140 Jahre alt werden. Das zumindest behaupten die Mediziner, die sich mit dem Fachgebiet »Life-Extension« beschäftigen, also der Möglichkeit, Leben zu verlängern.

Die Lebensjahre, die wir bislang hinzugewonnen haben, verdanken wir im Wesentlichen der modernen Zivilisation, der Erfindung einiger Medikamente und den Impfungen. Es ist durchaus denkbar, dass das menschliche Erbmaterial eine Lebensdauer von 120 Jahren möglich macht. Doch die mit dem heutigen Lebensstil einhergehenden Alterungsvorgänge beeinträchtigen die Lebensqualität vieler Menschen so stark, dass es vielleicht gar nicht wünschenswert sein sollte, so lange zu leben – jedenfalls nicht, wenn Arteriosklerose, Arthrose, Osteoporose, Krebs und Alzheimer Krankheit zu auszehrender Hinfälligkeit und Pflegebedürftigkeit führen.

zess des Älterwerdens, und das biologische Alter – beide Prozesse können nahezu übereinstimmen, aber auch weit auseinander klaffen: So gibt es Frauen, die noch recht jung aussehen, aber wenig Lebenslust verspüren und sich innerlich schon aufgegeben haben. Andere Frauen, denen das Leben tiefe Falten ins Gesicht geschrieben hat und die sich vielleicht auch nicht mehr so gut bewegen können, sind innerlich so jung geblieben, dass sie ein erfülltes und abwechslungsreiches Leben führen. Die meisten Frauen können sich bewusst selbst entscheiden, was sie aus ihrem Leben machen wollen. Bisweilen zwingt einem das Leben aber auch die eine oder andere Richtung gewissermaßen auf.

Und dennoch: Wer in jüngeren Jahren schon darauf achtet, mit sich und dem Körper besonnen umzugehen, wird im Alter davon profitieren können. Denn im Alter zieht der Körper Bilanz – und die fällt umso schlechter aus, je mehr man sich früher hat gehen lassen. Wenn sich dann die ersten Beschwerden bemerkbar machen, fällt es vielen schwer, die Gewohnheiten zu ändern.

Bis jetzt kann man niemanden verjüngen: Es gelingt nur, einen Menschen weniger alt aussehen zu lassen. Man kann jedoch Krankheiten, die mit dem Alterungsprozess einhergehen, hinausschieben und damit Invalidität und Pflegebedürftigkeit verkürzen.

Hautpflegemittel versprechen den Hautalterungsprozess aufzuhalten und – wo dies nicht hilft – lassen einige Frauen mit Faltenunterspritzung und ästhetischer Chirurgie nachhelfen. Doch meist sehen die Gesichter nicht jünger aus, sondern nur weniger alt, aber dafür zunehmend maskenhaft. Manchmal – wie bei Sophia Loren – gelingt das Anti-Aging aber auch, vielleicht weil ihr körpereigenes Reparatursystem den Prozess unterstützt (siehe Kapitel »Schönheit und Fitness«, Seite 230 ff.).

Ein Nebeneffekt der Anti-Aging-Maßnahmen ist es, dass die Menschen länger leben. Vor allem in den USA gibt es eine Fachrichtung, die sich ausschließlich damit beschäftigt, wie die Menschen es schaffen können, länger zu leben: Das Fachgebiet »Life Extension« (siehe Kasten Seite 210) basiert auf den großen Errungenschaften der Medizin wie Impfungen, Antibiotika, Insulin und Hygiene. Die Forscher versuchen nun weitere Methoden zu entwickeln – die heute angepriesenen Maßnahmen haben die Sterblichkeitsraten von Frauen und Männern jedoch noch nicht senken können.

Einige Wissenschaftler versuchen gar Methoden zu entwickeln, damit wir unsterblich werden. So lassen sich zum Beispiel in den USA Menschen einfrieren, um zu einem späteren Zeitpunkt, wenn das ewige Leben garantiert ist, wieder aufgetaut zu werden. Doch auch diese Anstrengungen sind bislang erfolglos. Denn wir haben noch kein wissenschaftliches Konzept, wie wir das Gehirn oder den Körper mehrere Jahrzehnte am Leben halten können, ohne dass es zur Abnutzung kommt.

> Anti-Aging-Medizin bedeutet in erster Linie, Methoden und Medikamente zu entwickeln, die Alterskrankheiten hinausschieben und den Menschen »gesundes« Altern ohne Invalidität und Pflegebedürftigkeit ermöglichen.

Warum lebt die Frau länger als der Mann?

Nach einer neuen biologischen Theorie sind Gene eigennützig (englisch: selfish) und während der Entwicklungsgeschichte nur darauf bedacht, sich gegen andere Gene durchzusetzen. Nach dieser Theorie soll die Frau möglichst lange leben, damit sie möglichst lange für die Aufzucht des Nachwuchses – auch über die zweite Generation hinweg – zur Verfügung steht. Der Mann dient in diesem Erklärungsmodell als Samenspender mit begrenzter Lebensdauer.

Fakt ist, dass Frauen und Männer heute länger als vor 100 Jahren leben, die mittlere Lebenserwartung ist fast doppelt so lang. Möglich war das weniger durch die eigennützigen Gene als durch die Zivilisation, die Seuchenhygiene,

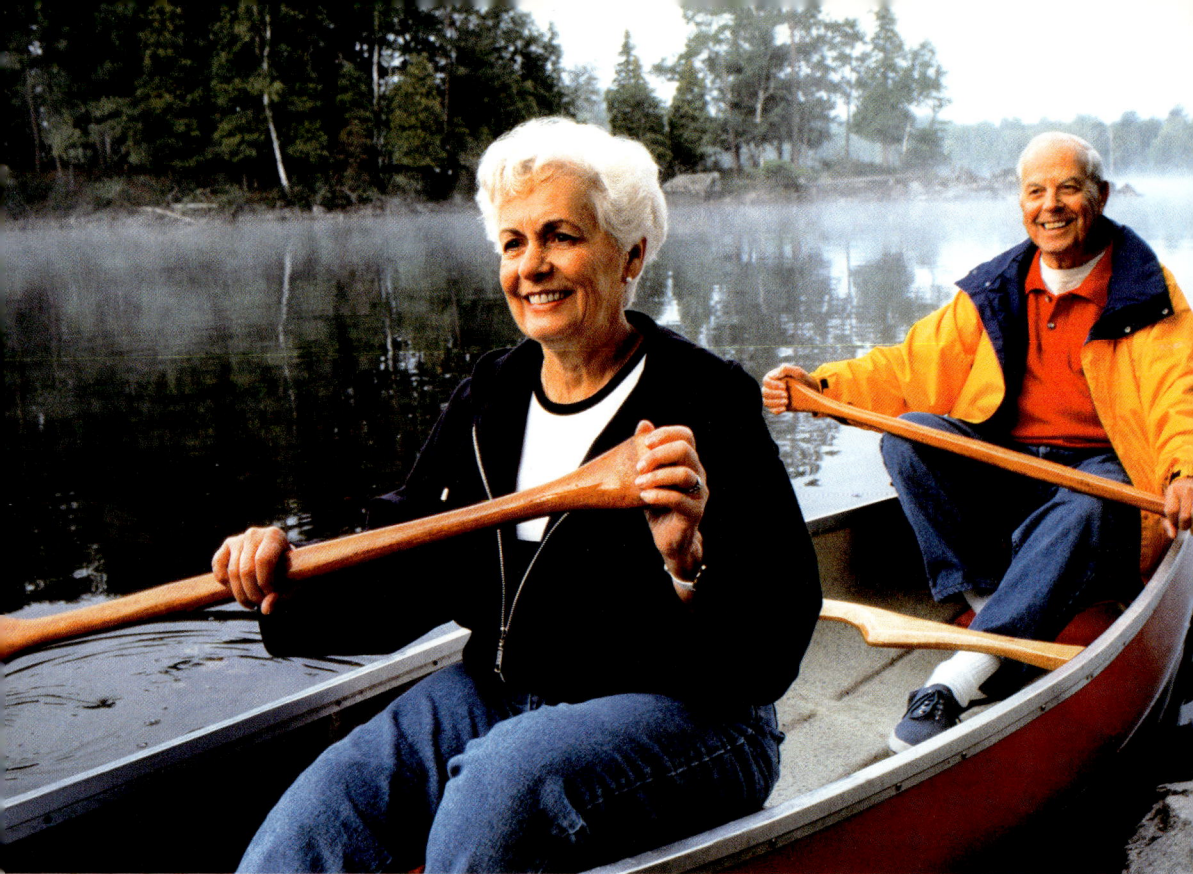

Frauen werden durch-
schnittlich sieben Jahre
älter als Männer. Die
Gründe: Fehler im Erbmaterial können besser ausge-
glichen werden, wenn zwei
X-Chromosomen wie bei
der Frau vorhanden sind.
Hinzu kommt, dass Frauen
oft gesundheitsbewusster
als Männer leben.

die Möglichkeit der Impfungen, die Entwicklung von Antibiotika und viele
andere Fortschritte in der Medizin. Und dennoch lebt die Frau im Schnitt
sechs bis zehn Jahre länger als der Mann – diese Asymmetrie gibt es in
verschiedenen Gesellschaften, Religionen und Kulturen, sie ist uralt und
begleitet die gesamte Entwicklung der Menschheit. Doch wie lässt sich das
erklären?

Eine Theorie besagt, dass solche alten, so genannten konservativen Phäno-
mene der Evolution meist genetisch bedingt sind. Und die Analyse des Erb-
materials verweist denn auch auf den wesentlichen Unterschied zwischen
Frau und Mann: Frauen haben zwei X-Chromosomen, was sich in Hinblick auf
das Lebensalter als Vorteil erweist, denn sie können mögliche Defekte auf
einem X-Chromosom besser kompensieren (siehe Seite 58). Frauen sind zwar
häufiger krank als Männer, sie haben auch ein vergleichsweise schlechteres
Immunsystem – langfristig werden sie aber mit ihren Krankheiten besser
fertig als Männer und erholen sich schneller.

Neben dieser genetisch »vorteilhaften Ausstattung« gibt es aber noch einen
zweiten Grund, der Frauen länger leben lässt: Sie sind von Natur aus weniger
aggressiv und können mit Stress viel besser umgehen – die Ursache dafür
lässt sich unter anderem im Erbmaterial finden, denn das Verhalten ist auch
genetisch geprägt.

Organische Ursachen für das vorzeitige Altern der Frau

Das Älterwerden ist begleitet von verschiedenen Veränderungen: Erste Fältchen und erste graue Haare sind zu sehen, die Sehkraft lässt nach, Zähne und Zahnfleisch müssen behandelt werden, die Oberschenkel sind nicht mehr so straff wie früher. Auch Rücken- und Gelenkschmerzen kündigen an, dass der Körper nicht mehr ganz so fit ist.

Mit zunehmendem Alter kann sich der Beckenboden senken, und es fällt dann schwer, die Harnblase zu kontrollieren. Die sexuelle Lust weicht der Weisheit, die Mutter wird zur Großmutter. Im höheren Alter können Krankheiten des Gefäßsystems und des Gehirns auftreten ebenso wie Arteriosklerose, Alzheimer-Erkrankung und Altersdemenz. Es gibt auch einige Tumoren, die erst im Alter auftreten.

Nikotin und Rauchen

Neueste Erhebungen zeigen, dass das Rauchen bei Frauen insgesamt deutlich zunimmt. Aus Schweden ist zum Beispiel bekannt, dass junge Mädchen mehr denn je rauchen. Jeder weiß, dass Rauchen verschiedene Erkrankungen nach sich zieht – auf jeder Packung steht es, und trotzdem sind die Mechanismen, die zu dieser Sucht führen, so mächtig, dass nur rabiate Aufklärung und tatkräftige Unterstützung helfen können. Zum Glück sprechen Frauen hierauf besser an als Männer.

Zigaretten mit dem Zusatz »Light« oder »Ultra« entwickeln beim Rauchen zwar weniger Nikotin und Kondensate. Doch viele Raucher brauchen dann zwei oder drei Light-Zigaretten, weil die Dosis sonst zu gering ist, um die Entzugserscheinungen verschwinden zu lassen.

Schädliche Bestandteile im Rauch

Die Schäden durch das Zigarettenrauchen kommen durch verschiedene Bestandteile im Rauch zustande:

- **Nikotin**, der Wirkstoff des Tabaks, ist im Grunde genommen ein Nervengift. In geringen Mengen wirkt es anregend, in höherer Konzentration – die aber beim Rauchen nicht erreicht wird – sogar tödlich. Warum Raucherinnen häufig frösteln, hängt mit der körperlichen Reaktion auf das Nikotin zusammen: Blutgefäße verengen sich so stark, dass die Durchblutung gedrosselt wird.
- **Kohlenmonoxid** ist ein farb- und geruchloses Atemgift, das an die roten Blutkörperchen andockt und so die Versorgung mit Sauerstoff beeinträchtigt.

Schluss mit Nikotin	Grundsätzlich gibt es zwei verschiedene Vorgehensweisen, um sich das Rauchen endgültig abzugewöhnen:
Sofort aufhören:	Viele Frauen hören von einem Tag auf den anderen mit dem Rauchen auf, einige nehmen eine Schwangerschaft zum willkommenen Anlass. Der Vorteil des abrupten Rauch-Stopps: Die Frauen können stolz auf sich sein, weil sie ein jahrelanges Verhalten aus eigener Kraft verändert haben und sich (und anderen) so beweisen können, dass sie nicht süchtig sind. Das Problem: Durch den plötzlichen Entzug kann es zu verstärkter innerer Unruhe, Schlaflosigkeit und Gewichtszunahme (»Schokolade statt Zigaretten«) kommen.
Schrittweise aufhören:	Die Entwöhnung kann auch über einen Zeitraum von vier bis sechs Wochen erfolgen. Dabei lässt die Raucherin jeden Tag eine Zigarette mehr weg. Wenn die Tagesdosis schließlich bei fünf Zigaretten liegt, kann die Frau sofort aufhören.

Zum Ausgleich bildet der Körper neue rote Blutkörperchen, die das Blut »dicker« machen. So kann es zu Blutgerinnseln, Schlaganfall und Raucherbein kommen.

- **Bei den Kondensaten** handelt es sich um chemische Verbindungen wie Aldehyde, Amine und Aromaten, die den »Teer« bilden. Sie reizen die Schleimhäute der Atemwege und zerstören die Flimmerhärchen, die eingeatmete Staupartikel wieder nach draußen befördern. So kommt es zum Raucherhusten, der Geruchs- und Geschmackssinn werden schlechter, eine chronische Bronchitis und Lungenkrebs können entstehen. Einige der Teerbestandteile können auch die Leber und die Nieren schädigen und als so genannte Mutagene Genschäden hervorrufen.
- **Freie Radikale** können die Zellen erheblich schädigen und sind daran beteiligt, dass Krebs entstehen kann.

Herzinfarkt

Pro Jahr bekommen etwa 130000 Frauen in Deutschland einen Herzinfarkt. Während Männer bereits nach 152 Minuten im Krankenhaus sind, dauert es bis zur Notfallbehandlung der Frauen im Schnitt mehr als 190 Minuten. Der Grund: Bei den Frauen werden die Herzinfarkt-Symptome häufig als klassische Angina missverstanden. Während sich bei Männern ein nahender Infarkt durch Brustschmerzen ankündigt, leiden Frauen eher unter Luftnot und Beklemmungen, auch schon bei leichter Anstrengung. Hinzu kommen Übelkeit und Oberbauchschmerzen. Obwohl Frauen heute häufiger als früher an einer koronaren Herzkrankheit leiden, trifft es sie vor der Menopause etwa fünfmal seltener als Männer. Nach der Menopause steigt die Infarkt-Häufigkeit bei Frauen steil an und erreicht nach 10 bis 15 Jahren das hohe Niveau der Männer.

Ein weiterer Unterschied: Durch Herzinfarkt sterben mehr Frauen als Männer, obgleich sich Diagnostik und Akutbehandlung in den vergangenen Jahren an den Therapiestandard für Männer angeglichen haben. Erklären lässt sich die erhöhte Sterblichkeitsrate wahrscheinlich dadurch, dass bei Frauen offenbar mehr Risikofaktoren (Rauchen, Bluthochdruck, Diabetes) vorliegen als bei Männern. Wichtig ist deshalb, dass sich vor allem Frauen der Risikogruppen gesund ernähren und regelmäßig Sport treiben und dass Ärzte und Rettungssanitäter lernen, die für Frauen typischen Infarkt-Symptome rechtzeitig zu erkennen.

Ein Herzinfarkt kann ausgelöst werden durch:

Verkalkung der Gefäße: Eine Arteriosklerose kann durch eine ungesunde Ernährung und zu wenig Bewegung entstehen. Möglicherweise kann sie auch durch eine Infektion mit Chlamydien hervorgerufen werden. Wenn eine genetisch bedingte Störung des Fettstoffwechsels vorliegt, wird ein bestimmter Anteil des im Blut zirkulierenden Cholesterins (HDL, high density lipids) gesenkt, während die Konzentration des anderen Anteils (LDL, low density lipids) erhöht wird. Eine Diät hilft in diesem Fall wenig, sinnvoll ist jedoch eine Behandlung mit so genannten Statinen. Der Cholesterinspiegel sollte sich dann unter 200 Milligramm pro Deziliter einpendeln. Eine vererbte Arteriosklerose kann auch durch eine erhöhte Produktion von Homocystein entstehen: Diese Aminosäure greift die Innenwand der Blutgefäße an, was zu einer vorzeitigen Verkalkung der Blutgefäße führen kann. Den Homocystein-Spiegel können Folsäure, Vitamin B_6 und B_{12} wirksam senken. Eine weitere genetische Ursache ist die vererbte Störung der Gefäßelastizität.

Verengung der Herzkrankgefäße: Eine vasospastische Koronarerkrankung wird meist durch Dauerstress ausgelöst. Die freigesetzten Stresshormone stoßen eine komplexe Kettenreaktion an, die schließlich dazu führt, dass sich die Koronargefäßmuskulatur krampfartig zusammenzieht. Wenn ein solcher Spasmus sehr heftig ist und längere Zeit andauert, wird das betroffene Herzmuskelgewebe nicht mehr ausreichend mit Sauerstoff versorgt – auf diese Weise kommen viele Herzinfarkte zustande. In der Folge entstehen Entzündungen, die den Blutgefäßen schaden und sie auf lange Sicht verstopfen können. Das beste Mittel zur Vorsorge ist regelmäßiger Ausdauersport: Empfohlen wird, dreimal pro Woche 40 Minuten langsam zu joggen, ohne das Herz-Kreislauf-System allzu sehr zu belasten.

Bluthochdruck

Eine Hypertonie hat häufig die gleichen Ursachen wie ein Herzinfarkt: Meist leiden Frauen mit Bluthochdruck unter Dauerstress, Übergewicht, Schlafmangel und seelischen Belastungen. Im Unterschied zu diesem essentiellen Hypertonus gibt es auch Formen des Bluthochdrucks, die sich auf Erkrankungen der Niere, der Nebennierenrinde oder der Schilddrüse zurückführen lassen.

Wer einen stressigen Alltag hat und zu Bluthochdruck neigt, sollte vor allem Entspannungsmethoden wie Autogenes Training, Yoga, Meditation oder Progressive Muskelentspannung erlernen. Ein tägliches Sportprogramm am besten morgens vor dem Frühstück entlastet das Gefäßsystem und trainiert den Herzmuskel. Versuchen Sie es mit langsamem Laufen oder Walking. Wenn Sie zusätzlich einige Kilos abnehmen, können Sie sich unter Umständen sogar Blutdruck senkende Mittel sparen.

Sie können Ihrem Kreislauf etwas Gutes tun, indem Sie sich gesund ernähren, Entspannungsübungen und Ausdauersport machen. Ein paar Pfunde abzunehmen kann auch nicht schaden.

Aktive Zellen

Aus medizinischer Sicht ist das Leben ein Energiestoffwechsel, der seit unserer Entstehung aus dem 8-Zellen-Stadium immer wieder durch alle Zellen läuft. So werden viele Prozesse wie die Wärmeproduktion, das Wachstum, die Bewegung, die Verdauung und das Denken angeregt bzw. in Gang gehalten. Je mehr Energie durch den Stoffwechsel umgesetzt wird, desto aktiver ist die Zelle: Sie wächst und verändert sich.

Veränderungen durch das Zellwachstum

Am schnellsten wachsen die menschlichen Zellen beim Ungeborenen, vor allem das Gehirn formt sich im Mutterleib mit rascher Geschwindigkeit aus. Im Laufe des Lebens verlangsamen sich die Wachstumsprozesse immer mehr, doch auch bei Erwachsenen gibt es grundsätzlich schnellere und langsamere Prozesse.

Häufige Zellveränderungen kommen bei der Blutbildung, beim Aufbau des Immunsystems und der Darmschleimhaut sowie in den fruchtbaren Jahren der Frau bei der Gebärmutterschleimhaut vor. Zellen, die eine vorwiegend hohe Teilungsrate haben, altern sehr schnell. So erhöht sich die Gefahr, dass mitunter entartete Zellen entstehen, sich also Tumoren bilden. Die Vorgänge beim Altern und bei der Entstehung von Krebs sind also recht ähnlich.

Einen relativ trägen Zellersatzstoffwechsel haben Organe wie Leber und Knochen. Die Zellen von Knochenmark, Gebärmutterschleimhaut und Darm werden zum Beispiel nach einer gewissen Lebenszeit abgestoßen. Es sind also unsere langlebigen Zellen, die im Laufe ihrer Lebenszeit Schäden in ihrem Erbgut aufsammeln.

Geschädigte Zellen kann der Körper durch ein aufwändiges System beseitigen, indem sie ausgeschnitten und repariert werden. Falls der Schaden zu groß ist, kann die Zelle auch komplett abgeräumt werden – diesen Vorgang nennt man den natürlichen Zelltod, die Apoptose. Doch immer wieder kommt es vor, dass der Körper die Zellschäden nicht erkennt und auch nicht beseitigt. Die Zellen sind dann in ihrer Funktion nachhaltig beeinflusst. Der Mensch altert, und dieser individuell ganz unterschiedlich ablaufende Alterungsvorgang führt schließlich zum Tode.

So schnell sich einige Zellen auch teilen können: Irgendwann ist ihre Kraft verpufft. Denn nach einer gewissen Teilungsrate sind die Schutzkappen der Erbstränge, die so genannten Telomere, verbraucht. Und dann muss die Zelle sterben.

Kurze Zeit war das Enzym Telomerase im Gespräch, denn es kann die Schutzkappen theoretisch immer wieder erneuern. Doch mittlerweile wurden die hohen Erwartungen enttäuscht, und die Suche nach dem Wundermittel gegen das Altern geht weiter. Bislang hat man jedoch nichts gefunden, was unsere Zellen länger leben lässt.

Frauen können in den Alterungsprozess eingreifen, wenn sie zur Zyklusre-

Ein Wundermittel gegen das Altern gibt es nicht. Irgendwann nämlich ist die Kraft der Zellen verbraucht, dann müssen sie sterben.

Gene können das Leben verlängern

Bei Frauen gibt es drei Gruppen von Genen, die lebensverlängernd sind:

Radikalenfänger können den oxydativen Stress direkt reduzieren, indem sie zellgiftige Sauerstoffradikale wegfangen. Es handelt sich dabei vor allem um die Vitamine C und E sowie Selen.

Gerontogene sind für den Energieverbrauch zuständig und werden vorzugsweise von Insulin reguliert. Hierbei gibt es Mutationen, die den insulinabhängigen Zellstoffwechsel herunterfahren und so verhindern, dass die Zellen durch giftige Stoffwechselprodukte geschädigt werden.

Stressgene Die meisten Erkenntnisse über die Stressgene hat man bei Männern – vor allem bei Untersuchungen an Vietnamsoldaten – gewonnen. Heute weiß man – zum Beispiel aus Untersuchungen über das Foltern –, dass unverarbeiteter Stress zu schweren psychischen Schäden und vorzeitiger Organalterung führt.

gulation, zur Verhütung oder gegen Wechseljahresbeschwerden Hormone einnehmen. Kritisch wird es jedoch, wenn die Dosis zu hoch ist, denn dann treiben die Hormone die Zellen der empfangenden Organe an, sich schneller zu teilen und mehr Schäden anzusammeln, die nicht mehr repariert werden können.

Veränderungen durch den Zellstoffwechsel

Körperzellen können nicht nur wachsen, sondern sie tragen auch dazu bei, dass der Körper Wärme produziert, dass sich Organe und Muskeln zusammenziehen (Herzschlag, Bewegung), dass der Körper Energie umbaut (Stoffwechsel) oder Informationen aufnimmt (Sinnesorgane, Gehirn). Diese Funktionen können durch zwei Faktoren beeinträchtigt werden:

- **Je höher diese Zellfunktion** eingestellt ist, desto mehr »Schlacken« entstehen in der Zelle. Schlacken sind proteinchemisch geschädigte Eiweißkörper, deren Struktur so stark geschädigt ist, dass sie nicht mehr richtig funktionieren. Auch die Struktur der Erbsubstanz DNA kann sich so verändern, dass ihre genetische Codierung beschädigt ist.
- **Noch giftiger für die Zellen** sind so genannte freie Radikale – das sind kleine Molekülgruppen, die freien ungebundenen Sauerstoff enthalten. Dieser

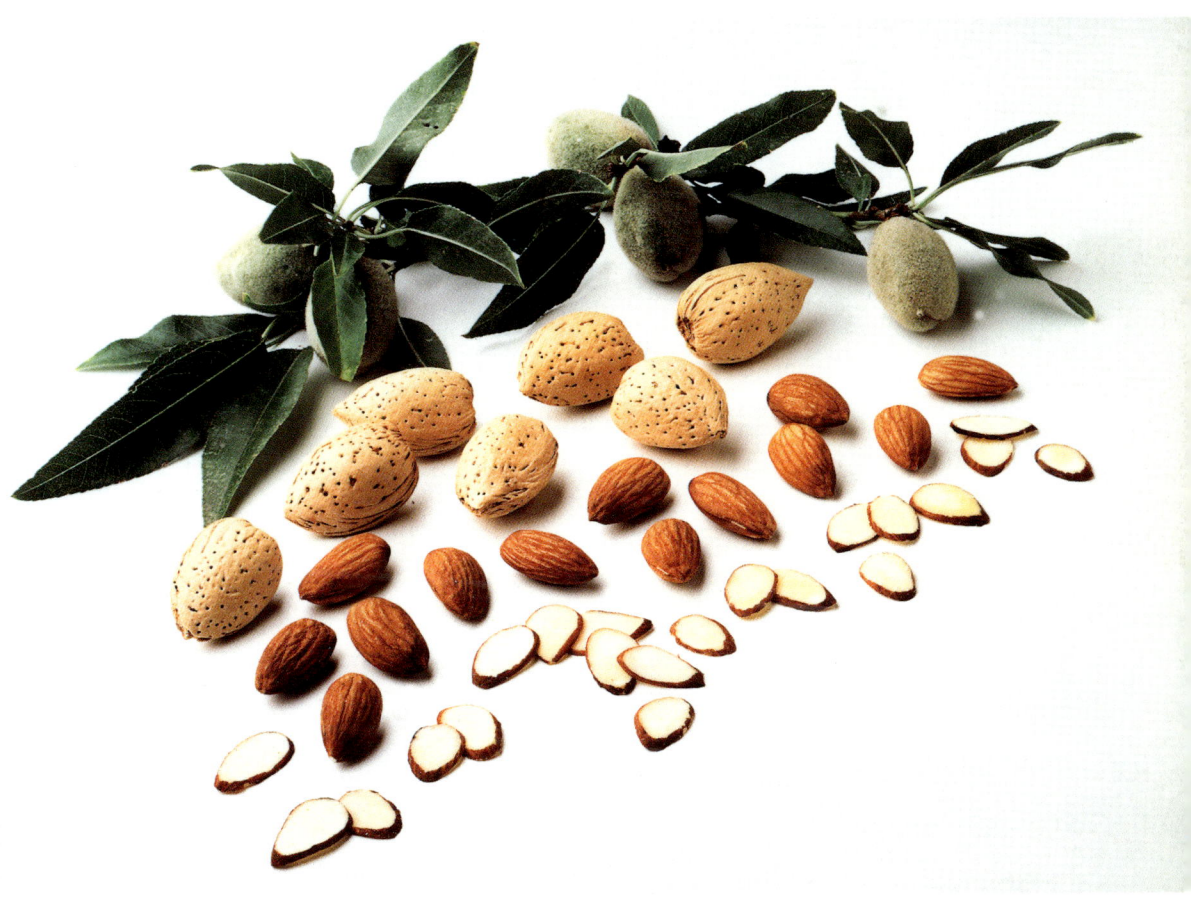

kann sich an empfindliche Eiweißkörper oder auch an die Erbsubstanz DNA binden und sie in ihrer Funktion stark behindern, im Extremfall sogar zerstören und zu unbrauchbarer »Schlacke« machen.

Auch der Lebensstil beeinflusst das Altern

Die Zellen und das Gewebe altern nicht nur aus organischen Gründen vorzeitig. Weitere Faktoren hängen mit unserem Lebensstil zusammen:

Ionisierte Strahlen: Wenn die Haut zu lange und zu viel mit ultraviolettem Licht bestrahlt wurde, reagiert sie mit Rötungen, Falten und Pigmentstörungen.

Die Vitamine E und C sowie das Spurenelement Selen können Sauerstoffradikale unschädlich machen, die sonst die Zellen vergiften würden. Nehmen Sie deshalb genügend Nahrungsmittel zu sich, die diese Radikalenfänger enthalten.

Schadstoffe: Menschen, die viel rauchen und andere Umweltgifte aufnehmen, zeigen deutliche Schäden an der Haut. Auch die Gefäße, die Organe und das Gehirn werden oft erschreckend drastisch in Mitleidenschaft gezogen – die Gefäße und das Gewebe altern, denn das Erb- und Eiweißmaterial des Körpers baut sich vorzeitig ab.

Stress: Wer ständig von einem Termin zum nächsten hetzt, tut sich und seinem Körper nichts Gutes. Stress lässt die Menschen schneller alt werden, weil er zu hoch beschleunigten Stoffwechselprozessen führt, die die Funktion und Struktur der Zellen so belasten, dass sie oft nicht genügend Zeit haben, die angesammelten Schäden zu reparieren. Die Zellen können sich derart verändern, dass sogar Krebs entstehen kann.

Chronische Entzündungen: Bislang konnte noch nicht eindeutig geklärt werden, wodurch chronische Entzündungen hervorgerufen werden. Als Ursache kommen in Frage:

- **Bakterien wie zum Beispiel** Chlamydien können Gefäßschäden hervorrufen.
- **Bakterielle Toxine** oder Antikörper, die der Organismus gegen Bakterien einsetzt, können eine Immunreaktion anstoßen, die zu chronischer Gewebsentzündung führen kann.
- **Das Erbmaterial von Viren** kann in unsere eigene DNA eingebaut werden. Es wird dann als fremdes Gewebe erkannt, was zu einer Immunreaktion mit Entzündung führen kann.

Fest steht jedoch: Wer über Jahre hinweg an chronischen Entzündungen leidet, altert wahrscheinlich schneller als ein gesunder Mensch.

Anti-Aging-Diagnostik

Für ein wirksames Anti-Aging ist nicht Ihr Geburtsdatum entscheidend, sondern die Tatsache, dass Menschen mehr oder weniger schnell altern. Eine 40 Jahre alte Frau kann also – ebenso wie eine 60 Jahre alte Frau – das biologische Alter 50 haben.

Während Blutanalysen und andere Labortests Ergebnisse liefern, die nur theoretisch auf die tatsächlichen Alterungsprozesse schließen lassen, gibt es kognitive Fähigkeiten und Sinneswahrnehmungen, die nachgewiesenermaßen mit fortgeschrittenem Alter abnehmen: Diese zwölf Bio-Marker lassen sich mit Hilfe eines so genannten H-Scans (Age-Scan) analysieren.

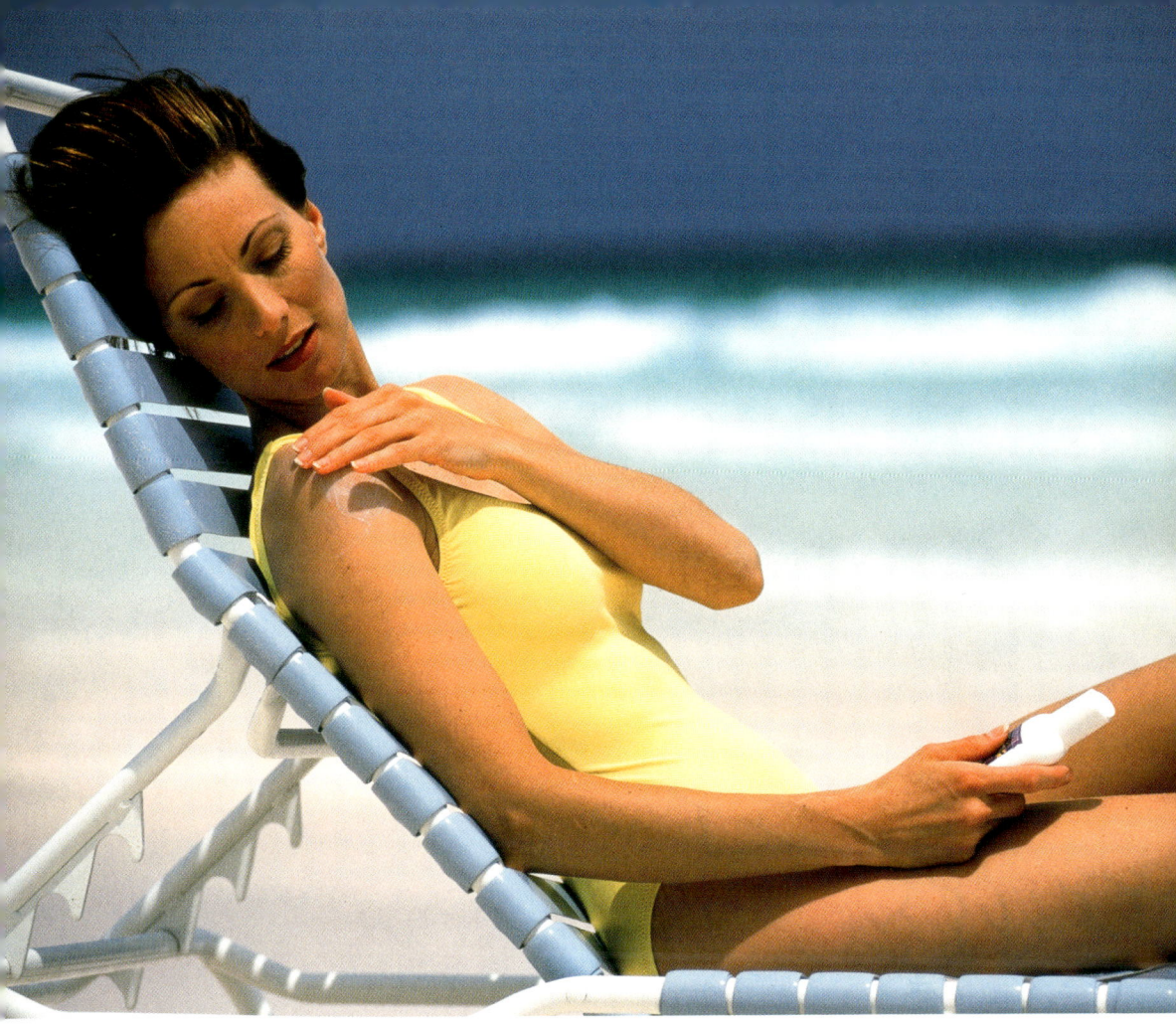

Die Methode entwickelte der amerikanische Forscher Richard Hochschild bereist 1980, sie wurde seitdem weiterentwickelt und in der Altersforschung häufig verwendet. Für den Test setzen Sie sich 40 bis 50 Minuten lang vor einem Bildschirm und beantworten Fragen oder machen Übungen, die den zwölf verschiedenen biologischen Altersmarkern zugeordnet sind (siehe Tabelle Seite 222). Der Computer vergleicht Ihre Ergebnisse mit Ihrem tatsächlichen Lebensalter – die Auswertung zeigt dann, auf welchen Gebieten Sie Ihr Gedächtnis oder Ihren Körper trainieren sollten. Wenn Sie Ihr Leben dann entsprechend umgestellt haben, können Sie zur Kontrolle den Test wiederholen. Sie brauchen dann aber nur die Aufgaben zu bewältigen, bei denen Sie zuvor schlecht abgeschnitten haben.

Zu viel Sonnenlicht lässt die Haut schneller altern. Es entstehen Falten und später Altersflecken. Wenn Sie sich lange in der Sonne aufhalten, sollten Sie sich deshalb zuvor mit einer Sonnenmilch mit hohem Lichtschutzfaktor eincremen.

Spezielle Labordiagnostik

Zu einer Anti-Aging-Diagnostik gehört es, dass sich die Frau von Ihrem Hausarzt oder von einem Internisten untersuchen lässt. Zudem empfiehlt es sich,

Die zwölf Altersmarker im H-Scan	Mit fortgeschrittenem Alter nehmen einige Fähigkeiten ab. Folgende Tests gehören zum H-Scan:

- Hör-Reaktionszeit (das Erkennen hochfrequenter Töne und die muskuläre Reaktion auf die Töne)
- Höchster noch wahrnehmbarer Ton
- Vibrotaktile Sensibilität
- Seh-Reaktionszeit
- Muskelbewegungsgeschwindigkeit
- Lungenfunktion-Vitalkapazität
- Lungenfunktion-1-Sekunde-Kapazität
- Entscheidungsreaktionszeit
- Bewegungsgeschwindigkeit
- Gedächtnis
- Alternierendes Knöpfedrücken
- Akkomodationsfähigkeit

vom Frauenarzt oder von einem Endokrinologen die Konzentration der weiblichen Hormone bestimmen zu lassen.

Vitamine D$_3$, B$_{12}$ und Folsäure: Bei vielen älteren Frauen lässt sich – vor allem im Winter – ein Mangel an Vitamin D feststellen, was mit Müdigkeit und Muskelschmerzen einhergeht. Bei einem niedrigen Vitamin-D-Spiegel empfiehlt es sich deshalb, regelmäßig Präparate mit Vitamin D einzunehmen – vor allem in den Wintermonaten. Häufig lassen sich bei älteren Frauen auch zu wenig Vitamin B$_{12}$ und Folsäure im Blut nachweisen. Die mögliche Folge: Die Nerven erkranken, und es kommt zu einer so genannten Neuropathie, die auch sehr häufig bei Diabetes und Durchblutungsstörungen auftritt. Die Frauen sind ohne sichtlichen Grund häufig müde und berichten über depressive Verstimmungen. Präparate mit Vitamin B$_{12}$ und Folsäure kann der Arzt verschreiben.

Serotonin: Viele Frauen mit Depressionen haben einen niedrigen Serotoninspiegel. Zwar gibt es noch keinen sicheren wissenschaftlichen Nachweis, der einen Zusammenhang zwischen zu wenig Serotonin im Blut und einem gestörten Serotoninstoffwechsel im Gehirn belegt. Dennoch zeigen sich überraschende Behandlungserfolge bei depressiven Frauen mit niedrigem Serotoninspiegel, wenn sie Medikamente einnehmen, die den Serotoninstoffwechsel im Gehirn optimieren – vor allem im Zusammenhang mit einem Östrogenersatz. Die Kombination dieser Medikamente ist besonders dann sinnvoll, wenn zusätzlich zu einer Depression eine so genannte Fibromyalgie auftritt, bei der es zu Schmerzen im Halteapparat und der Muskulatur kommt. Übrigens: Depressionen sind weltweit eine der häufigsten Todesursachen von Frauen, bei Männern nimmt die Zahl derzeit zu.

Homocystein: Bei einem gewissen Gendefekt kommt es dazu, dass zu viel Homocystein gebildet wird. Homocystein schädigt die Blutgefäße und führt zu einer vermehrten Arteriosklerose. Deshalb sollte die Konzentration von Homocystein bestimmt werden, bei erhöhten Werten ist ein Gentest sinnvoll. Um die Gefäßschäden zu mindern oder sogar komplett zu verhindern, können Frauen zweimal fünf Milligramm Folsäure pro Woche lebenslang einnehmen.

DNA-Chip: Um altersbedingte Genschäden erkennen zu können, entwickeln Forscher und Ärzte zurzeit einen Gen-Chip, auf dem alle DNA-Erkennungsmerkmale für Krankheitsrisiken verzeichnet sind. Die Technik ist noch nicht vollkommen ausgereift, aber dennoch zukunftsweisend. Zu den Genveränderungen, die im Laufe des Alterns auftreten, gehören zum Beispiel: Genveränderungen an der Mitochondrien-DNA und am Fettstoffwechsel (vor allem solche, die Alzheimer auslösen), aber auch Defekte an den Andockstellen der Proteine, die Fett im Blut transportieren (so erhöht sich das Risiko einer Arteriosklerose). Per DNA-Check lässt sich auch erkennen, ob die Leber bestimmte Medikamente verträgt und schnell wieder ausscheiden kann. In Zukunft sind Gen-Chips denkbar, die Genveränderungen überprüfen, die zu Bluthochdruck, Thrombosen, Knochen- und Gelenkveränderungen führen können.

Untersuchungen zum Schutze des Gehirns

Viele Frauen haben Angst, im Alter an einer Krankheit zu leiden, die das Gehirn oder die Nerven betrifft. Denn unser Verstand, unsere Sprache und unsere Gefühle zeichnen uns ja gerade als Menschen aus.

APOE-Genbestimmung: Das Risiko, die Alzheimersche Krankheit zu bekommen, steigt mit zunehmendem Alter drastisch an. Insbesondere dann, wenn die Erkrankung schon in der Familie aufgetreten ist, sollte die Frau eine so genannte APOE-Genbestimmung machen lassen. Bei erhöhtem Risiko kann sie frühzeitig mit einer Behandlung beginnen.

Wenn Sie wissen wollen, ob Sie gute Chancen auf ein gesundes Altern haben, können Sie den Fragebogen »FEMME« ausfüllen und mit Ihrem Arzt über Ihre Antworten sprechen (siehe www.hommage.de).

In Zukunft wird es möglich sein, verschiedene Genveränderungen mit Hilfe eines DNA-Chips zu diagnostizieren. Im Falle des Falles kann die Behandlung dann frühzeitig begonnen werden.

Messung des Intima-Media-Komplexes: Wie wahrscheinlich es ist, dass eine Frau an einer Arteriosklerose erkranken wird, lässt sich recht genau berechnen: Bei einer Ultraschalluntersuchung misst man den Abstand zwischen der Innenhaut (Intima) eines Blutgefäßes und der angrenzenden mittleren Gefäßhaut (Media). Je dicker dieser Intima-Media-Komplex ist, desto schwieriger kann der im Blut transportierte Sauerstoff die Gefäßwand durchdringen, um zu den Organen und Zellen zu gelangen. Eine Behandlung zum Schutze der Gefäße ist dann sinnvoll. Die Untersuchung ist unproblematisch und lässt sich auch zur Erfolgskontrolle von Anti-Aging-Maßnahmen einsetzen.

Messung des Körperfetts

Das Körperfett lässt sich mit der so genannten Impedanzmethode berechnen. Es gibt auch spezielle Waagen, die schnell und schmerzlos den Körperfettanteil bestimmen.

Jede Frau hat Fettdepots, die die Körpertemperatur sichern, die weibliche Figur formen und Energiereserven für eine zukünftige Schwangerschaft bereithalten. Ideal ist ein Körperfettanteil von 12 bis 15 Prozent. Berechnet werden kann der Wert mit verschiedenen Methoden, zum Beispiel mit der Impedanzmethode: Über Elektrodenplättchen, die auf die Haut geklebt werden, gelangt Wechselstrom mit einer konstanten Stärke in den Körper. Der dabei anfallende Gesamtwiderstand – die so genannte Impedanz – lässt sich in der Einheit Ohm messen. Ein Computerprogramm wertet die Daten aus.

Knochendichtebestimmung

Die Knochendichte lässt sich mit verschiedenen Methoden bestimmen:
Ultraschall: Wenn Ultraschallwellen den Knochen durchdringen, werden sie mehr oder weniger stark gedämpft. So lässt sich die Knochendichte indirekt messen, auch Rückschlüsse auf den Anteil an Kalziumsalzen und kollagenem Bindegewebe sind möglich.
Röntgenstrahlen: Im Knochen befinden sich Kalzium-Atome. Wenn Röntgenstrahlen auf deren Kerne treffen, werden sie mehr oder weniger stark geschwächt. Aus diesen Daten lässt sich die Knochendichte direkt ermitteln. Die Messung am Arm oder am Schienbein nennt sich periphere Quantitative Computertomographie (pQCT). Um die Knochendichte am Oberschenkelhals oder an der (Lenden-)Wirbelsäule zu messen, hat sich die so genannte DEXA-Methode bewährt: Die Ergebnisse können bei älteren Frauen jedoch ungenau sein, wenn sie unter Wirbelkörperarthrosen, Verkalkungen der Bauchschlagader oder Kalkeinlagerungen bei der Heilung von Knochenbrüchen leiden.

Mit Hilfe der Quantitativen Computertomographie (QCT) lässt sich die Knochendichte an der Wirbelsäulc exakt bestimmen, indem man das Bälkchennetzwerk im Innern der Knochen misst. Es ist jedoch eine relativ hohe Strahlendosis notwendig.

Die Quantitative Computertomographie (QCT) ist eine exakte Methode zur Bestimmung der Knochendichte, allerdings sind dafür relativ hohe Strahlendosen notwendig.

Die wichtigsten Anti-Aging-Maßnahmen

Sie können selbst dazu beitragen, dass Sie lange jung und fit bleiben. Viele Frauen werden ihren Lebensstil umstellen müssen – je früher desto besser!

Hören Sie mit dem Rauchen auf! Denken Sie daran: Rauchen ist der Altmacher und Killer Nummer eins, darauf weist auch die Weltgesundheitsorganisation (WHO) mit Nachdruck hin. Der Grund: Nikotin hat eine direkte toxische Wirkung und treibt die Zellen der Haut und der Gefäße in einen vorzeitigen Alterungsprozess. Wenn Sie also lange gesund leben wollen, sollten Sie mit dem Rauchen erst gar nicht anfangen bzw. so schnell wie möglich wieder damit aufhören. Es gibt verschiedene Anti-Raucher-Methoden – doch sie helfen alle nichts, wenn Sie es nicht wirklich ernst meinen. Erst wenn Sie die letzte Zigarette im Aschenbecher ausgedrückt haben, ist es sinnvoll, auch mit anderen Anti-Aging-Maßnahmen anzufangen. Im Klartext: Nichts ist für das Anti-Aging so wirksam wie das Nicht-Rauchen.

Nur mit UV-Schutz in die Sonne: Wer im Sommer gern in der Sonne brutzelt und sich hin und wieder einen Sonnenbrand einfängt, darf sich nicht wundern, wenn die Haut schneller altert. Denn die ultravioletten Strahlen können stärkste Schäden im Erbmaterial der Haut hervorrufen. Früher oder später entwickeln sich dunkle Altersflecken, das sind pigmentierte Vorstufen von Geschwülsten. Daraus können sich Melanome und Basaliome entwickeln, diese Hautkrebsformen treten am häufigsten bei sonnengeschädigter Haut auf.

Die UV-Strahlen können darüber hinaus das Kollagen zerstören: Dessen molekulare Struktur wird dann so stark verändert, dass der Schaden nicht mehr reparierbar ist. Die UV-A-Strahlen dringen dann bis in die Lederhaut vor und zerstören das Gewebe. Diese so genannte Elastose erkennt man im Gesicht und im Nacken an einer schlaffen, runzeligen und in groben Falten gelegten Haut. Am Hals und im Dekolleté bewirkt die Zerstörung des Kollagens eine rötliche Farbe. Da die Zellen der Haarfollikel gegenüber dem Sonneneinfluss weniger empfindlich sind, sieht dies anschließend aus wie eine »Gänsegurgelhaut«.

UV-Strahlen verändern die Kollagenschicht: Am Hals und im Dekolleté rötet sich die Haut dauerhaft, rund um die Haarfollikel entstehen kleine weiße Kreise – das sieht dann wie eine Gänsegurgelhaut aus.

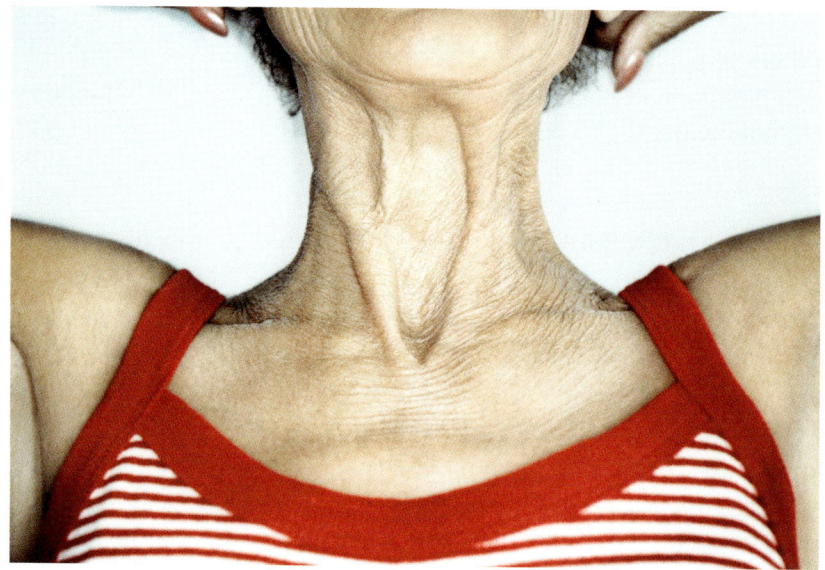

Vermeiden Sie es deshalb, sich zwischen 12 bis 15 Uhr in der Sonne aufzuhalten. Wenn Sie sich in der Mittagssonne aufhalten müssen, sollten Sie zuvor empfindliche Hautpartien wie Augen, Mund, Nacken und Dekolleté mindestens mit Sonnenschutzfaktor 25 abdecken. Zu anderen Tageszeiten genügt – je nach Hauttyp und Vorbestrahlung – ein Sonnenschutzfaktor zwischen 8 und 15. Wenn Sie dunkle Flecken auf Ihrer Haut haben, sollten Sie sie einmal im Jahr dem Hautarzt zeigen und unter Umständen entfernen lassen.

Den Lebensstil umstellen: Nach dem heutigen Wissensstand sind zwei Empfehlungen tatsächlich sinnvoll: 1. Treiben Sie regelmäßig Sport und gönnen Sie sich zwischendurch Ruhephasen. 2. Ernähren Sie sich ausgewogen – für Frauen ist ein Körperfettanteil von etwa 12 bis 15 Prozent optimal.

Chemische Prävention: Darunter versteht man die Einnahme von Substanzen, die die Schädigung der Zellen und des Gewebes hemmen können. Empfehlenswert ist ein täglicher »Cocktail« aus folgenden Zutaten:

- 500 bis 1000 Einheiten Vitamin E
- 200 bis 500 Milligramm Vitamin C
- 100 Mikrogramm Selen
- 50 Mikrogramm Acetylsalicylsäure

- sterinreiche pflanzliche Fette (Öle und Spezialmargarine).
- Ob auch Vitamin A hilfreich ist, wird noch untersucht.

Chronischen Entzündungen vorbeugen: Um Entzündungen zu hemmen und damit Alterungsprozesse zu bremsen, wird empfohlen, bis ins hohe Alter täglich 50 bis 100 Milligramm Acetylsalicylsäure (ASS) und Fett senkende Statine (z. B. 5 bis 20 Milligramm Simvastatin) einzunehmen. Diese Mittel eignen sich auch dazu, das Risiko für chronische Entzündungen zu reduzieren, deren Ursache wir noch nicht kennen. Das mag unter anderem für die Vorbeugung gegen die Alzheimer Krankheit, Darmkrebs und Arteriosklerose zutreffen.

DHEA ist keine Wunderdroge

In den vergangenen Jahren hat vor allem ein Hormon von sich reden gemacht: DHEA, die Abkürzung steht für Dehydroepiandrosteron. In den USA wird das Mittel freiverkäuflich als Wunderdroge gegen Immunschwäche, Tumoren und Alterung eingesetzt. Leider ist diese Euphorie nach Deutschland übergeschwappt, und DHEA wird nun auch in zahlreichen so genannten Anti-Aging-Praxen als Wunderdroge angeboten.

Die Fakten: DHEA gehört zu den männlichen Hormonen, den Androgenen, und wird bei der Frau in niedrigen Konzentrationen in den Nebennieren gebildet. Es handelt sich um ein Bausteinhormon, also eine Hormonvorstufe, aus der durch bestimmte Enzyme sowohl männliche als auch weibliche Hormone hergestellt werden können. Die größte Menge der Hormone der Nebenniere besteht aus Dehydroepiandrosteron-Sulfat (DHEAS), das ebenfalls im Blut gemessen werden kann. Bei der Frau kann aus DHEAS Androstendion und

Zellen erholen sich im Schlaf

Immer mehr Forschungsergebnisse zeigen, dass der erwachsene Organismus am besten funktioniert, wenn er sich zwischendurch immer wieder erholen kann. Denn eine Zelle, die einen hohen Stoffwechsel hat, kann sich in Ruhephasen regenerieren. Wichtig ist daher, dass Sie in der Tagesmitte eine »Siesta« einbauen. Wie viel Schlaf der Mensch braucht, kann man nicht pauschal sagen. Aber wenn Sie morgens nicht frisch und erholt sind, ist es wahrscheinlich, dass Sie zu wenig oder unruhig geschlafen haben. Um den Stoffwechsel zu verlangsamen und die Zellreparatur und die Erholung zu ermöglichen, sind auch andere Methoden wirksam – zum Beispiel Yoga, Meditation und Autogenes Training (Buchtipps siehe Anhang).

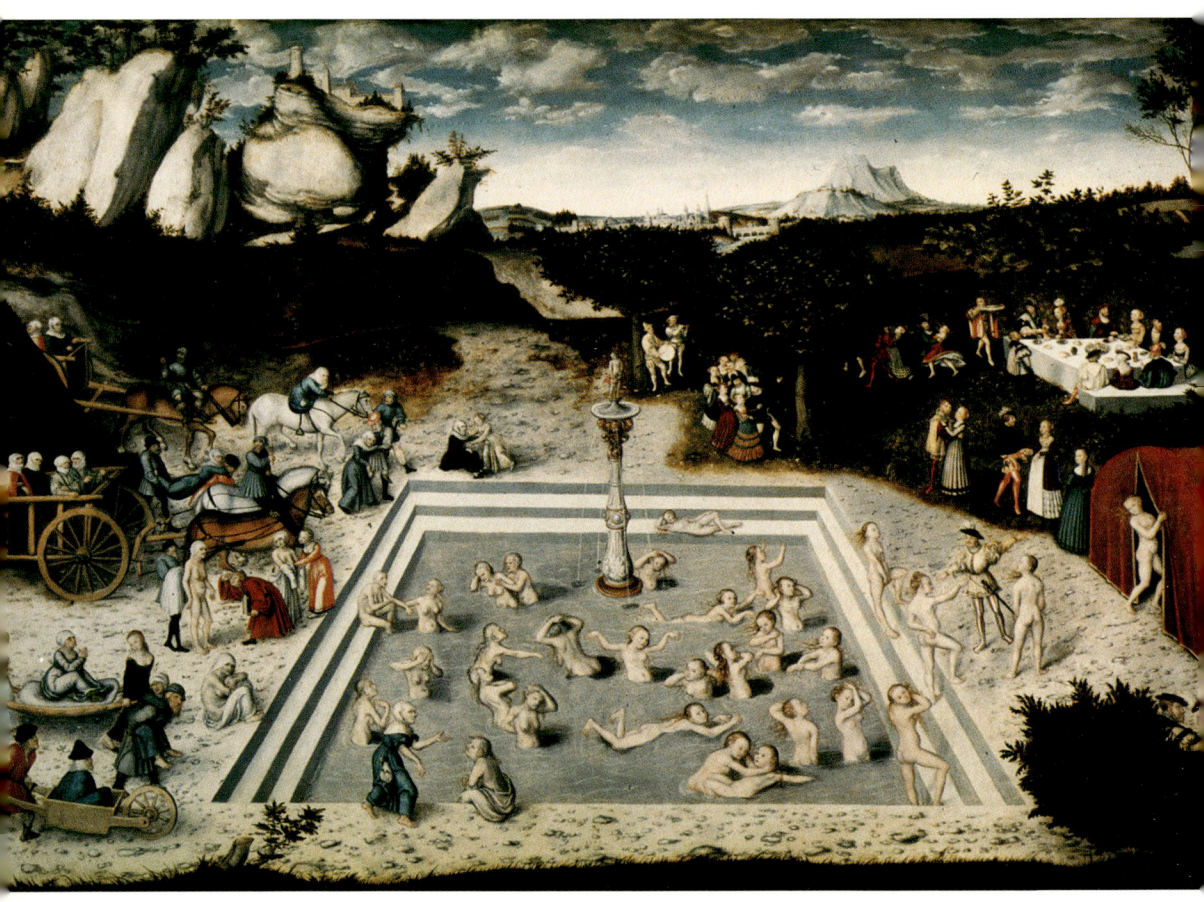

Wer von der ewigen Jugend träumt, kann selbst etwas zum gesunden Altern beitragen: Das Rauchen sollte tabu sein, ebenso Sonnenbäder ohne UV-Schutz. Die Aktivität der Zellen wird durch regelmäßige sportliche Betätigung und eine gesunde Ernährung unterstützt.

Testosteron gebildet werden – beide Hormone sind eine wichtige Voraussetzung für eine erfüllte Sexualität.

Für Männer mit niedrigem DHEA-Spiegel haben internationale Studien nachgewiesen, dass eine Gabe von synthetischem DHEA fast keine Wirkung hat. Anders ist dies jedoch bei der Frau: Untersuchungen der Universitätsklinik Würzburg zeigen, dass sich das Allgemeinbefinden bei Frauen in den Wechseljahren deutlich verbessern kann, wenn sie DHEA zu sich nehmen.

Bei niedrigen Werten von Testosteron und DHEAS bemerken viele Frauen ein Nachlassen des Antriebs und der Tatkraft, auch die Lust auf Sex kann zurückgehen. Frauen, deren zirkulierende Konzentration von DHEAS niedriger als

500 Nanogramm pro Milliliter liegt, können eine Behandlung mit DHEA in einer Dosierung von 25 Milligramm täglich beginnen.

Ein Behandlungsversuch mit Testosteron – respektive DHEAS – bietet sich bei körpereigenem Testosteron unter 0,3 Nanogramm pro Milliliter ebenfalls an, wenn sich eine Frau in den Wechseljahren oder in der Menopause antriebslos fühlt – das kann auch bei einer korrekten Ersatzbehandlung mit Gelbkörperhormon und Östrogenen vorkommen. Falls die Frau das Interesse am Sex gänzlich verloren hat, wird auch ein Hormonersatz wahrscheinlich keinen Gefühlsumschwung mehr bringen.

9

Schönheit und Fitness

Botoxinjektionen, Faceliftings und Busen-
vergrößerungen haben Konjunktur. Jährlich legen sich rund 350 000 Deutsche freiwillig unters Messer. Größtenteils sind es
Frauen der geburtenstarken Jahrgänge,
die jetzt so um die 40 sind und das nötige
Kleingeld für eine Schönheitsoperation
haben. Wenn Sie einen Eingriff erwägen,
sollten Sie sich vorab ausführlich über die
möglichen Risiken informieren.

Boom bei Schönheitsoperationen

Jede fünfte Frau zwischen 30 und 49 spielt mit dem Gedanken, eine Schönheitsoperation machen zu lassen. Das ergab eine Studie der Universität Landau unter 1466 Personen. Die Sexualwissenschaftler fanden heraus, dass das Interesse steigt, je wichtiger einer Frau ein hübsches Aussehen ist und je mehr ihr Geschmack von den Medien, von Freunden, Bekannten und prominenten Personen geprägt wird. Die andere Seite der Medaille: Wer sich schon in jungen Jahren für sein Aussehen und seine Figur verantwortlich fühlt und mit seinem Gewicht zufrieden ist, kommt später nur selten auf die Idee, sich aus ästhetischen Gründen operieren zu lassen.

Nachdenklich stimmte auch eine Ausstellung, die vor einigen Jahren in München und Dresden zu sehen war und die Besucher aufforderte, sich lustvoll und kritisch mit ihrem eigenen Schönheitsideal auseinanderzusetzen. Besonders eindrucksvoll war eine Installation, bei der die Besucher aus einigen Metern Entfernung abschätzen sollten, wie die eigene Silhouette aussieht. Das erstaunliche Ergebnis: Jeder kennt zwar seine Körper- und Kleidergröße, aber die meisten Menschen nehmen an, größer, kleiner oder dicker zu sein, als sie tatsächlich sind.

Tipp: Fragen Sie doch mal Ihre beste Freundin oder Ihren Partner, was sie an Ihnen mögen – vielleicht entdecken Sie noch ganz neue Seiten an sich und können leichten Herzens über Ihre »Problemzonen« hinwegsehen.

> Überlegen Sie sich, warum Sie etwas an Ihrem Körper nicht mögen und warum Sie es unbedingt operativ verändern wollen. Niemand kann Ihnen garantieren, dass Sie nach einer Schönheitsoperation glücklicher sein werden. Wenn Sie Ihr Selbstbewusstsein verbessern wollen, können Sie auch eine Psychotherapie beginnen.

Falten erzählen vom Leben

Je älter wir werden, desto mehr verändert sich unser Gesicht: Die Haut ist nicht mehr so straff wie in jungen Jahren, denn die Kollagenfasern werden allmählich schrumpeliger, elastische Fasern lassen in ihrer Spannkraft nach, und das Bindegewebe kann nicht mehr so gut Wasser binden – so entstehen immer mehr Falten. Sicherlich haben die Erbanlagen und die Hormonveränderungen während der Wechseljahre einen großen Einfluss auf die Beschaffenheit der Haut. Doch auch unser Lebensstil trägt viel dazu bei, ob unsere Haut auch jenseits der 50 oder 60 noch jung und straff aussieht:

Zu viel Sonnenlicht lässt die Hautzellen auf Hochtouren arbeiten: Das Licht führt dem Körper Energie zu, die Strahlung wird entweder durch die Pigmente reflektiert oder von der Zelle verarbeitet. Die durch die Strahlung zer-

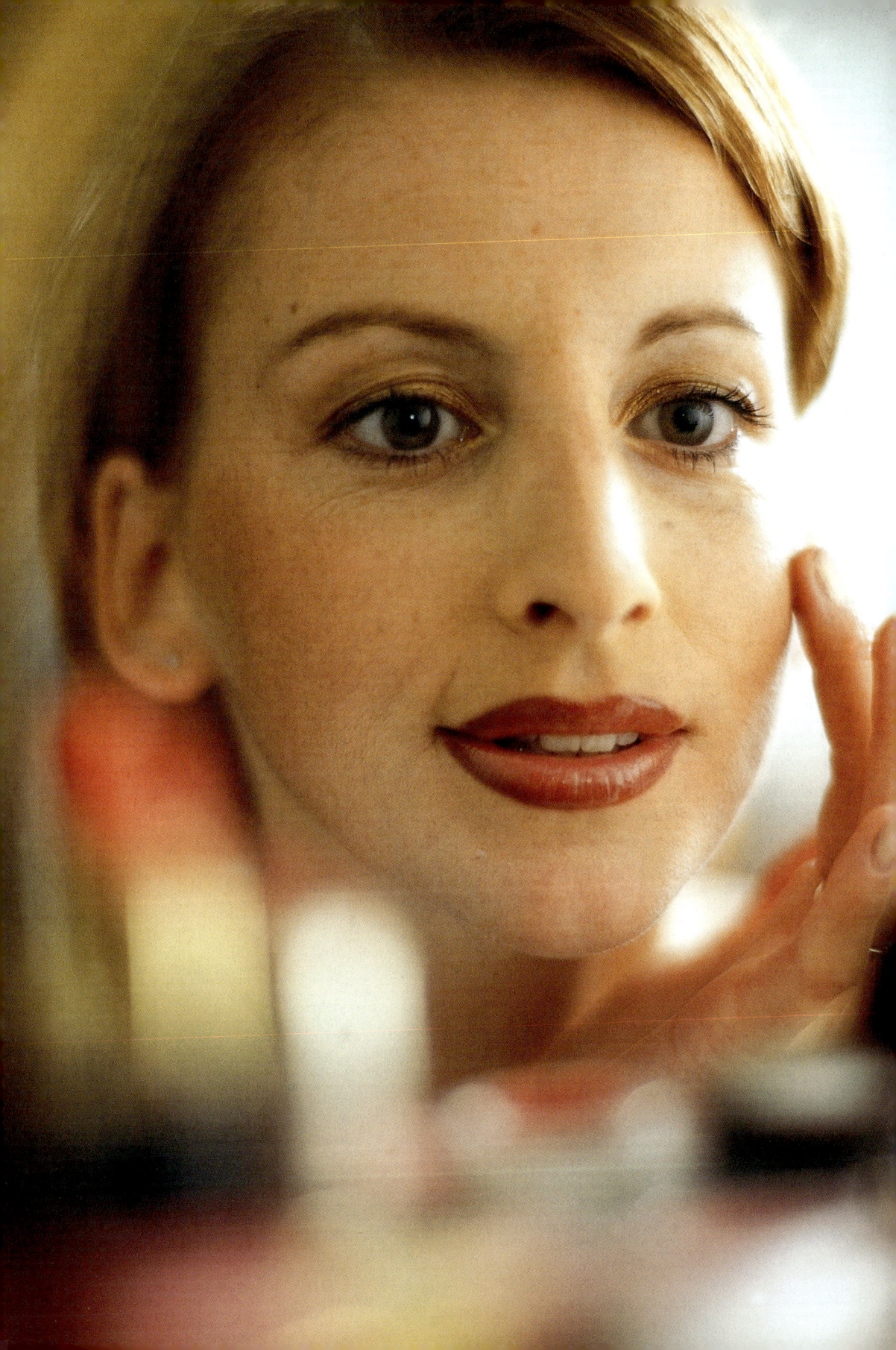

störte Erbmasse (DNA) wird dabei ständig repariert. Je mehr Licht auf die Haut trifft, desto mehr Energie braucht die Zelle für die Teilung. Wenn sie überfordert ist, funktioniert der Reparaturmechanismus nicht mehr richtig. Die Kollagenfasern liegen dann nicht mehr parallel, sondern werden wellig und dünner. Die Folge sind Falten. Es kann sein, dass sich einige Zellen unkontrolliert vermehren und sich Hautkrebs entwickelt.

Sommersprossen bekommen Menschen, die eine Veranlagung dazu haben. Ihre Haut reagiert auf das Licht derart, dass unregelmäßig verteilte Pigmentzellen braunes Pigment produzieren und sich kleine Pigmentflecken bilden.

Altersflecken entstehen durch genetische Veranlagung in Kombination mit Hautreaktionen auf Sonne und Licht: Die Pigmentzellen verlieren ihr gleichmäßiges Reaktionsmuster und versuchen, die Schädigung zu bekämpfen, indem sie sich schneller teilen und Enzyme ausstoßen. Ältere Menschen bekommen meist gutartige Altersflecken. Wenn die Stellen jedoch rau oder warzig werden, könnte es sein, dass sie entartet sind. Im ungünstigen Fall können Melanome (Hautkrebs) entstehen.

Pigmentstörungen können sich durch zu viel Sonnenlicht entwickeln. Ob es einen Zusammenhang mit den Hormonen gibt, ist noch nicht geklärt. Da man die Ursachen noch nicht kennt, weiß man auch nicht, wie man Pigmentstörungen erfolgreich behandeln kann.

Erweiterte Äderchen entstehen zu 80 Prozent bei Menschen mit einer entsprechenden Veranlagung. Auch Sonnenlicht, übermäßiger Alkoholgenuss, Hitze, Kälte, starker Kaffee und schwarzer Tee tragen dazu bei, dass sich die Blutgefäße nicht mehr richtig zusammenziehen können.

Zu wenig Schlaf hat Augenringe und Tränensäcke zur Folge; letztere sind in Wirklichkeit geschwollene Fettkörper oder Lymphschwellungen und erschlafftes Bindegewebe. Zu viel Schlaf kann Schlaffalten hervorrufen.

Rotwein erweitert die Äderchen, die Haut sieht rötlich aus. Alkoholikerinnen, die vor allem Schnaps trinken, nehmen häufig zu wenig Flüssigkeit zu sich. Hinzu kommt häufig eine Mangelernährung, was zu trockener Haut und Ekzemen führen kann.

Mimische Falten entstehen durch das häufige Zusammenziehen der Haut beim Nachdenken und beim Lachen. Auffällig sind die senkrechte Zornesfalte zwischen den Augenbrauen, die Sorgenfalten auf der Stirn und die Lachfalten rund um die Augen (Krähenfüße). Grübchen sind übrigens angeboren.

Abbildung links:
Wenn Sie dazu neigen, Ihr Gesicht beim Sprechen zu verziehen, sollten Sie sich eine Weile genau beobachten. Bitten Sie auch Freunde, Sie darauf aufmerksam zu machen, wenn Sie die Stirn in Falten legen oder die Augenbrauen zusammenziehen.

Anti-Falten-Gymnastik

Wenn Sie verhindern wollen, dass Ihre Haut frühzeitig Falten bekommt, beobachten Sie sich mal im Alltag: Verzerren Sie Ihr Gesicht übermäßig beim Nachdenken oder beim Sprechen? Ziehen Sie die Augenbrauen häufig hoch, wenn Sie etwas Spannendes zu erzählen haben? Kneifen Sie die Augen oft zusammen, wenn Sie von der Sonne geblendet werden oder weil Sie vielleicht eine Brille bräuchten? Ziehen Sie manchmal einen Mundwinkel hoch, um Ihr Missfallen auszudrücken?

Mit der Mimik unterstützen Sie Ihre persönliche Note. Doch wer das Gesicht ständig in Falten legt, darf sich nicht wundern, wenn allmählich tiefe Furchen in der Haut entstehen. Achten Sie darauf, Ihre Gesichtshaut regelmäßig zu entspannen: Sie können mit den Fingern auf den entsprechenden Stellen kreisen oder Stirn und Wangen in einem unbeobachteten Moment wieder glatt streichen, Sie können hin und wieder auch eine Creme einmassieren. Bitten Sie eine Freundin oder einen Freund, Sie darauf aufmerksam zu machen, wenn Sie Ihr Gesicht wieder mal unbewusst verziehen – je öfter Sie locker lassen können, desto besser.

Raucherinnen tun ihrer Haut nichts Gutes: Die Zellen nehmen weniger Sauerstoff auf und werden somit schlecht »ernährt«. Im Nikotin sind Gifte enthalten, die zum ständigen Abbau der Zellen beitragen. Die Hautzellen arbeiten deshalb auf vollen Touren, um auch alle anderen Umweltgifte abzubauen. Wenn sie dauerhaft überfordert sind, altert die Haut schneller. Bei entsprechender Veranlagung sieht die Haut von Raucherinnen leicht grau aus.

Kosmetisches Anti-Aging

Ob es wirklich wirksame Hautcremes gegen Hautalterung gibt, ist fraglich. Zumindest gibt es keine Creme, die »unter die Haut geht«.

Oberflächliche Falten lassen sich mit Cremes glätten, die Vitamin A (Tretinoin) oder Fruchtsäure enthalten. Einige Produkte enthalten einen Sonnenschutz oder Radikalenfänger wie Vitamin C – ansonsten können Sie diese Zusatzstoffe extra anwenden.

Von so genannten Anti-Aging-Cremes ist abzuraten, da sie recht teuer sind (bis zu 250 Euro), aber niemand die Wirkung tatsächlich garantieren kann. Solche »Wundercremes« sind eher etwas für die vom Spiegelbild geplagte Seele als für die Erneuerung der Haut.

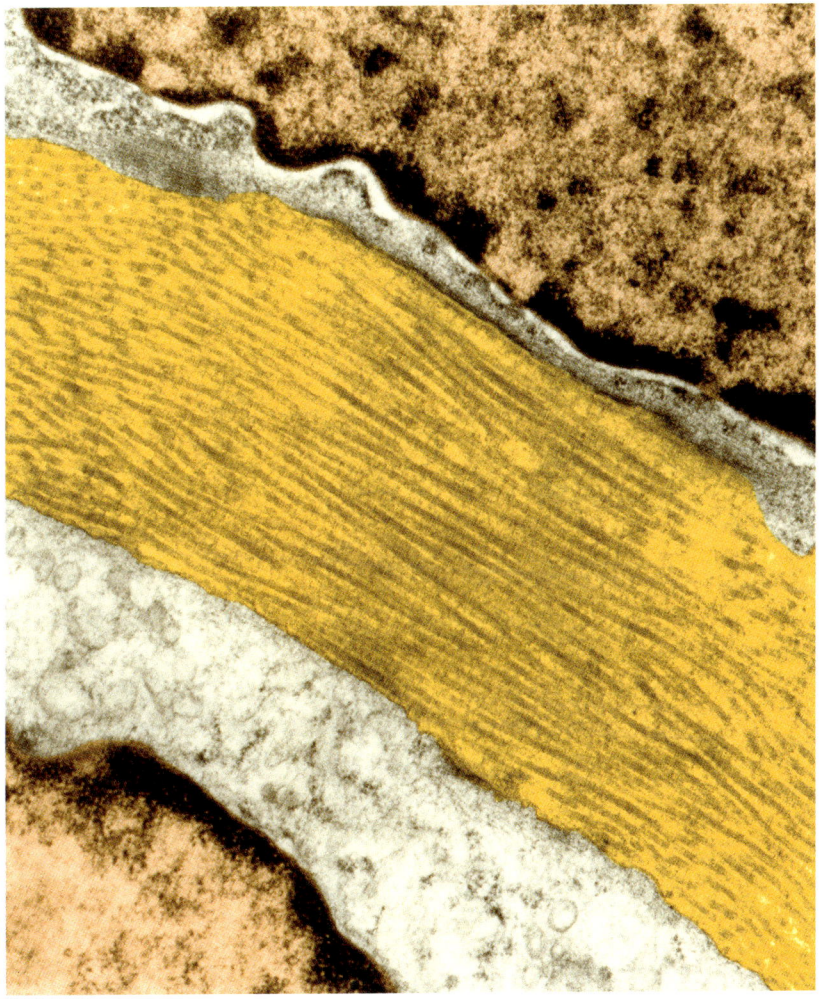

Kollagen ist ein Eiweiß, das in parallelen Fasern unter der Haut liegt und sie so strafft. Im Laufe der Jahre verringert sich die Menge an Kollagen, die verbleibenden Kollagenfasern verlieren allmählich ihre geordnete Struktur.

Für die Augenpartie gibt es spezielle Pflegemittel, die man sorgfältig aussuchen muss, da es sich um eine empfindliche Haut handelt. Hier empfiehlt sich eine Fachberatung durch eine kundige Kosmetikerin oder einen geschulten Hautarzt. Tränensäcke sind Schwellungen und Gewebswucherungen von kleinen Fettkörpern, die man operativ entfernen muss in Verbindung mit einer Lidplastik. Die Erfolge können bei »verlebten« Gesichtern manchmal geradezu überraschend sein und stärken das »Selbstwertgefühl«.

| Orangenhaut (Cellulite) | Viele Frauen entwickeln eine Orangenhaut an Hüften, Oberschenkeln und Oberarmen. Diese Frauen haben eine besondere, genetisch bedingte Bindegewebsstruktur, die dazu führt, dass das Fettgewebe in »Kammern« angelegt ist. Vor allem bei Frauen mit besonders schwachem Bindegewebe werden die für die Cellulite typischen Noppen bzw. Dellen sichtbar. Hinzu kommt, dass in zunehmendem Alter die Spannkraft des Bindegewebes nachlässt.

Bei Cellulite bringen Cremes, Salzbäder und Algenpackungen nicht viel. Was hilft, sind tägliche Massagen und regelmäßiger Sport, vor allem Gymnastik und Ausdauersportarten wie Radfahren, Joggen und Schwimmen. Durch ein gezieltes Krafttraining schwinden auch die Pfunde. Verzichten Sie auf das Rauchen, weißen Zucker, Salz und tierische Fette und nehmen Sie ausreichend Kalium, Zink, Kupfer, Selen und Silizium zu sich. Von radikalen Diäten ist abzuraten, weil sich das Bindegewebe durch den Jo-Jo-Effekt erst zusammenzieht und dann wieder ausdehnt. |

Chirurgisches Anti-Aging

Viele Frauen stört es nicht, dass sie im Laufe der Jahre mehr und mehr Falten bekommen, denn das gehört nun mal zum Älterwerden dazu. Wenn Sie jedoch Ihre Falten im Gesicht oder am Hals allzu störend finden, können Sie einen chirurgischen Eingriff erwägen. Da die gesetzlichen Krankenkassen die Kosten für eine solche Behandlung nicht übernehmen, lohnt sich ein Preisvergleich bei verschiedenen Ärzten und Kliniken. Außerdem haben die in Frage kommenden Behandlungsmethoden zum Teil unerwünschte Nebenwirkungen, Sie sollten sich deshalb vorab sehr gut informieren.

Faltenunterspritzung

Wie funktioniert's? Um tiefere Falten zu glätten, wird ein abbaubares oder dauerhaftes Füllmaterial direkt in die Falten gespritzt. Die Falten werden flacher, aber sie verschwinden nicht völlig. Einige Präparate eignen sich, um Lippen fülliger wirken zu lassen, um Wangen aufzubauen oder um Augenringe aufzufüllen. Die Einstichstellen können sich nach der Behandlung röten oder anschwellen, auch Blutergüsse sind möglich.

Faltenunterspritzung mit abbaubaren Präparaten:

Hyaluronsäure wird biotechnologisch hergestellt oder aus Hahnenkämmen gewonnen, es gibt sie mit verschiedenen Vernetzungsstrukturen. Hyaluronsäure kann mit flexiblen Zuckerpartikeln versetzt werden; Vorteile: gut verträglich, selten Allergien, in den ersten Stunden noch formbar, ideal für Einsteiger; Risiken: Rötungen und wulstige Schwellungen möglich; Wirkdauer: etwa drei bis sechs Monate, mit Zuckerpartikeln zwei bis vier Jahre; Kosten: ab 400 Euro.

Kollagen wird aus der Haut von Rindern gewonnen, die in besonders überwachten Herden in den USA leben (angeblich BSE-frei), Kollagen gibt es in verschiedenen Strukturen und Vernetzungen, neues Kollagen ist besonders gut gereinigt; Vorteile bei gereinigtem Kollagen: Allergien kommen nur in weniger als 0,1 Prozent der Fälle vor, Allergietest dann oft nicht mehr erforderlich, weiches Material; Risiken: bei herkömmlichem Kollagen Allergietest vier Wochen vor dem Eingriff, weil etwa drei Prozent der Frauen allergisch reagieren, dann können Rötungen und wulstige Schwellungen über Jahre bleiben; Wirkdauer: drei bis fünf Monate; Kosten: Ampulle ab 400 Euro (auch eine halbe Ampulle ist möglich).

Eigenfett wird bei örtlicher Betäubung aus Bauch, Po oder Oberschenkeln der Frau abgesaugt und in einer Zentrifuge gereinigt, Material kann für mehrmalige Injektionen zwei Jahre lang eingefroren werden; Vorteile: garantiert verträglich, keine Allergien möglich, eignet sich nur für sehr tiefe Falten und die Vergrößerung der Lippen; Risiken: größerer chirurgischer Eingriff, relativ schwierig zu spritzen, lässt sich nicht gut formen, etwa die Hälfte der Zellen wachsen nach dem Eingriff an, Haut kann kleine Beulen bekommen, da die Zellen mitunter ungleich anwachsen, langwierige Behandlung, da alle drei Monate Injektionen bis zum Erreichen des optimalen Ergebnisses notwendig sind; Vorsicht: bei Gewichtszunahme wachsen auch die Fettzellen mit, weil sie ihre genetischen Informationen beibehalten; Wirkdauer: dauerhaft, falls Fettzellen anwachsen; Kosten: ab 500 Euro pro Sitzung.

Poly-Milchsäure wird aus Milchsäure gewonnen und zu Gel verarbeitet, lässt Gewebefasern wachsen, wirkt erst nach zwei bis drei Sitzungen; Vorteile: gibt Wangen mehr Fülle, glättet kleine Falten; Risiken: ungeeignet für Lippenfältchen, Knötchenbildung im Gewebe möglich, noch keine aussagekräftigen Langzeitstudien; Wirkdauer: ein bis zwei Jahre; Kosten: 300 bis 600 Euro.

Falten kann man mit verschiedenen Materialien unterspritzen: Abbaubare Präparate wirken maximal zwei Jahre, als Dauer-Implantate kommen Silikonöl und eine Mischung mit Acrylat-Teilchen in Frage.

Abbildung rechts:
In Hollywood zählt nicht nur schauspielerisches Können, sondern auch das gute Aussehen – vor allem bei Frauen. Wer es ganz nach oben schaffen will, hilft der Natur deshalb schon manchmal etwas nach.

Faltenunterspritzung mit Dauer-Implantaten:

Silikonöl wird aus Polisiloxane gewonnen, neue Silikonöle werden besonders gut gereinigt und haben deshalb angeblich keine Nebenwirkungen; Vorteile: die besten kosmetischen Ergebnisse vor allem bei Lippenaufpolsterung, natürliches Aussehen, kein Schlauchmund, kaum Knötchenbildung; Risiken: Silikon ist seit Jahren in der Diskussion, Nebenwirkungen entstehen wahrscheinlich durch Verunreinigungen, die Ursachen sind aber noch nicht geklärt, angeblich keine Nebenwirkungen bei ultra-hochgereinigtem Silikonöl; Wirkdauer: wahrscheinlich dauerhaft; Kosten: ab 800 Euro zum Beispiel für Lippen.

Polyacrylamid kann mit Hyaluronsäure bzw. mit Kollagen gemischt werden; Vorteile: Material gut formbar, natürliches Aussehen, dauerhaft, Kombination mit Kollagen hat bessere Ergebnisse; Risiken: Acrylat-Teilchen eventuell tastbar und sichtbar, Knötchenbildung als Reaktion auf Fremdkörper unter der Haut, Knötchen auch nach Jahren möglich, aussagefähige Langzeitstudien fehlen, Entfernen schwierig und kann sichtbare Narben hinterlassen; Wirkdauer: wahrscheinlich lebenslang; Kosten: Ampulle ab 800 Euro.

Für wen nicht geeignet? schwangere und stillende Frauen, Frauen mit Allergien oder einer Neigung zu überschießender Narbenbildung. Wer große Angst vor Spritzen hat sollte eine Alternative suchen.

Größere Lippen

Liz Hurley, Pamela Anderson und Meg Ryan haben es bereits ausprobiert: Sie ließen sich die Lippen zu einem erotischen Schmollmund aufspritzen. Es eignen sich verschiedene Substanzen dazu: Biostoffe wie Hyaluronsäure, Kollagen und Eigenfett, aber auch Kombinationen mit Kunststoffpartikelchen.

Eine andere Möglichkeit: Der Arzt zieht bei örtlicher Betäubung 1,5 Millimeter dicke Goretex-Fäden durch die Lippen – das vergrößert sie leicht und glättet die Knitterfältchen an der Oberlippe. Dünne Gold- oder Aptosfäden eignen sich auch.

Vorteile: Das Unterspitzen hat bessere Ergebnisse als das Einziehen von Fäden; Risiken: Fäden können durchscheinen und fühlbar sein, Gefahr eines Schlauchmundes, Korrektur schwierig; Kosten: Hyaluronsäure oder Kollagen ab 200 Euro, dauerhafte Substanzen ab 600 Euro, Fäden ab 750 Euro.

Welcher Arzt eignet sich?

Wenn Sie eine Schönheitsoperation machen lassen wollen, sollten Sie sich genau erkundigen, welcher Arzt dafür in Frage kommt. Denn Titel wie Schönheitschirurg, ästhetischer Chirurg, ästhetisch-plastischer Chirurg und kosmetischer Chirurg kann sich jeder approbierte Arzt zulegen. Geschützt ist nur der Titel »Facharzt für Plastische Chirurgie«, denn dafür sind eine Weiterbildung von mindestens sechs Jahren, etwa 600 Operationen unter Anleitung eines erfahrenen Plastischen Chirurgen und zum Abschluss Facharztprüfungen notwendig. Anti-Aging-Methoden gehören aber nicht unbedingt zur Ausbildung, fragen Sie deshalb nach.

Wenig hilfreich ist es zu wissen, ob der Arzt Mitglied in einer Fachgesellschaft ist. Oft handelt es sich um Berufsverbände, denen alle Fachärzte angehören – ohne dass besondere Aufnahmekriterien zu erfüllen wären. Andere Gesellschaften sind Interessensgruppen, die ihre Politik durchsetzen wollen und die ihre Mitglieder nicht fachlich überprüfen.

Hören Sie sich deshalb in Ihrem Bekanntenkreis um, wer gute Erfahrungen bei welchem Arzt gemacht hat. In ein oder zwei Vorgesprächen sollte der Arzt die in Frage kommenden Methoden erklären, das angestrebte Ergebnis beschreiben und auf Grenzen und Risiken hinweisen. Fragen Sie, ob der Arzt bereits in mehreren Kliniken und Praxen gearbeitet hat, ob er verschiedene Methoden beherrscht, warum er gewisse Techniken ablehnt und wie viele Eingriffe er mit der für Sie empfohlenen Methode bereits erfolgreich gemacht hat. Medizinisch notwendige Korrekturen sollten im Preis inbegriffen sein. Wenn Sie an der Qualifikation des Arztes zweifeln, fragen Sie einen anderen Mediziner um Rat – es geht um Ihr Geld und Ihre Gesundheit. Wenn Ihnen der Arzt Fotos von bereits behandelten Frauen zeigt, sollten Sie ganz genau hinschauen: Häufig wird der Vorher-Nachher-Effekt zusätzlich dadurch hervorgehoben, dass die Frau nach der Behandlung besser geschminkt und gekleidet ist und einen schickeren Haarschnitt hat. Versuchen Sie sich davon nicht ablenken zu lassen, sondern beurteilen Sie nur das Behandlungsergebnis. Bedenken Sie auch, dass Ihnen jeder Arzt nur solche Fotos vorlegen wird, mit denen er für sich werben kann. Aus diesem Grunde ist es fraglich, ob die Fotos überhaupt aussagekräftig sind.

Wenn Sie erwägen, eine Schönheitsoperation im Gesicht machen zu lassen, können Sie sich an einen Hautarzt wenden. Dermatologen sind auch die richtigen Ansprechpartner für das Fettabsaugen. Erkundigen Sie sich, ob der jeweilige Arzt Weiterbildungen in Anti-Aging-Methoden absolviert hat. Plastische Chirurgen und Gynäkologen kommen als Experten für eine Brustoperation in Frage.

Behandlung mit Botulinumtoxin

Wie funktioniert 's? Botulinumtoxin ist ein Bakteriengift, das seit Jahren bei schweren Muskelverkrampfungen eingesetzt wird. Die für die Faltenunterspritzung im Gesicht verwendete Dosierung ist streng festgelegt. Das Nervengift kann der Arzt an den Querfalten der Stirn, an der Zornesfalte (senkrechte Falte zwischen den Augenbrauen) oder an den Lachfalten der Augen direkt in den jeweiligen Muskel spritzen. Auch einige Längsfalten am Hals und herabgesunkene Mundwinkel können so behandelt werden. Nach zwei bis sieben Tagen lähmt das Medikament den Muskel. Die Mimikfalten können sich so nicht weiter eingraben, sehr tiefe Falten entspannen sich allmählich.

Wirkdauer: drei bis sieben Monate, kann wiederholt werden.

Vorteile: ambulanter Eingriff; viele Migräne-Patienten haben nach der Stirnbehandlung weniger Beschwerden, sehr kurzer Eingriff, kaum schmerzhaft.

Risiken: kleine Blutergüsse an der Einstichstelle und leichter Kopfschmerz zwei bis vier Stunden nach dem Eingriff möglich; da es kein Anti-Serum gibt, kann der Effekt nicht rückgängig gemacht werden; wenn versehentlich benachbarte Muskeln am Auge getroffen werden, kann es etwa sechs Wochen zu Hängelidern und schlaffen Augenbrauen kommen; noch keine Langzeitstudien, Folgen für das Nervensystem unklar.

Kosten: 200 bis 600 Euro (je nach Menge).

Für wen nicht geeignet? Vorsicht bei übermäßiger Angst vor dem Nervengift, nicht für schwangere und stillende Frauen.

Übrigens: Mit Botulinumtoxin lassen sich auch die Schweißdrüsen zum Beispiel unter den Achseln lähmen. Übermäßiges Schwitzen (Hyperhidrosis) wird dadurch abgestellt.

Hauterneuerung (Skin-Resurfacing)

Wie funktioniert 's? Beim Skin-Resurfacing bringen Laserstrahlen das Wasser in der obersten Hautschicht zum Verdampfen, ohne die darunter liegenden Schichten zu beschädigen. Das ganze Gesicht zu behandeln wäre zu aufwändig, deshalb wird diese Methode häufig nur für die Oberlippe oder die Augenpartie eingesetzt. Der Erbium-Laser entfernt ganz gezielt Zellschicht für Zellschicht und wirkt an der Hautoberfläche. Der Kohlendioxid-Laser (CO_2-Laser) gibt seine Energie auch in die tieferen Hautschichten ab und aktiviert die dortigen Zellen, neues straffes Kollagen zu bilden. Das Bindegewebe kann dann wieder mehr Wasser speichern. Bei kleinen Stellen genügt eine örtliche Betäubung, bei größeren Flächen ist ein zusätzlicher Dämmerschlaf (Sedicrung) angebracht. In dcn folgenden sieben bis zehn Tagen gibt es nässende Schürfwunden und danach Rötungen.

Damit sich weniger Krusten bilden und die Haut schneller heilt, kann der Arzt spezielle Membranen auf die Haut legen, die Frau verwendet Salben oder Teeverbände. Während des Heilungsprozesses sollte man zu Hause bleiben. Bei einer Veranlagung zu Herpes sind eine medikamentöse Vorbeugung und gegebenenfalls Antibiotika sinnvoll. Da die Haut besonders gut durchblutet wird, ist sie sechs bis zwölf Wochen lang gerötet. Die neue, rosige und glatte Haut wächst allmählich nach. Tiefe mimische Falten können so jedoch nicht geglättet werden.

Wirkdauer: mindestens fünf Jahre bis dauerhaft.

Vorteile: Laser sind besser steuerbar als chemisches Peeling; der Kohlendioxid-Laser verödet die Gefäße, deshalb blutet es nicht; mit dem Erbium-Laser kann der Arzt feiner arbeiten.

Risiken: Vorübergehende Überpigmentierung, bleibende Hautrötung oder Hautblässe sind möglich, die Frau ist mindestens sieben Tage nicht gesellschaftsfähig.

Kosten: Oberlippe oder Augenregion jeweils ab 1000 Euro.

Für wen nicht geeignet? Vorsicht bei Allergien, Pigmentstörungen, Neurodermitis, extrem empfindlicher Haut und im Sommer.

Mechanisches Peeling (Dermabrasio)

Wie funktioniert 's? Die Haut wird unter lokaler Betäubung mechanisch abgeschliffen, die Schleifköpfe sind mit Diamantstaub besetzt. Bei einer Behandlung des ganzen Gesichts ist eine Vollnarkose sinnvoll. Auf den behandelten Flächen bildet sich ein Schorf, der nach fünf bis sieben Tagen abfällt. Die darunter liegende Haut ist weich, glatt, rosa und sehr lichtempfindlich, deshalb muss die Frau nach der Behandlung mindestens sechs Monate lang Sonnencreme auftragen. Die rosa Hauttönung verschwindet nach einigen Monaten.

Wirkdauer: vier bis sechs Monate.

Vorteile: beseitigt auch kleine Narben zum Beispiel von Akne.

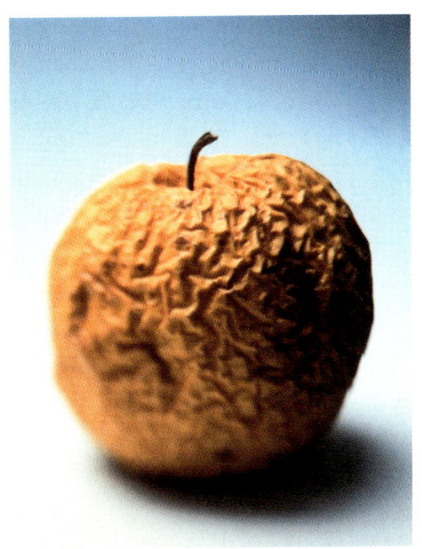
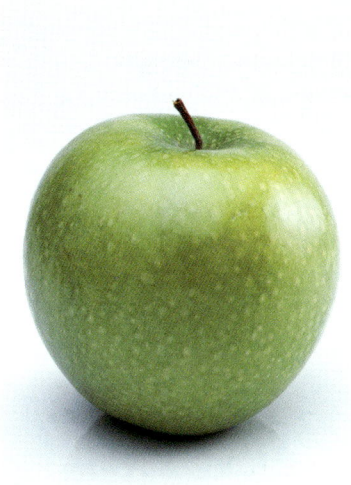

Um die Falten in der Gesichtshaut zu glätten, können Laserstrahlen eingesetzt werden. Möglich ist auch eln mechanisches Peeling oder eine Oberflächenbehandlung mit Säuren.

Risiken: Methode kaum noch üblich, weil das Abschleifen schwer steuerbar ist. Schwellungen und Pigmentstörungen sind möglich, wenn zu viel Haut abgeschliffen wurde. Es können kleine Falten und Narben entstehen, umständlicher und riskanter als Laserbehandlung.

Kosten: ab 1000 Euro.

Für wen nicht geeignet? Für Frauen mit dunklem Hauttyp, bei Neigung zu Narbenbildung.

Peeling mit Säuren

Wie funktioniert 's? Mit Hilfe von Vitamin-A- oder Fruchtsäuren (Salicylsäure) wird die Haut abgetragen. Möglich sind verschiedene Stärken: Für den Hausgebrauch kann man Cremes mit 8 bis 15 Prozent Fruchtsäure verwenden, neuerdings enthalten diese auch zusätzlich Vitamin A. Dieses Peeling sollten Frauen mit dunklem Hauttyp nur zwischen Oktober und Februar anwenden. Ein kosmetisches Peeling mit Vitamin-A-Säuren wirkt nur an der Hornschicht, stärker sind Alpha-Hydroxy- oder Salicylsäuren. Für chemische Peelings mit höherer Konzentration oder mit Phenol oder Trichloressigsäure sollten Sie sich an einen Hautarzt oder einen Plastischen Chirurgen wenden, denn es wird die oberste Hautschicht entfernt. Da die Haut einige Minuten lang sehr stark brennt, sind ein Dämmerschlaf und eine zusätzliche Betäubung sinnvoll. Nach ein bis zwei Tagen schält sich die trockene Haut ab und wächst in den folgenden acht Tagen wieder nach. Fältchen, Pigmentflecken oder kleine Narben sind nicht mehr so stark zu sehen.

Wirkdauer: bis fünf Jahre.

Vorteile: in der Regel keine nässenden Schürfwunden, größere Flächen behandelbar, kurze Prozedur.

Risiken: schmerzhaft, Schwellungen und Pigmentstörungen sind möglich.

Kosten: ab 1200 Euro.

Für wen nicht geeignet? Säure-Peeling nicht im Sommer machen lassen, Vorsicht bei dunklen Hauttypen.

Facelifting

Soll beim Facelifting das ganze Gesicht gestrafft werden, erfolgt die Operation bei Vollnarkose bzw. im Dämmerschlaf. Beim S-Lift erfolgt der Eingriff vom Ohr aus, von dort aus können die Wangen- und Mundpartie sowie der Hals gestrafft werden.

Wie funktioniert's? Eine Schönheitsoperation im Gesicht kann auch nur einzelne Teile betreffen. Möglichkeiten mit dem Skalpell: Tränensäcke oder Schlupflider entfernen, Nase korrigieren, Hals liften, Stirnfalten glätten, die Falte zwischen Mund und Wangen (Nasolabialfalte) etwas mildern. Die Furchen auf der Oberlippe können so jedoch nicht geglättet werden. Soll das ganze Gesicht gestrafft werden, erfolgt die Operation bei Vollnarkose oder im Dämmerschlaf (Sedierung) in einer Klinik. In der Regel verläuft der Schnitt an der Grenze zwischen Stirn und Haaren, am Ohr kann er hinter dem Ohrknorpel oder direkt davor liegen und geht um das Ohrläppchen herum über die Rückfläche der Ohrmuschel bis zur behaarten Nackenhaut. Im Halsbereich wird die Haut etwa bis zur Mitte gelöst. Da sich beim Älterwerden Haut, Muskeln, Fett und Bindegewebe unterschiedlich verändern, operiert der Chirurg zunächst die tieferen Schichten: Er kann hängende Partien wie bei Schlupflidern und Wangen anheben, Muskeln straffen oder schwächen, Fettgewebe aus dem Doppelkinn absaugen und mit entnommenem Fett-, Binde- und Muskelgewebe tiefe Falten und Furchen unterfüttern. In einem zweiten Schritt wird die Haut wieder ausgebreitet, sodass die Falten weniger sichtbar sind. Der Eingriff dauert 60 bis 90 Minuten. Bei einem so genannten S-Lift wird unter örtlicher Betäubung oder im Dämmerschlaf ein S-förmiges Hautstück vor dem Ohr entfernt. Von dort aus können das untere Gesicht und der Hals gestrafft werden. Nach 10 bis 14 Tagen sind Schwellungen und Blutergüsse meist abgeklungen. Eine kosmetische Nachbehandlung sowie eine Lymphdrainage sind sinnvoll.

Wirkdauer: zehn Jahre, Gesicht altert nach dem Eingriff »normal« weiter.

Vorteile: Haut wird straffer, Falten, Schlupflider, Tränensäcke, hängende Wangen und der so genannte Truthahnhals können weitgehend beseitigt werden, nach dem Eingriff wirkt das Gesicht jünger.

Risiken: allgemeines Operationsrisiko, Nachblutungen, Schädigungen der Nerven und Närbchen sind möglich, selten Wundheilungsstörungen, zum Teil maskenhaftes Aussehen, Ergebnis kann nicht rückgängig gemacht werden, Korrekturen sind nach etwa einem halben Jahr möglich.

Kosten: großes Facelifting ab 5 000 Euro; S-Lift: ab 2 000 Euro; Straffung des Halses ab 3 500 Euro; ab 1 300 Euro für einzelne Operationen wie Anhebung der Augenbrauen, Straffung der Oberlider (Schlupflider) bzw. der Unterlider (Tränensäcke).

Für wen nicht geeignet? Frauen mit Operationsrisiko und Neigung zu Narbenbildung.

Fettabsaugung (Liposuktion)

Wie funktioniert 's? Der Eingriff erfolgt in der Regel ambulant, dabei sollten an den Problemzonen nicht mehr als zwei Liter reines Fettgewebe entfernt werden. Maximal vier Liter Fettgewebe können in Kliniken abgesaugt werden. Für begrenzte Körperregionen (Bauch, Hüfte, Oberschenkel) hat sich die so genannte Tumeszenzanästhesie bewährt. Für diese spezielle örtliche Betäubung spritzt der Arzt große Mengen einer verdünnten Anästhesielösung in das Fettgewebe, sodass der unterspritzte Körperteil anschwillt und betäubt wird. Die Patientin ist bei vollem Bewusstsein und kann sich während der Operation bewegen, sodass das Ergebnis in verschiedenen Positionen kontrolliert werden kann. Der Arzt führt eine lange dünne Kanüle in das Fettgewebe ein, die Nadel ist an ein Absauggerät angeschlossen. Durch das Hin- und Herbewegen entstehen Tunnel im Fettgewebe, die während der Heilungsphase schrumpfen und so die Haut samt Bindegewebe zusammenziehen. Nach drei bis vier Tagen Schonung kann die Patientin wieder zur Arbeit gehen, zwei bis vier Wochen lang sollte sie Kompressionswäsche tragen. Im Laufe dieser Zeit

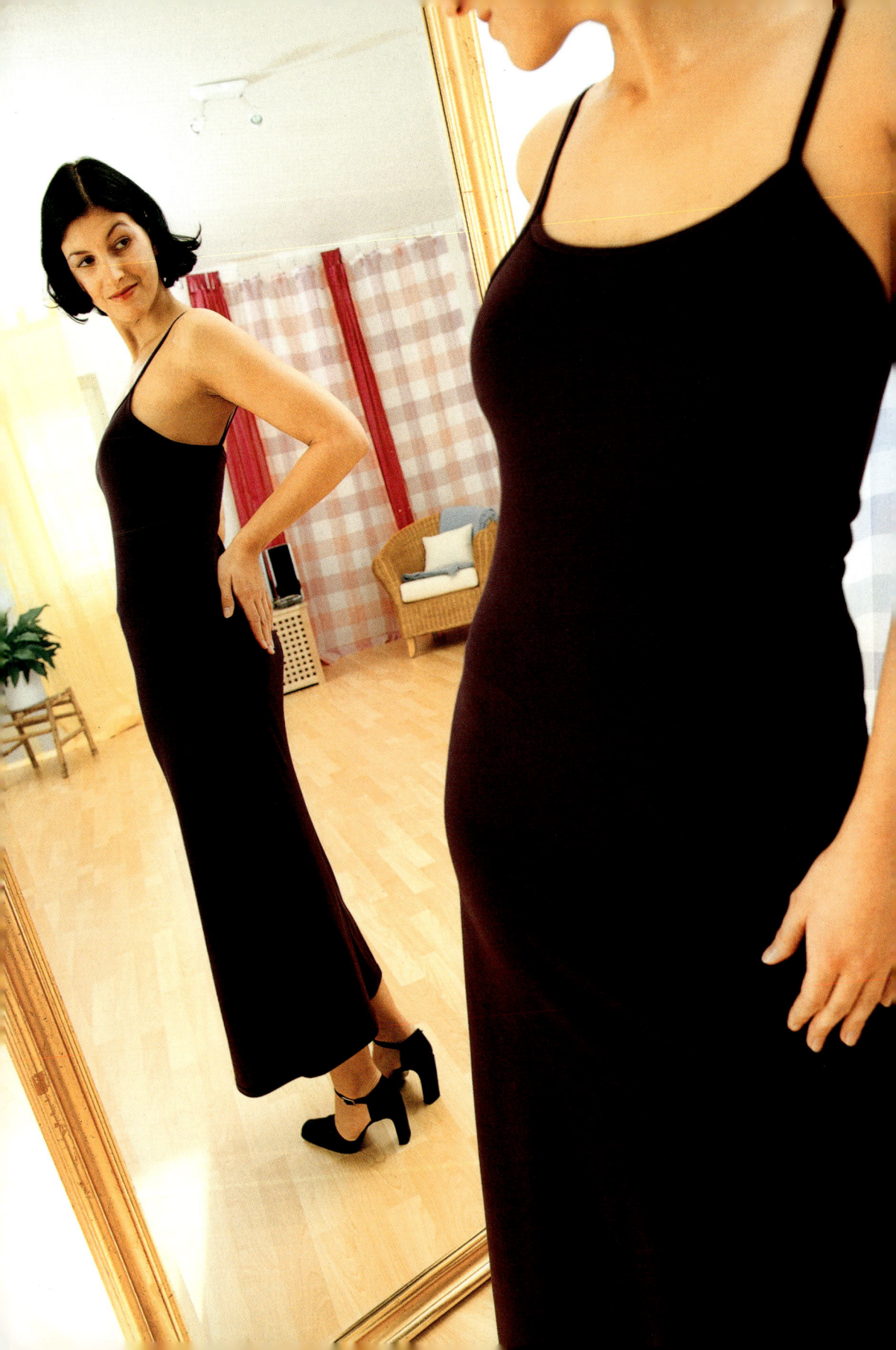

gehen die Schwellungen und Blutergüsse zurück. Es bleiben kleine Närbchen zurück. Die endgültige Form ist nach drei bis sechs Monaten erreicht.

Wirkdauer: viele Jahre, bei Gewichtszunahme können die restlichen Fettzellen anschwellen, was ungünstig aussehen kann.

Vorteile: bei Tumeszenzanästhesie weder Narkose- noch Thromboserisiko, durch die enthaltenen Substanzen ziehen sich Gefäße zusammen, deshalb weniger Blutergüsse. Cellulite wird beseitigt oder verringert, auf Wunsch kann Eigenfett zum Unterspritzen von Falten oder Lippen gewonnen werden.

Risiken: Wenn zusätzliche Betäubungsmittel gegeben werden oder der Eingriff unter Vollnarkose stattfindet, kann es zu Herzproblemen, in seltenen Fällen auch zu tödlichem Herzstillstand kommen. Einigen Frauen wird beim Fettabsaugen schwindelig, nach einer kurzen Pause kann aber meist weitergearbeitet werden. Möglich sind allergische Reaktionen und ausgeprägte Dellen in der Haut, sehr selten Thrombose, Lungenembolie, Zystenbildung, dauerhafte Gewebeverhärtung und Hautverfärbung, Verwachsungen unter der Haut lassen sich schwer entfernen.

Kosten: Reithose ab 2 500 Euro, größere Eingriffe ab 5 000 Euro.

Für wen nicht geeignet? Frauen mit Gerinnungsstörungen und unklaren allergischen Reaktionen, bei massivem Übergewicht.

Brustoperationen

Die meisten Frauen finden ihren Busen schön, so wie er eben nun mal gewachsen ist. Etwas kleiner oder etwas größer als »normal« ist ihnen nicht so wichtig, Hauptsache die weibliche Silhouette stimmt. Doch nicht jeder Frau gefällt ihr Busen, weil er vielleicht sehr klein oder sehr groß ist oder links eine andere Größe als rechts hat. Vor allem gesunde Frauen, die einen größeren Busen haben wollen, sollten sich genau überlegen, warum ihr Wunsch so stark ist: Wenn Sie mit dem operativen Eingriff ein geringes Selbstbewusstsein steigern oder Konflikte in der Partnerschaft lösen wollen, sollten Sie zunächst andere Schritte erwägen. Vielleicht hilft Ihnen eine Psychotherapie, die Sie allein oder zusammen mit Ihrem Partner machen. Falls Ihr Freund oder Mann versprechen sollte, Sie »danach« mehr zu lieben als jetzt, sollten Sie ernsthaft überlegen, ob er wirklich der Richtige für Sie ist. Es könnte nämlich sein, dass ein anderer Partner Sie so liebt, wie Sie nun mal sind.

Abbildung links:
Wenn die Oberschenkel zu dick oder die Hüften zu breit sind und die Proportionen deshalb nicht mehr stimmen, kann man das überschüssige Fett absaugen lassen. Wenden Sie sich an einen Arzt, der langjährige Erfahrungen mit dem Fettabsaugen hat – nur so können Sie das gesundheitliche Risiko so gering wie möglich halten.

Was ist eine Kapselfibrose?

Ganz gleich, welche Füllung ein Brustimplantat hat und wie die Oberfläche beschaffen ist: Der Körper reagiert auf das fremde Material, indem er um jedes Brustkissen eine dünne und elastische Bindegewebshaut (Kapsel) bildet.

Bei den früheren glattwandigen Kissen kam es in 20 bis 25 Prozent der Fälle zu einer so genannten Kapselfibrose, das Risiko bei modernen rauen Modellen liegt bei vier bis fünf Prozent: Die Hülle wird dann so dick und hart, dass sich die Form des Brustkissens verändert. Oder die Kapsel schrumpft und schiebt das Kissen in eine andere Position. Im Rahmen einer weiteren Operation kann der Chirurg die Kapsel entfernen, sie kann sich aber wieder neu bilden. Warum eine Kapselfibrose auftritt, ist noch unklar. Mitverursacher könnten Blutergüsse nach der Operation oder Hautbakterien sein, die eine chronische Entzündung hervorrufen.

Brustvergrößerung (Augmentation)

Wie funktioniert 's? Wenn das Kissen *auf* den Brustmuskel gelegt wird, genügt ein Dämmerschlaf mit örtlicher Betäubung, viele Frauen entscheiden sich jedoch für eine Vollnarkose. Einige Ärzte setzen auch die TIVA-Methode (Total Intra Venöse Anästhesie) ein, bei der Schmerz- und Narkosemittel über die Armvene zugeführt werden. Um das Implantat einführen zu können, ist ein etwa vier Zentimeter langer Schnitt in der Achselhöhle, in der Brustumschlagfalte oder rund um den Brustwarzenvorhof notwendig. Bei einer endoskopischen Operation sind kürzere Schnitte möglich. Vor allem bei sehr schlanken Frauen wird das Implantat häufig *unter* den großen Brustmuskel gesetzt, damit es später weniger sichtbar und tastbar ist. Dafür muss der Chirurg den fächerförmigen Muskel im unteren Teil lösen und abtrennen.

Brustimplantate sind 60 bis 600 Gramm schwer, haben eine Hülle aus festem Silikon und können mit verschiedenen Materialien gefüllt sein:

Silikon-Gel: Nach dem Verbot von silikongefüllten Implantaten in den USA (1992) und in Frankreich (1995) wurde unter Fachleuten kontrovers über das Material diskutiert. Neuere Studien belegen, dass das Silikon-Gel nicht verantwortlich ist für Rheumaerkrankungen, Bindegewebsschwäche, allergische Reaktionen oder eine höhere Brustkrebsrate. Kissen mit so genanntem Kohäsiv-Gel enthalten quer vernetzte Silikonmoleküle, die das Implantat auslaufsicher machen. Das Material behält seine ursprüngliche Form und Kontur bei; Haltbarkeit: dauerhaft, das Implantat sollte aber nach fünf bis sechs Jahren

Abbildung rechts:
Wenn Sie darunter leiden, dass Ihr Busen allzu groß oder allzu klein ist, können Sie überlegen, ob Sie sich operieren lassen wollen. Eingriffe aus rein ästhetischen Gründen müssen Sie jedoch aus eigener Tasche bezahlen. Medizinisch begründet sind Brust erhaltende Operationen nach Brustkrebs und Brustverkleinerungen, bei denen mehr als 400 g Körpergewebe auf jeder Seite entfernt wird.

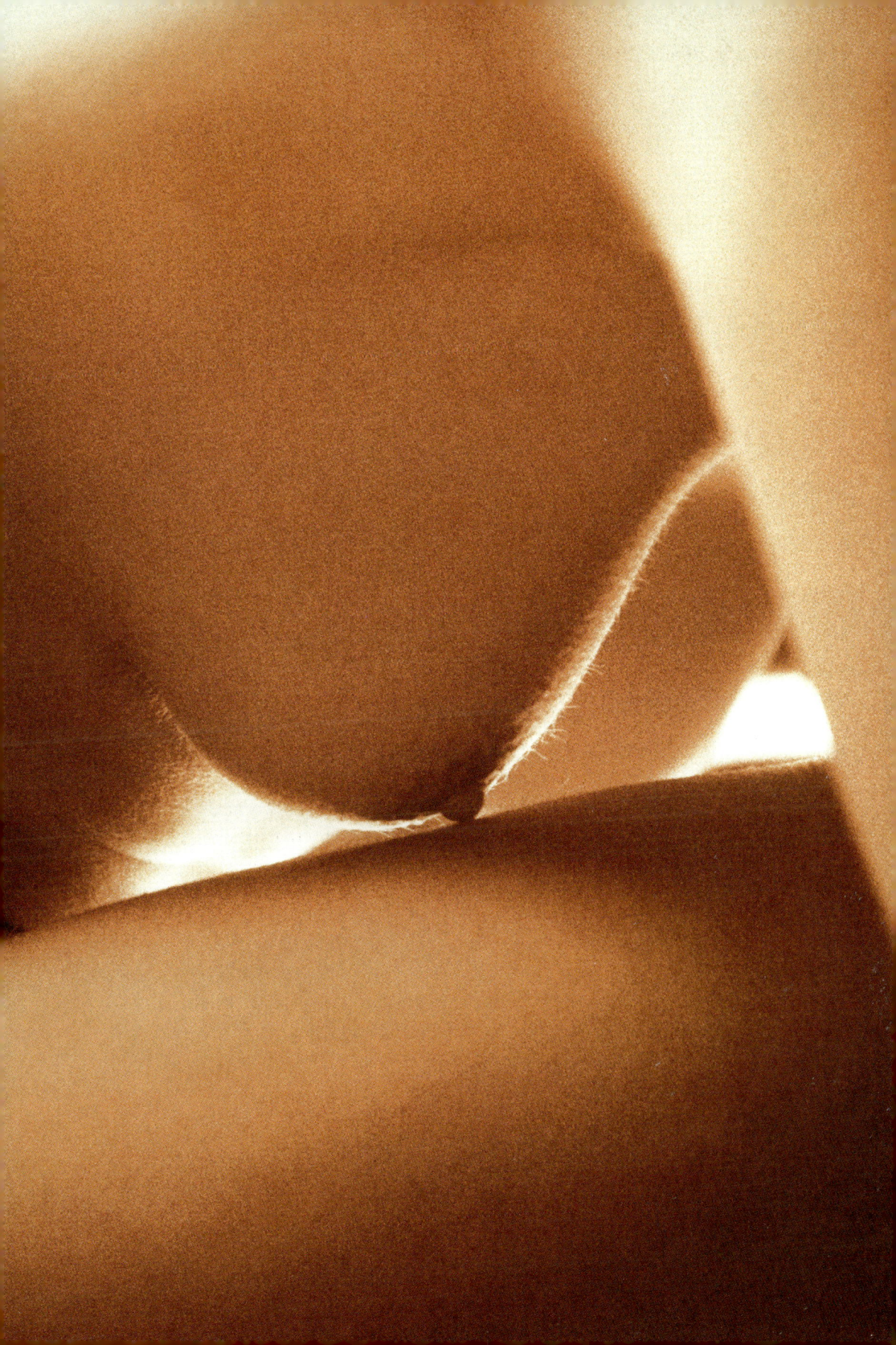

kontrolliert werden; Vorteile: am längsten angewandt und am besten untersucht, fühlt sich an wie eigenes Gewebe, Kissen mit rauer Oberfläche werden vom Körper gut angenommen (geringes Risiko für Kapselfibrose), ultra-hochgereinigtes Silikon soll gut verträglich sein; Nachteile: Die Mammographie wird erschwert, weil Silikon Röntgenstrahlen nicht durchlässt. Bei geplatztem Kissen kann Silikon in die körpereigene Kapsel austreten (»bleeding«) und entfernt werden.

Kochsalzlösung: Die Zusammensetzung entspricht dem Salzgehalt des Körpers, das Kissen gibt über die Jahre Wasser an den Körper ab; Vorteile: gute Verträglichkeit, beim Auslaufen kann der Körper die Kochsalzlösung über die Nieren ausscheiden; Nachteile: Busen kann unnatürlich abstehen, Implantat kann gluckern, Wasser erwärmt sich langsamer als der Körper (z. B. beim Schwimmen), Röntgenstrahlen dringen schlecht durch, Risiko einer spontanen Entleerung deutlich höher als bei anderen Materialien, im Laufe der Jahre kann sich der Busen wellen und Falten bilden; Haltbarkeit: sechs bis acht Jahre.

PVP-Hydrogel-Kissen: Der gallertartige Grundstoff besteht aus Polyvinylpyrrolidon (PVP) und wird mit Wasser versetzt; Vorteile: natürlich wirkendes Material, durchlässig für Röntgenstrahlen, kann komplett über die Nieren ausgeschieden werden; Nachteile: Brust wird allmählich größer und kann verhärten, beim Austreten können lokale Entzündungen entstehen, viele Experten raten davon ab; Haltbarkeit: rund zehn Jahre.

Sojaöl: Kissen mit Sojaöl-Füllung nahm der Hersteller 1999 vorsichtshalber vom deutschen Markt, weil einige Frauen Brustentzündungen bekommen hatten, nachdem Sojaöl ausgetreten war. Ein Austausch wird dringend empfohlen.

Allgemeine Operationsrisiken: Nachblutungen und Blutergüsse sind in den ersten zwölf Stunden nach der Operation möglich. Eine weitere Operation zum Auswaschen der Blutreste ist dann meist erforderlich. Bakterielle Entzündungen sind in den ersten zwei Wochen nach dem Eingriff möglich, Antibiotika können manchmal helfen, im Einzelfall ist das Spülen der Implantattasche notwendig, bei Eiterbildung muss das Kissen wieder entfernt werden; langfristiges Risiko: Kapselfibrose (siehe Kasten Seite 248). Die Brust kann noch drei bis sechs Monate nach dem Eingriff unempfindlich oder besonders sensibel sein, unangenehme Spannungsgefühle sind möglich.

Kosten: zwischen 4000 und 8000 Euro.

Brustimplantate können zwischen 60 und 600 Gramm schwer sein. Als Füllungen kommen Silikon-Gel, Kochsalz-Lösungen und PVP-Hydrogel-Kissen in Frage. Erkundigen Sie sich nach den Vor- und Nachteilen der verschiedenen Materialien.

Bruststraffung oder Brustverkleinerung

Wie funktioniert 's? Um eine durchhängende Brust zu straffen, schneidet der Chirurg das Gewebe rund um die Brustwarze und von dort aus senkrecht bis zur Brustumschlagsfalte ein. Der Operateur schiebt das Drüsengewebe nach oben, verschmälert die Brustbasis, verlagert die zu tief stehende Brustwarze samt Nerven und Blutgefäßen nach oben, verkleinert eventuell den Warzenhof und entfernt überschüssige oder überdehnte Haut. Eine solche Mastopexie kann bei kleiner und mäßig hängender Brust auch nur durch den Schnitt rund um den Warzenhof erfolgen. Für eine Brustverkleinerung (Reduktions-Mammaplastik) wird Brustdrüsengewebe entfernt – bei bis zu 400 Gramm auf jeder Seite gilt der Eingriff als Schönheitsoperation. Der Eingriff erfolgt in der Regel bei Vollnarkose in einer Klinik.

Vorteile: bei ursprünglich besonders großem Busen mehr Beweglichkeit, weniger Rückenschmerzen und Verspannungen.

Risiken: Infektionen, sichtbare Narben, verzögerte Wundheilung, Blutergüsse und dauerhafte Spannungen sind möglich, das Gefühl in den Brustwarzen kann einige Wochen oder Monate vermindert oder taub sein, in ein bis zwei Prozent der Fälle sterben die Brustwarzen ab.

Kosten: ab 3800 Euro; bei starken Rückenbeschwerden, Verspannungen, Haltungsfehlern und Entnahme von mindestens 400 Gramm pro Seite übernehmen gesetzliche Krankenkassen die Kosten.

So schwinden die Pfunde

Mediziner und Ernährungsberater definieren das Gewicht eines Menschen als eine recht abstrakte Größe, die in Kilogramm gemessen wird und sich auf die Körpergröße bezieht. Der Body-Mass-Index (BMI) errechnet sich nach der Formel: Körpergewicht in Kilogramm geteilt durch das Quadrat der Körpergröße in Metern (siehe Seite 164). Die so berechneten Daten werden nach Altersgruppen gestaffelt – ein BMI zwischen 19 und 29 gilt demnach als »normal«. Liegt die Zahl bei 30 oder darüber, besteht ein deutliches Übergewicht.

Doch was helfen schon Zahlen, wenn eine Frau abnehmen will? Wichtig ist doch, dass sie sich so nicht leiden mag, wie sie gerade aussieht – und das kann sie am besten beim regelmäßigen Blick in einen großen Spiegel beurteilen. Frauen, die etliche Pfunde zu viel auf die Waage bringen, mögen sich oft nicht lange anschauen, und auch der Einkauf von Hosen und Bademoden wird für sie häufig zur Qual. Denn das, was sie da sehen, kränkt ihre Eitelkeit.

Auf allen Zigarettenpackungen steht, dass Rauchen die Gesundheit gefährdet. Wer zu viel isst, weiß auch, dass Übergewicht verschiedene Krankheiten verursachen kann. Aber solche Warnhinweise tragen kaum dazu bei, dass jemand sein Verhalten ändert – die Argumente überzeugen weder die Raucher, keine Zigaretten mehr zu rauchen, noch die Dicken, Sport zu reiben und weniger zu essen.

Das einzige, was eine Frau zum Abnehmen ermutigen kann, ist die ständige Auseinandersetzung mit ihrem eigenen Schönheitsideal: Wenn sie sich hübsch und attraktiv findet, wird sie so bleiben wollen, wie sie ist. Wenn sie aber hier und da etwas nicht leiden kann, wird sie motiviert sein, etwas zu ändern. Schwierig wird es lediglich, wenn sich eine Frau bereits aufgegeben hat: Dann ist ihr das Aussehen egal, sie hat keinen Antrieb, sich sportlich zu bewegen, und das Essen wird zur Ersatzbefriedigung.

Die meisten Frauen wissen aus leidvoller Erfahrung, dass Diäten nur noch dicker machen – insbesondere dann, wenn sie wochenlang hungern mussten und endlich wieder zuschlagen können. Die Faustregel »Je weniger man isst, umso dicker wird man« hat einen medizinischen Hintergrund:

Durch das wenige Essen oder das Hungern wird der Stoffwechsel so weit heruntergefahren, dass selbst kleinste Essensmengen verwertet werden müssen, um das Speicherfett zu halten oder anzureichern.

Tausche Fett gegen Muskel

Sie haben ein Konzept entwickelt, das übergewichtigen Frauen helfen soll, abzunehmen und das Wunschgewicht langfristig zu halten. Wie kamen Sie darauf, das Programm »Tausche Fett gegen Muskel« zu entwickeln?

Abbildung rechts: Um abzunehmen, sollten Sie Ihre Ernährung umstellen und regelmäßig Sport treiben. Beim Joggen und Radfahren trainieren Sie die Ausdauer, die Bauchmuskeln kräftigen Sie mit Übungen im Fitness-Studio.

Professor Hesch: Das Konzept orientiert sich am Erfolg von Models und Bodybuildern. Außerdem haben wir Erkenntnisse miteinbezogen, die Wissenschaftler über den Stoffwechsel der Fettzelle gewonnen haben. »Tausche Fett gegen Muskel« funktioniert bei jeder Frau, wenn sie ein halbes Jahr dabeibleibt.

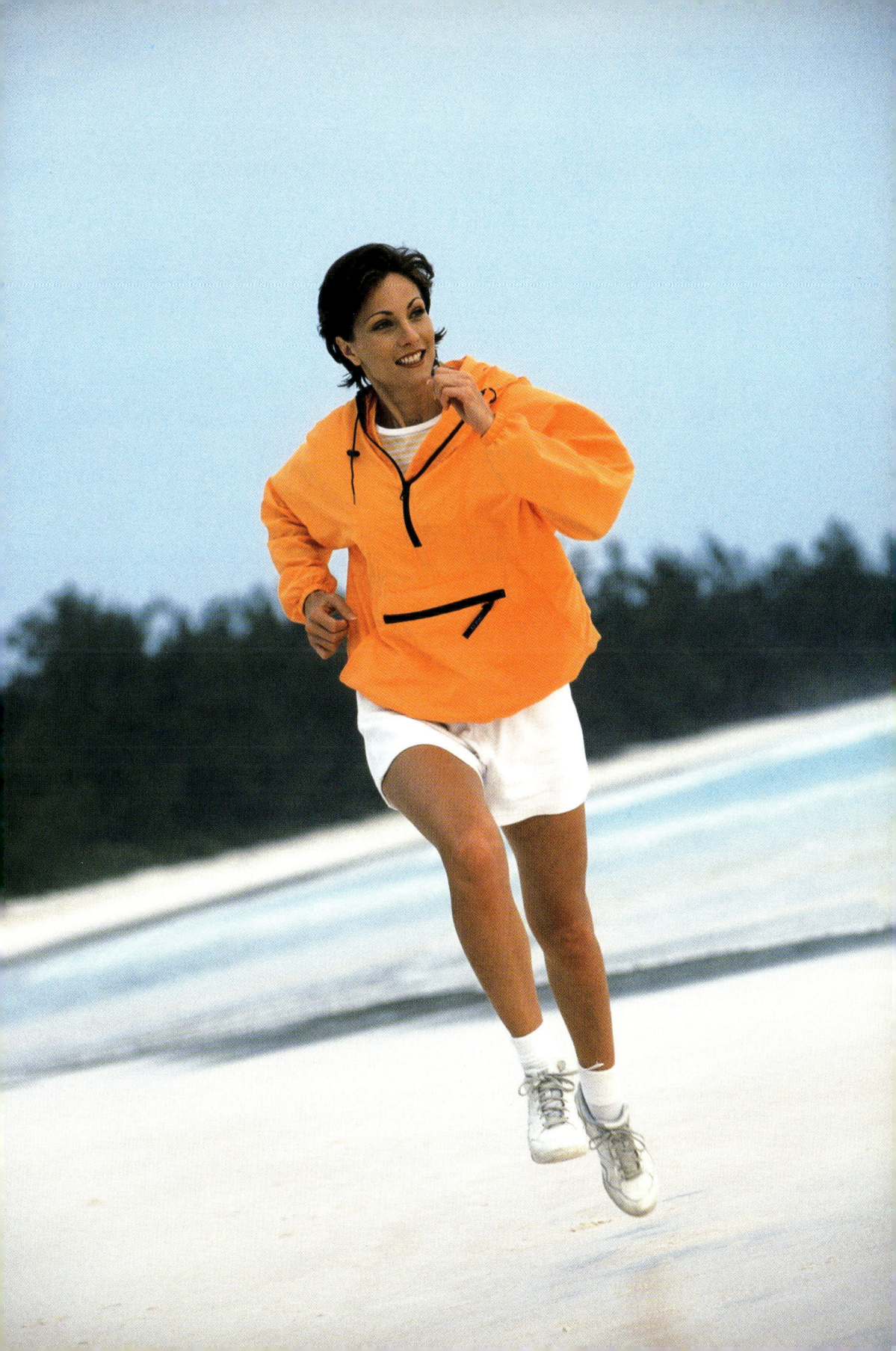

**Ihr Slogan zum Abnehmen heißt »Weg von der Waage, hin zum Spiegel«.
Welche weiteren Maßnahmen empfehlen Sie?**

Professor Hesch: Frauen, die abnehmen wollen, sollten sechs Monate lang konsequent auf Alkohol verzichten. Damit sie keine Heißhungerattacken bekommen, sollten sie sechs Mal am Tag kleine Portionen essen. Hungergefühle sollten dabei niemals auftreten. Wichtig ist auch, so viel Wasser oder Tee zu trinken, dass der Urin immer hell ist. Damit der Körper auf seine Fettreserven zurückgreift, sollte man sechs Monate lang auf Kohlenhydrate verzichten. Das bedeutet: kein Brot, keine Nudeln, keine Kartoffeln, kein Reis, keine mit Mehl angemachten Speisen und keine gezuckerten Speisen.

Sie empfehlen, »functional food« zu essen. Warum ist das gut für Frauen, die abnehmen wollen?

Professor Hesch: Unter »functional food« versteht man speziell hergestellte Nahrungsergänzungen, wobei das aus dem Englischen kommende »meal replacement«, also der Ersatz für eine vollständige Mahlzeit, zunehmend eine Rolle spielt. Wenn man abnehmen will, muss man alle drei Stunden etwas essen, also fünf- bis sechsmal am Tag. Für viele Menschen ist dies mit einem geordneten Familien- und Berufsleben schlecht vereinbar, denn üblich sind in der Regel drei große Mahlzeiten morgens, mittags und abends. Aber vor allem das Abendessen schlägt kräftig zu Buche, weil es oft zu üppig ist. Viel vernünftiger ist es, konventionell dreimal am Tag eine normale Mahlzeit zu essen und jeden Bissen zu genießen. Das Essen sollte schön aussehen, ausreichend gewürzt sein und gut schmecken, denn Abnehmen muss Spaß machen. Dazwischen empfiehlt es sich, ein »functional food« einzuschieben, welches vorzugsweise aus Protein besteht. Es gibt unterschiedliche Präparate und bei gleicher Qualität unterschiedliche Preise. Ich empfehle zum Beispiel Produkte von MAËL, an deren Entwicklung ich mitgearbeitet habe.

Welchen Einfluss hat die Anti-Baby-Pille auf das Gewicht?

Professor Hesch: Frauen, die sich für die klassische Pille entscheiden, legen an Gewicht zu, weil die monatliche Hormondosis häufig etwas zu hoch ist. Wer abnehmen will, sollte die Pille zeitweilig absetzen und andere Verhütungsmethoden verwenden, die keine Hormone enthalten. Wenn der Frau das Schwangerschaftsrisiko zu groß ist, kann sie auf eine niedrig dosierte Pille ausweichen. Frauen mit Beschwerden während der Wechseljahre sollten eine möglichst niedrig dosierte kontinuierliche Hormonersatzbehandlung wählen.

Welche Sportarten empfehlen Sie?

Professor Hesch: Am besten ist es, wenn die Frauen gleich morgens nach dem Aufstehen 40 Minuten lang laufen, walken oder Rad fahren. Sie sollten dann noch nüchtern sein. Wenn sie es vertragen, können sie zuvor einen Espresso trinken, denn das Koffein treibt die Wärmemaschine, die das Fett verbrennt, noch besser an. Am besten ist es, wenn sich die Frauen für das Ausdauertraining dreimal in der Woche Zeit nehmen – vielleicht an einem Werktag und zusätzlich am Samstag und am Sonntag. Hinzu kommt dreimal in der Woche nachmittags ein Muskel aufbauendes Training mit Bauchtraining. Mit einem solch intensiven Muskeltraining lässt sich ebenso wie mit dem aeroben Training Fett abbauen, wenn man das Programm mindestens ein halbes Jahr durchhält und danach so viel wie nötig macht, um das Gewicht zu halten. Unser Konzept »Tausche Fett gegen Muskel« funktioniert immer, das kann ich jeder Frau garantieren.

Was können Frauen gegen zu dicke Hüften und Oberschenkel tun?

Professor Hesch: Volle Hüften und dicke Oberschenkel haben einen biologischen Hintergrund, denn es handelt sich dabei um den so genannten Stillspeck. Die Natur hat diese Fettreserven angelegt, damit in Notzeiten Energie zum Stillen vorhanden ist. Ältere Frauen haben vielleicht schon ein eingefallenes Gesicht und eine schlaffe Brust, aber das Fett an den Hüften und am Oberschenkel sitzt immer noch fest. Loswerden können Frauen diesen Stillspeck nur, wenn sie sehr hartnäckig daran arbeiten. Am ehesten kann man es mit Kraftausdauertraining mobilisieren.

> »Den Fettpölsterchen an Hüften und Oberschenkeln kann man am ehesten mit Kraftausdauertraining zu Leibe rücken.«
> *Rolf-Dieter Hesch*

Wie viel darf eine Frau pro Monat abnehmen, ohne Angst haben zu müssen, dass sie gesundheitlichen Schaden nimmt?

Professor Hesch: Aus medizinischer Sicht sollten Frauen nicht mehr als zwei, maximal drei Kilogramm pro Monat abnehmen. Innerhalb von sechs Monaten sollten es nicht mehr als zehn bis zwölf Kilogramm sein.

Buchtipps

Inner Image
Ang Lee Seifert: Jetzt pack ich's an. Trias Verlag, Stuttgart 1999
Susan Lang: Wir Frauen ohne Kinder. Eichborn, Frankfurt 1992

Stress
Angelika Wagner-Link: Sackgasse Stress? Thieme, Stuttgart 1996
Ruth Gall: Problemfall Schwiegermutter. Goldmann, München 1999
Bettina Münch: Ich will alles. Glücklich mit Kind, Job und Partner.
Fischer, Frankfurt 2002
Sabine Asgodom: Balancing. Das ideale Gleichgewicht zwischen Beruf und
Privatleben. Econ, München 2001
Karin Hertzer: Autogenes Training. Südwest, München 2001
Sivanada Yoga Zentrum: Yoga, Gräfe und Unzer, München 2003
Almut Huth, Werner Huth: Meditation. Gräfe und Unzer, München 1996

Biologie
Ingeborg Stadelmann: Die Hebammensprechstunde. Stadelmann-Ermen-
gerst, 2001
Birgit Gebauer-Sesterhenn, Thomas Villinger: Schwangerschaft und Geburt.
Gräfe und Unzer, München 2001

Liebe und Sex
Doris Christinger: Auf den Schwingen weiblicher Sexualität. Pendo Verlag,
Zürich 2000
Diana Ecker: Aphrodites Töchter: Wie Frauen zu erfüllter Sexualität finden.
Kösel, München 2000
Lou Paget: Der Super Orgasmus. Mosaik, München 2001
Nancy Friday: Befreiung zur Lust. Frauen und ihre sexuellen Phantasien.
Goldmann, München 1992
Maria Norovska: Der russische Geliebte. Rowohlt, Reinbek bei Hamburg
2001

Verhütung
Jutta Walter, Knut Hoffmann: Partnerschaftliche Empfängnisverhütung. Trias, Stuttgart 1992

Bernard Asbell: Die Pille und wie sie die Welt veränderte. Kunstmann, München 1996

Elsimar Coutinho: Is Menstruation Obsolete?, Oxford University Press, New York, 1999

Körperliche und seelische Probleme
Dorothee Struck: Wirksame Hilfe bei Myomen. Trias, Stuttgart 2000

Marya Hornbacher: Alice im Hungerland. Leben mit Bulimie und Magersucht. Ullstein, München 2001

Bärbel Wardetzki: Iss doch endlich mal normal! Hilfen für Angehörige von essgestörten Mädchen und Frauen. Kösel, München 2002

Wechseljahre
Julia Onken, Feuerzeichen Frau, Verlag C. H. Beck, München 1988

Christiane Northrup: Wechseljahre, Zabert Sandmann, München 2001

Lynne McTaggert, Was Sie schon immer über die Wechseljahre wissen wollten, Sensei Verlag, Bruckmühl 2002

Anti-Aging
Shirley Seul: Das Frauen-Nichtraucher-Buch. Heinrich Hugendubel Verlag, München 2001

Allen Carr: Endlich Nichtraucher. Goldmann, München 2001

Doris Burger: Fitness statt Diät. BLV Verlagsgesellschaft, München 2000

Margit Rüdiger: Power Walking. Gräfe und Unzer, München 2002

Allgemeine Frauengesundheit
Christine Wolfrum, Karin Hertzer: Hauptsache gesund – Ein Frauenbuch für Körper und Seele. Mosaik, München 2001

Johannes Huber, Alfred Worm: Frau sein ein Leben lang. Maudrich Verlag, Wien 1999

Dank

Unser besonderer Dank gilt folgenden Experten:

Professor Edgar Biemer, Chirurg, Klinikum rechts der Isar, München

Doris Christinger, Sexualtherapeutin und Tantra-Expertin, Zürich/Schweiz

Ruth Gall, Expertin für Schwiegermütter und Schwiegertöchter, Augsburg

Professor Wolfgang Küpker, Universitätsfrauenklinik Lübeck

Ingrid Mieck, Beratungsstelle Cinderella, München

Gudrun Neumair, Apothekerin, Gollierplatz-Apotheke, München

Sabine Patzek, praktische Ärztin, München

Dr. Christa Rottscheid, Pro Familia Augsburg

Dr. Hans-Peter Schoppelrey, Dermatologe, München

Sabine Standenat, Psychologin, Wien

Dr. Friedrich Stapf, praktischer Arzt, München

Register

Wichtiger Hinweis

Die im Buch veröffentlichten Ratschläge wurden mit größter Sorgfalt von den Verfassern und vom Verlag erarbeitet und geprüft. Eine Garantie kann jedoch nicht übernommen werden. Ebenso ist eine Haftung der Verfasser bzw. des Verlages und seiner Beauftragten für Personen-, Sach- oder Vermögensschäden ausgeschlossen.

Impressum

Bibliografische Information:
Die Deutsche Bibliothek Der
Deutschen Bibliothek verzeichnet diese Publikation in der Deutschen National-bibliografie; detaillierte bibliografische Daten sind im Internet über http://dnb.ddb.de abrufbar.

© Knaur Ratgeber Verlage 2003
Ein Unternehmen der Droemerschen Verlagsanstalt Th. Knaur Nachf. GmbH & CoKG., München
Alle Rechte vorbehalten

Projektleitung und Lektorat: Franz Leipold
Herstellung: Jörg Alt
Bildredaktion: Sylvie Busche (Ltg.)
Umschlagkonzeption: Zero Werbeagentur, München
Satz: Wilhelm Vornehm, München
Reproduktion: Kaltner Media, Bobingen
Druck: Appl, Wemding

Printed in Germany

ISBN 3-426-66728-2

Bitte besuchen Sie uns im Internet:
www.droemer-knaur.de
www.karinhertzer.de

Weitere Titel aus den Bereichen Gesundheit, Fitness und Wellness finden Sie im Internet unter www.wohl-fit.de